国家"十二五"重点图书
现代心理治疗与咨询丛书

心理治疗：家庭与辅导

曾文星　徐　静　吕秋云　著

北京大学医学出版社

XINLI ZHILIAO：JIATING YU FUDAO

图书在版编目（CIP）数据

心理治疗：家庭与辅导/（美）曾文星，（美）徐静，吕秋云著．—北京：北京大学医学出版社，2011.8（2021.8重印）

（现代心理治疗与咨询丛书）

ISBN 978-7-5659-0206-2

Ⅰ.①心… Ⅱ.①曾… ②徐… ③吕… Ⅲ.①精神疗法-研究 Ⅳ.①R749.055

中国版本图书馆 CIP 数据核字（2011）第 114612 号

心理治疗：家庭与辅导

著	：曾文星　徐　静　吕秋云
出版发行	：北京大学医学出版社
地　址	：(100191) 北京市海淀区学院路 38 号　北京大学医学部内
电　话	：发行部 010-82802230；图书邮购 010-82802495
网　址	：http://www.pumpress.com.cn
E-mail	：booksale@bjmu.edu.cn
印　刷	：北京市荣盛彩色印刷有限公司
经　销	：新华书店
责任编辑	：许立杰丽　　责任校对：金彤文　　责任印制：罗德刚
开　本	：880 mm×1230 mm　1/32　印张：14.75　字数：376 千字
版　次	：2011 年 8 月第 1 版　2021 年 8 月第 2 次印刷
书　号	：ISBN 978-7-5659-0206-2
定　价	：39.00 元

版权所有，违者必究

（凡属质量问题请与本社发行部联系退换）

《现代心理治疗与咨询丛书》编委会

顾　　　问：曾文星　徐　静
主 任 委 员：许又新　吕秋云
副主任委员：王玉凤　肖泽萍　丛　中　樊富珉
委　　　员：（按姓氏拼音排序）
　　　　　　陈一心　丛　中　崔玉华　杜亚松
　　　　　　樊富珉　洪　炜　霍莉钦　贾晓明
　　　　　　吕秋云　施琪嘉　唐登华　陶　林
　　　　　　童　俊　王希林　王玉凤　肖泽萍
　　　　　　许又新　杨蕴萍　于　欣　张大荣
　　　　　　朱建军　朱金富

内容简介

这是针对家庭问题进行心理辅导的一本书籍。本书首先说明家庭的制度、功能、人际关系、群体行为及发展阶段,接着论述各种与家庭有关的心理问题,并进行分类说明;然后分章阐述了家庭治疗的各种模式,包括辅导的原则与要领,解释各种家庭心理问题的治疗途径,并列举实际例子进行具体的说明,便于读者了解与实际应用;最后讨论了家庭辅导需考虑文化上的配合,以求得家庭成员的心理健康。

本书的读者对象是精神科医师、临床心理学家以及家庭辅导的专业人员。本书的编写深入浅出,除专业人士外,一般读者也可通过阅读进一步了解相关的心理健康知识。《心理治疗:婚姻与辅导》是本书的姊妹本,读者可同时参阅。希望这两本书的出版,可以更好推动适合华人的婚姻与家庭的辅导工作与心理卫生。

作者简介

曾文星 夏威夷大学医学院精神科荣誉教授
世界文化精神医学协会创立会长
擅长于心理治疗与文化精神医学

徐　静 夏威夷大学医学院精神科临床教授
曾任太平洋家庭心理治疗研究所所长
擅长于婚姻与家庭治疗

吕秋云 北京大学精神卫生研究所主任医师
中国心理卫生协会心理治疗与心理咨询专业委员会荣誉主任委员
专长于灾后危机干预及创伤心理治疗、婚姻家庭治疗

序

人类对精神障碍的认识是与文明的萌芽同时开始的,换言之,已有数千年的历史了。从事心理咨询和治疗的专业人员在工作中每天都要面对各式各样的精神障碍,对此当然耳熟能详。尤其是近三十年来,随着精神药物治疗和流行病学调查的突飞猛进,学术界一致公认的精神障碍分类和诊断已经正式确立,对于某一特殊患者,即使专家们的诊断见解会出现分歧,但确认这位患者患有精神障碍的一致性却是很高的。然而,没有精神障碍并不就是真正的心理(或精神)健康(positive mental health)。这个概念的提出迄今还不到一个世纪,人们对它的了解难免肤浅或片面,即使专家们的见解也常有着重点的不同,因此值得心理咨询和治疗者重视。

K.Jaspers说得好:极端是理解常态的钥匙,而不是相反。精神健康和精神障碍恰好构成了人类精神生活的两极。

所谓真正的心理健康,似乎带有理想的意味,因为一个人一辈子心理上什么毛病都不出现,就像一辈子从来不患任何躯体疾病一样,如果不说是不可能的话,至少是十分罕见的。心理健康与其说是一种状态,毋宁说是一个不断提高的过程,永无止境。正因为如此,它才值得我们大家去追求,也才能成为卫生科学奋斗的目标。

现在根据文献,对心理健康这个概念作粗线条的描述。对专家们意见的综述,可以归纳为以下六个方面,也就是考察和衡量心理健康的六个标准。这六个方面有部分重叠之处,正说明概念的复杂性——多维的、多层次的。六个标题并不以重要或次要而分先后。

一、对自己的态度

1. 在必要的时候能够清楚地觉察到真实的自我;
2. 能将自我客观化,即从他人或社会的角度来审视自己;

3. 在不同处境和生活工作任务中有恰当相应的自我情感；

4. 有牢固的自我身份（E. H. Erikson）。

二、成长与发展

通俗地说，成长就是从幼稚走向成熟。我们的父母不可能是完人，因此，成长也就意味着从父母不良教养的阴影中走出来的过程。

每一个人都有无穷的潜力和可能性，发展意味着不断地、充分地发挥个人的潜力。这里，A. H. Maslow 关于基本需要的学说和自我实现的讨论，G. Allport 关于"投身于生活之中"的睿智的建议，对咨询和心理治疗有特殊重要意义。

三、整合

一个人的心理活动是极为复杂而多种多样的。正因为如此，整合被公认为是心理健康的一个标准。整合意味着：

1. 各种心理力量（欲望、意向、需要等）的平衡；

2. 稳定的价值尺度；有序的（或等级制的）价值系统结构，其最高价值是可以与人共享的；

3. 对逆境和挫折的承受能力。

四、自律

1. 做出决定的过程和性质。强调的是，对行为的调节出自内心，并且与完全内在化了的社会规范符合，此种自我调节功能与其他心理功能也是整合良好的。

一个人的生活总是处于他律与自律的矛盾之中，因此，在社会化和成长过程中，教育的精髓在于，如何循序渐进地和潜移默化地将他律（即社会规范对个人的约束）转化为自律，这对心理咨询很有参考价值。

2. 独立自主的能力。自律的人的满足不仅在于符合外在的要求和制约，实际上最重要、最有价值的满足取决于个人自身的发展或潜力的发挥。

要使"天人合一"哲学符合卫生科学的宗旨和要求，必要的补充是，要充分发挥个人的独立自主性，而不是抹杀个性去被动地适应环境。

除非有充足的、相反的理由,健康人不言而喻的行为前提是,他对现实并不采取非此即彼的态度(either-or attitude)。因为他清楚地知道人类经验的复杂性,现实之正面的和负面的效应不可能一清二楚地拆开。

五、对现实的感知

1. 免于受个人动机和需要的歪曲。

2. 对社会的敏感。这里,敏感意味着对他人反应迅速的和积极的关怀。德语中的 Einfühlungen(英译为 empathy)与此含义相近。A. Adler 提出的 Gemeinschaftsgefühl 意思也差不多,即与社区或周围人有共享快乐和分担忧患的情感。

六、对环境的把握

1. 主动爱别人的能力。

2. 对"爱情、工作和游戏"三者有恰当的分配。

3. 恰当的人际关系。按 H. S. Sullivan 的理论,心理咨询和治疗要解决的问题就是人际关系问题。也可以说,一切精神障碍归根到底是个人际关系问题。还可以说,一个人人际关系的质量愈高,他的心理健康水平也就愈高;反之,一个人人际关系问题愈多、愈严重,他的心理健康水平就愈低。

4. 符合社会处境的要求。例如,社会对不同年龄段(童年、少年、青年、中年、老年)的要求是不同的。

5. 适应与调节。通过行为对社会的适应体现个人的自我调节,达到适应与调节的统一。

6. 解决问题。我们时刻都面临着许多现实问题,有待我们去解决。应该强调的是,成功既不是个人人格的属性,也不能归之于环境本身。不以成败论英雄适用于许多历史人物,在心理卫生领域里也是如此。因此,心理卫生重视的是解决问题的过程,而这一过程又可区分出若干维度:

第一,由若干阶段构成的时间序列。觉察问题,考虑采取什么方法去解决，从所考虑的方法中选择一种，最后决定付诸实施；

第二，在各阶段中伴生的情感体验；

第三，解决过程的直接性和非直接性；

第四，问题常常不是个人性的（即私事），这就涉及人我利害的考虑。人我两利是健康行为的一个特征。

上述对心理健康概念的讨论虽然挂一漏万，也只是个轮廓，但对于一篇序言来说，篇幅已经够多了。笔者的希望是，心理咨询和治疗工作者不要完全陷于考虑病态的消除，也要想到心理健康的促进和提高。因为即使一位严重的精神障碍患者也仍然保留着健康的方面或因素，心理咨询和治疗离不开患者的参与，"上帝只帮助自助者"。患者的自助或积极参与，便是健康因素在发挥作用。

许又新
2007 年 3 月 30 日

前　言

《心理治疗：家庭与辅导》这本书是《心理治疗：婚姻与辅导》的姊妹本。因为不仅仍是由我们三位作者一起书写，最主要的是：从题目与内容上来说，两本书有着相当密切的关系。照通常情形来说，一对男女结合而形成夫妻，双双开始去经营他们的"婚姻"；而夫妻有了子女，就构成了"家庭"。因此，我们说过：婚姻是人生的重要脊柱，是家庭的基础；而家庭是我们社会的主要生活单位。有了美满的婚姻就能有幸福的家庭；有了幸福的家庭，就能有令人满足的个人生涯。

从观念上说来，"婚姻"指的是夫妻两人所经营的人际关系与生活单位。"婚姻治疗"（marital therapy）或"夫妻辅导"（couple counseling），指的是针对夫妻两人本身对于沟通、情感、关系形成、角色扮演等心理功能，以及对婚姻契约关系的维持等方面有问题时所提供的心理上辅导。主要是以"夫妻男女两人的关系"为其主要焦点。

至于"家庭"通常是指一对夫妻有了子女，而形成的生活单位；而其所形成的从结构上被称是核心家庭（nuclear family）或小家庭（small family）。假如夫妻跟他们一方的父母一起居住，就被称是主干家庭（stem family）。而"家庭治疗"（family therapy）或"家庭辅导"（family counseling）指的是针对由这样的家庭成员组成的小群体里，对成员间的相互沟通、情感表达、关系形成、权力分配、角色扮演、联盟表现等心理功能，以及全体成员的共同群体认同、对内凝结、对外团结等方面发生了障碍时，所提供的辅导。主要以对"家人小群体性的关系"为其主要焦点，而常牵涉到亲子间的相处问题。具体说来，夫妻跟自己的子女、双方父母、成人同胞、外人等发生了人际关系上的困难时，就需要以"家庭"的观念进行辅导工作。

虽然观念上我们这样划分婚姻辅导与家庭辅导，但是实际上并不那么简单。因为，在婚姻里的夫妻也要牵涉到他们对子女的生育与养育问题（介入家庭的功能）；而家庭里的小群体里，不能忽略其担任主轴的夫妻，也得重视他们夫妇间的感情及关系，以及夫妻跟他们的上辈（父母）以及他们下辈（子女）的各种人际关系。因此，婚姻与家庭的界限是重叠的，可分可合。再者，目前许多男女结婚后，不见得有子女，或者不愿意生育子女，或者长期没有子女。在这样的情况里，一对夫妻就是家庭的成员，经营这样由男女两人形成的夫妻小家庭。

从广泛的角度来说，过去许多专业人员认为：夫妻治疗是属于家庭治疗的一部分。因为夫妻有了子女，就构成了家庭；婚姻是家庭的主干，是发展家庭的基础。而且，从理论上来说，不管是夫妻也好，家族也好，要针对他们进行辅导时，都要考虑并采用同样的理论与技术，即要根据人际关系的角度与系统的观念来提供辅导。基于这些原因，专业人员开始创立家庭治疗时，曾把夫妻治疗只当做是家庭治疗的一部分，没特别分开讨论。

我们现在选择把婚姻辅导与家庭辅导分开讨论与著述，其理由是我们在《婚姻与辅导》一书的前言里已经说明过：现代的男女，结婚后并不见得愿意生孩子，或者婚后很久才想养育子女，而形成包括子女的"家"的可能性不是减少、迟缓，就是没有，始终维持夫妻两人的婚姻关系与生活单位。基于此，在现代社会里，专门只针对夫妻或男女关系的问题而提供辅导的趋势与机会增加。婚姻辅导、夫妻治疗的措辞与观念变得比较通行且常用，跟家庭治疗往往被分开讨论。

至于"家庭辅导"（family counseling）是专门指一对夫妻跟他们自己的子女、双方父母或成人乃至于已婚的同胞有情感与关系上困难时的辅导工作。其辅导对象是"一群家人"，是以特殊的"团体治疗"（group therapy）的形式与要领而给予辅导。因此，我们也就配合这样的趋势，把婚姻辅导与家族辅导分开书写，以姊妹书的性质分别书写并出版《婚姻与辅导》与《家庭与辅导》两本书。可以相互参考，达到整体性的效果。

有一点要说明的，过去的专家曾认为（并极力主张过）要对一个家庭给予辅导时，一定要跟全家人同时一起会谈，经过这样包括全家成员的小群体的集体会谈而进行辅导工作。可是，最近的趋势却有所改变，认为并不一定要每次要求进行全家成员的共同会谈，而只要观念上针对"家庭"而给予辅导即可。在实际的技术上，可以与家庭某成员单独会谈，只跟夫妻两人会谈，或者跟那些亲子或同胞等部分成员会谈，随着其治疗上的需要，以及现实条件的考虑，而作适当的调节与安排，进行单人、双人、众人会谈。只要是以如何改善家庭关系为其重心，也就可以称为是在提供并进行家庭辅导了。这是比较广泛性的看法与操作，脱离了过去比较呆板而狭义的要求一定要次次都举行全家成员集体会谈的操作方式。

最后一点，要说明的是"治疗"与"辅导"的差异。由于专业领域的习惯，精神科医师喜欢跟随医学的习惯而使用"治疗"（therapy）的词句，来表达对患者精神疾病的医疗。至于临床心理学家，比较习惯使用"辅导"（counseling）的词句，因为所辅导的对象往往是大学生或社会里的平常人，并没有精神疾患的问题，而是日常生活里常见的心理困难，因此，也就习惯使用辅导的用词。不管婚姻也好，家庭也好，虽然有时仍需牵涉到与精神疾患有关的医疗工作，但多半是处理婚姻与家庭里比较常见的通常性心理困难，因此，比较严格来说，是属于辅导的性质。再者，从接受辅导的夫妻或家人来说，他们比较欢迎被说成是接受"辅导"来改善他们的心理困难，而比较不喜欢被称作接受"治疗"来医疗他们的精神问题。因此，综合这些理由，对于婚姻与家庭，我们偏向于使用辅导的词句。可是实际上在本书里辅导与治疗常混合使用，并没有严格的区别。

这本书是当做中国心理治疗与心理咨询专业委员会所负责的

《现代心理治疗与心理咨询丛书》的一本由北京大学医学出版社出版。此书是根据过去由曾文星所编著的《心理治疗普及丛书》里的第五本书，即《家庭的关系与家庭治疗》的结构为依据而大幅修改并增加篇幅，特别是参阅国内所发表过的有关家庭心理与辅导的论文，再参考国外出版的论文与书籍而编写，以便提高其专业性与学术性，更好地配合国内临床专家与学者们阅读的需要。本书由我们三人合作，发挥我们各自的长处，提高本书的品质，增强专业性与实用性。

跟其《婚姻与辅导》姊妹本一样，为了帮助读者容易体会，并能实际运用于临床工作，《家庭与辅导》也采用许多案例作说明。为了配合国人的需要，多采用华人案例而分析与讨论，但也有部分是美国夏威夷华裔或其他民族的个案，可显出社会与文化因素如何影响家庭的心理生活、所面对的问题以及需配合的辅导要领。有些例子虽然曾经在我们相关的其他书里发表过，但对家庭辅导的治疗与要领有特别提示案例，经过选择与修改而被采用于本书，并在参考与引用文献里注明其原来出处。我们感谢这些提供个案的华人学者们。在本书里所采用的例子都经过修饰，以便隐蔽个案的私人背景。

本书的对象是从事于心理治疗工作的精神科医师、临床心理学家或从事婚姻与家庭辅导的其他专业人员。本书的书写力求深入浅出，通俗易懂，这样社会上一般人士也可以阅读，从而对他们了解家庭的心理以及家庭心理卫生有所帮助。我们希望此书能帮助社会上更多人士，帮他们注重家庭的心理卫生，维持幸福的家庭，促进整体社会的心理健康。

曾文星　徐　静　吕秋云

目 录

第一部 家庭的心理、关系与发展的基本概念

第一章 家庭的制度与功能 ………………………………… 3
第一节 家庭的各种制度与分类 ……………………… 4
第二节 家庭各个层次的功能 ………………………… 11
第三节 探讨家庭心理的各种角度与层次 …………… 14
第四节 家庭的心理特点 ……………………………… 16

第二章 家庭的群体性行为 ………………………………… 19
第一节 家庭与群体行为 ……………………………… 19
第二节 系统观念的运用 ……………………………… 34
第三节 影响家庭群体行为的各种因素 ……………… 36

第三章 家庭成员间的各种人际关系 ……………………… 42
第一节 夫妻间的人际关系 …………………………… 42
第二节 亲子间的人际关系 …………………………… 46
第三节 兄弟姐妹间的人际关系 ……………………… 52
第四节 公婆媳妇间的人际关系 ……………………… 55

第四章 家庭的发展过程与变异 …………………………… 59
第一节 家庭的发展与各个阶段 ……………………… 60
第二节 家庭发展上的变异与波折 …………………… 72
第三节 追踪研究的资料与辅导上的提示 …………… 74

第二部 家庭各种心理问题的了解与分类

第五章 家庭病理的研究与学说 …………………………… 81
第一节 历史回顾 ……………………………………… 81

第二节　早期的家庭病理学说 …………………… 82
　　第三节　从研究到治疗而建立的学说 …………… 88
　　第四节　先前诸学说的延续运用 ………………… 97
　　第五节　家庭治疗上所累积的若干观念 ………… 100
　　第六节　评论与终结 ……………………………… 103

第六章　各种家庭心理问题 ……………………………… 109
　　第一节　基本观念上的澄清 ……………………… 109
　　第二节　比较常见的家庭心理问题 ……………… 111
　　第三节　特殊而异常的家庭病态问题 …………… 113

第七章　家庭问题的探讨、诊断与分类 ………………… 117
　　第一节　家庭问题与个人心理问题的各种关系 … 117
　　第二节　家庭问题的表现与适应方式 …………… 123
　　第三节　动态性地深入了解家庭的病理问题 …… 125
　　第四节　对家庭有系统地"临床检查" …………… 126
　　第五节　家庭群体行为的检查与审核 …………… 128
　　第六节　家庭病理的诊断与分类 ………………… 134

第三部　家庭辅导的原则与方法

第八章　家庭治疗的基本概念与原则 …………………… 139
　　第一节　家庭辅导的定义与目标 ………………… 139
　　第二节　家庭治疗的对象及其适用性 …………… 141
　　第三节　家庭治疗的基本观念 …………………… 143
　　第四节　家庭治疗之目的与结果 ………………… 147

第九章　家庭治疗可采用的各种模式 …………………… 156
　　第一节　家庭治疗的开创及其历史背景 ………… 156
　　第二节　支持性家庭治疗 ………………………… 157
　　第三节　认知行为家庭治疗 ……………………… 158
　　第四节　结构性家庭治疗 ………………………… 162
　　第五节　策略性家庭治疗 ………………………… 167

第六节	分析性家庭治疗	171
第七节	鲍恩式家庭系统治疗	173
第八节	解决问题式的家庭治疗	175
第九节	体验性家庭治疗	176
第十节	系统性家庭治疗	177
第十一节	评论与建议	178

第十章 家庭治疗的技巧与要领 …………………………… 181
第一节 家庭治疗会诊的实行要诀 ……………………… 182
第二节 家庭治疗的常用技巧 …………………………… 186
第三节 技术上的一些考虑 ……………………………… 192

第十一章 家庭治疗的实际运用、过程与疗效 …………… 197
第一节 家庭治疗的实际运用与治疗途径 ……………… 197
第二节 筹划开始家庭会谈与治疗的要领 ……………… 199
第三节 家庭治疗的进行过程 …………………………… 202
第四节 家庭治疗的疗效：审查的途径与焦点 ………… 204

第四部 家庭的各种问题与辅导

第十二章 与家庭制度有关的问题 ………………………… 209
第一节 问题的分析 ……………………………………… 209
第二节 辅导的要点 ……………………………………… 210
第三节 案例说明 ………………………………………… 212
　个案一 把一家分为张家与李家两部分的家庭 ……… 212
　个案二 为了财产继承两个姐姐与一个弟弟争吵的家庭 … 213
　个案三 儿子跟同姓女性恋爱并要结婚的家庭 ……… 214

第十三章 家庭结构与群体行为的问题 …………………… 216
第一节 家庭结构上的问题 ……………………………… 216
第二节 家庭群体行为的问题 …………………………… 219

第十四章 与父母有关的家庭问题 ………………………… 223
第一节 跟原本家庭父母可能发生的各种家庭问题 …… 224

第二节　辅导的要领 ································ 228
第三节　案例说明 ································ 228
　　个案一　因照顾自己老父亲而闹夫妻矛盾的张先生 ········ 228
　　个案二　两个原本家庭父母相互比较而闹不愉快的家庭 ··· 236

第十五章　与成人同胞有关的家庭问题 ················ 240
第一节　问题的分析 ································ 240
第二节　辅导的方向 ································ 242
第三节　案例说明 ································ 244
　　个案一　为母亲偏心弟弟及领导偏心年轻同事而生气的医师
　　　　　　　　　　　　　　　　　　　　　　　　　　　　 244
　　个案二　兄弟姐妹为父母财产闹纠纷 ················ 255

第十六章　与子女有关的家庭问题 ···················· 263
第一节　问题的分析 ································ 263
第二节　辅导的要点 ································ 265
第三节　案例说明 ································ 266
　　个案一　不许（母亲）"放弃"他的孩子 ················ 266
　　个案二　小时被父亲打骂、被母亲过分期待，现在失恋而
　　　　　　忧郁的女大学生 ······················· 271

第十七章　家庭发展上所遭遇的问题 ·················· 285
第一节　问题的分析与简例说明 ······················ 285
第二节　辅导要领 ································ 288
第三节　案例说明 ································ 288
　　个案一　夹在父亲及与其对抗的两个大男孩间而心惊胆战的
　　　　　　母亲
　　　　　　　　　　　　　　　　　　　　　　　　　　　　 289
　　个案二　屡次不愿女儿、孙子离家他去而发生抑郁的母亲
　　　　　　　　　　　　　　　　　　　　　　　　　　　　 294

第十八章　三代有关的家庭问题 ······················ 298
第一节　问题的分析 ································ 298

第二节　辅导的要领 ································· 299
　　第三节　案例说明 ································· 301
　　　个案一　威风的祖父母、阳奉阴违的父母亲、与被宠不听话
　　　　　　　的儿子 ··································· 301
　　　个案二　为了给孙子起名而闹风暴的家庭 ············· 307

第十九章　再婚而重组家庭有关的问题 ················· 316
　　第一节　问题的分析与把握 ························· 316
　　第二节　辅导焦点与要领 ··························· 318
　　第三节　案例说明 ································· 319
　　　个案一　为"你不是我的妈妈，她不是我的姐姐"而闹着的
　　　　　　　再婚家庭 ······························· 319
　　　个案二　继父难于应对成人的继子 ··················· 324
　　　个案三　难做继母的女性 ························· 328

第二十章　发生虐待或暴行的家庭 ····················· 334
　　第一节　虐待与暴力的定义 ························· 334
　　第二节　虐待发生的理由 ··························· 335
　　第三节　暴行发生的常见理由 ······················· 336
　　第四节　各种虐待与暴力行为 ······················· 338
　　第五节　保护与辅导的方向 ························· 344
　　第六节　案例说明 ································· 345
　　　个案一　被虐待伤害的小女孩 ····················· 345
　　　个案二　一时生气而打伤儿子的父亲 ··············· 346
　　　个案三　在家打母亲的青少年男孩 ················· 346

第二十一章　发生乱伦的家庭 ························· 349
　　第一节　问题的真相与分析 ························· 349
　　第二节　各种乱伦情况 ····························· 351
　　第三节　诊断上的考虑 ····························· 353
　　第四节　诊断性会谈的要领 ························· 355
　　第五节　治疗性会谈的措施 ························· 356

第二十二章　家人有病或病危的家庭问题 ········ 358
第一节　问题的了解与把握 ········ 358
第二节　辅导上的考虑 ········ 359
第三节　案例说明 ········ 360
个案一　不让病危父亲安详离世的全家人 ········ 360
个案二　患终期癌症而将死亡的妇女及难于沟通话别的家人
········ 363

第二十三章　集体病态的家庭问题 ········ 372
第一节　家庭集体病态的定义与说明 ········ 372
第二节　家庭成员集体患癔症 ········ 373
第三节　家庭集体患感染性妄想病 ········ 375
第四节　家族集体自杀 ········ 376
第五节　临床医疗与辅导要领 ········ 378

第二十四章　面对文化适应问题的家庭 ········ 380
第一节　问题的探讨与分析 ········ 380
第二节　辅导原则与目标 ········ 381
第三节　案例说明 ········ 382
个案一　日本战争孤儿及其中国家属移居日本回归后的
适应困难 ········ 382
个案二　不知怎样"轻步走路"的白人妻子与不会引导与
保护的夏威夷丈夫 ········ 392

第五部　家庭与文化、适应及卫生

第二十五章　文化、现代化与家庭 ········ 399
第一节　不同文化与家庭系统 ········ 399
第二节　文化与家庭问题 ········ 401
第三节　现代化与家庭适应 ········ 402

第二十六章　中国人家庭的特点、常见问题与辅导策略 ········ 410
第一节　华人家庭的特点 ········ 410

第二节　华人家庭里常见的家庭病理 …………………………… 413
   第三节　华人家庭里常见的家庭心理问题 ………………………… 415
   第四节　辅导华人家庭在技巧上的考虑 …………………………… 417
   第五节　华人家庭治疗的运用与考虑 ……………………………… 424
第二十七章　家庭的心理卫生 ……………………………………………… 429
   第一节　心理健康的家庭 …………………………………………… 429
   第二节　宜认识的家庭基本性质 …………………………………… 432
   第三节　健康家庭的养护 …………………………………………… 434
结语 ……………………………………………………………………………… 438
中英对照词汇与索引 …………………………………………………………… 440

第一部
家庭的心理、关系与发展的基本概念

要想给予适当而有用的家庭辅导，首先要能充分了解家庭的心理与家人关系；有了这些基本的概念，才能进行针对家庭问题的适当审查、判断与了解，并进而提供有用的辅导与治疗。因此，在第一部里，我们将分为四章论述：家庭的功能与制度、家庭的群体性行为、家庭成员间的各种人际关系以及家庭发展过程与变异。有了这些基本的知识与概念，就可以进一步了解与体会家庭心理问题的真相，考虑辅导的方向与要领。

第一章　家庭的制度与功能

我们都知道什么是家庭。因为我们都生长在家庭里；每个人都经过家庭的栽培与养育长大，经历家庭生活，所以大家都很熟悉家庭的概念，也明了家庭的重要性。历史上，我们的先哲遗留给我们许多宝贵的有关家庭的看法，让后人做参考。譬如，孔子说，先要修身齐家，才能治国平天下，强调在人生里，先要把自己本身修养好并把自己的家整顿好的重要性。同时也主张君与臣，或者父亲与儿子，要扮演他们适当的角色与关系，才能维持良好的社会与和谐的家人关系。经过老百姓实际的生活经验，民间里也流传许多与家有关的寓言，如："家家有本难念的经"。"家丑不可外扬"。"谁家灶台不冒烟，谁家锅底没有黑"。"清官难断家务事"等。从现实的立场，提醒家庭里在日常生活中可能面对的情况。

我们大家都熟悉所谓"家庭"（family）的定义。我们习惯上指家庭是经过婚姻而产生的夫妻及其子女共同生活在一起的家族单位。但是，随着社会、文化与言语的不同，我们所指的"家"或"家庭"却有不尽相同的意思。譬如，在英文里所说的"family"（家或家庭），只包含夫妻及他们的未婚子女。假如子女一旦结了婚，就离家，形成了他们自己的新的家庭，不被包含在原来的家庭里了。在日文里的"家"（ie 为日文发音）这个字，指的是家庭或者是家，与群体家人所组成的"家族"（kazoku 为日文发音）不相同。中文里的"家"，在过去可能广义的指同姓的氏族或家族，如张家、李家、或本家等，与住在同一户的家人，与"家"有点不相同。

不管如何，在此，我们所要谈论与分析的，是一般习惯上狭义所说的"家庭"，指的是：长期生活在一起，在实际生活、心理与情感上有密切关系的父母及其子女们。假如是丧偶或离婚而形成的单亲家庭（single-parent family），虽然没有父母二人的夫妻关系，但是明显的有亲子的关系，经营两代的生活，也就看成是家庭。假如是经过再婚而形成的重建家庭（reconstructed family），也都将在此归纳讨论。

第一节　家庭的各种制度与分类

为了能提供良好而适当的家庭辅导，我们做辅导者的，首先要深度地了解其家庭的制度、性质、功能等基本的知识，才能根据这些知识而体会问题的发生与辅导的方向和要领（曾，2001）。因此，让我们从家庭的制度与分类开始说明。

人类文化学家告诉我们，基于不同的社会与文化背景，在这个世界里存在着各种不同形式的家庭制度。从家系的传递方式、婚后的居住地选择、婚姻对象的多少、家庭结构的大小等，可形成各种不相同的家庭形式与制度，而间接地树立不同的家庭人际关系，也隐藏着各种问题以及应付的办法，都是值得探讨的学问（曾，2006）。

一、家系的传递

家系如何传递，一个家庭可以区别为"父系制度"（paterlineal system）或"母系制度"（materlineal system）。亚洲的社会，如中国、日本、朝鲜等，传统上采取父系家庭制度，即男孩跟着父亲而继承家系，保持父亲的姓，继承其财产与事业；而女孩只能随着婚嫁而归属丈夫的家系。有的国家女孩婚后使用丈夫家的姓。不但有男女的区别，过去注重家庭传递的传统时代里，通常长子是家庭的主要继承者，所以孩子是长子或非长子有不同待遇。因为是男孩才继承家系，在家谱上只有男孩的名字被列出，而女孩却没有。重男轻女的趋向也常跟着出现。男性有特别的权利与地位。这是大家比较熟,也是比例上较多的家系传递方式。

东方社会里,在日本与朝鲜,嫁给丈夫的妻子,就得更改姓氏,改用丈夫的姓,只有必要时,才提自己的原家姓是什么。西方国家里,包括美国等,也是如此,妻子婚后随丈夫的姓。可是,有些从事专业的妇女,有时保持她们的原姓。中国过去有名望的女士,虽然结婚了,是某某(丈夫姓)的太太,但习惯上在社会上仍以自己婚前的名字被称呼。至于当前的中国社会里,大家都保持自己的姓名,女人结婚后仍是如此,只有子女才使用丈夫家的姓。过去被招而入赘的,其子女就随母亲的姓氏,好维持母亲家的家族。可是,目前一对夫妻只生一个孩子,而母亲家没人继承家户,有时就要求其独生的孩子用母亲家的姓氏。

虽然这些都是社会上对姓的传递的习惯,而这些习俗的后面就反映着社会对姓的看法与重视的态度,也牵涉到亲子关系上的认同与情感等问题。假如是习俗与规定很清楚,那没有问题,只好遵循习俗,少有矛盾;但是,假如习俗的规定模糊,就容易发生异义,也容易间接地带来家庭与个人层次的心理问题。

按严格的父系传统制度,由于女孩子是婚后归属丈夫的家,万一还没成人或结婚前就夭折的话,从家庭制度上说来,就麻烦。具体说来,这样夭折的女孩,失掉归属的家,在家族上不被原来家族认定(也不被家人祭奉),但没有夫家去归属;变成是无家可归属者。假如家里连续发生不幸的事情,按照过去民俗,常被解释是没家可归属的夭折女孩的灵魂来找麻烦。为了针对这样的情况,父母就刻意费心去找个男人跟这个已经去世的女孩举行"冥婚"(ghost marriage),让活的男人去娶去世的女人鬼魂,好安置夭折女孩,让她有个家。这种冥婚的习俗,在闽南地区,包括台湾,还可见到。换句话说,民间举行的冥婚,是针对父系传递系统的漏洞而采取的弥补办法。至于怎样的男人愿意去娶夭折女孩的灵魂,是个有趣的事,有其特殊的心理。

相对的来说,在施行母系家庭制度的社会里,女孩有特殊的地位与权力。虽然一家之事仍归男人（丈夫）主掌，可是家里的称号及财产经过母亲传给女儿，由女儿再传给孙女儿，是依母性传家系，与父系家庭制度有所不同。不用说，在这样家系传递的制度下，女性有重要权力与地位，而女人的兄弟（或母舅）也随着而有特殊的权威。位于太平洋的小岛州（Micronesia），习俗上由女孩继承母亲的家系，是一个很好的母系家庭制度的例子。我国少数民族里，居住于云南地区的纳西族，有些人在过去就实行母系家庭制度。在西安附近的史前遗迹博物馆里，可看到发掘数千年前早期华夏先人的坟墓的埋葬遗迹。而照其遗迹看来，女性的坟墓总有比较多的装饰品陪葬，而男性则极少而简陋；因此，被考古学家推测，当时的华夏先人可能是遵循女性传递系统的社会。

在女性传递系统里，做丈夫的，或者是当父亲的，其地位与权势就少。有关儿子的重大事情，都要由舅父来做主，而非父亲。因此，儿子跟父亲的关系比较疏远，而跟舅父的关系比较亲近；表现不同的家人亲子关系。总之，从不同的家庭系统传递方式，可以让我们体会了解，家庭制度不同，会直接影响家庭关系的不同。

二、婚后新家庭的居住地

注重家系而且以家系决定亲族的来往关系的社会，也常讲究年轻人婚后跟哪个家系住在一起。于是依婚后选择什么地方居住，家庭可被区别为父居、母居、双居、或新居等制度。所谓"父居家庭制度"（paterlocal system），在婚后与父家家系邻居居住，与父系家族保持亲近来往关系。不用说，父居制度常与父系家庭制度共同存在实行，以维护父系为主的家庭关系。过去中国农村有时是由同一家系居住而成，成为张家村或李家庄，就是这种父居家庭制度的产品。也就是说，嫁给姓李的做妻子，就搬去李家那里居住，嫁给姓张的，就搬去跟张家住。结果，这样长年的累积，就形成了只有姓李的村，或姓张的村子了。由于这样整个村都是同姓，而且可能又是亲戚，就加强他们对村里的认同，保持同姓的团体感，督促宗亲的亲近关系。

在施行父居家庭制度时，被娶来的媳妇，往往要跟公公婆婆生活在一起，至少要住在临近地方；而做媳妇的要懂得如何服侍公婆。假如妻子受婆婆的无理指使甚至虐待，而丈夫又没有好好保护，就容易让媳妇遭受许多苦。朝鲜的女人结婚后，有时受婆婆的无理指使，而又得不到自己丈夫的保护，常产生许多怨恨，表现各种心身疾病，通常被人认定是患了"火病"（hwabyung，此字乃是朝鲜语对火病的发音），而文化精神医学的学者解释是因婆媳间矛盾而发生，是跟长年内心里累积而无法发泄的怨恨有关的心理疾病，是在传统的父居家庭制度下容易发生的婆媳间家庭问题的产品。

假如是婚后的年轻人跟女方家人居住，即跟母系亲族者共同居住，则称之为"母居家庭制度"（materlocal system）。当然此现象与母系传递制度有关联。由于男人婚后要住到妻子母系家族的邻近，理论上需与自己的家系亲属远离，也与自己的早年要好同伴分离，对男人日后社会关系有影响，也减少或降低了男人（丈夫）的社会关系、地位与资源。不但如此，在奉行母系传递制度的家里，做丈夫的要听从妻子兄弟的指挥，受其指使，没有大丈夫的角色。可以说是对丈夫不利的情况。这与入赘的情况相似，即：妻子得到自己父母的保护，而丈夫却要看岳父母的眼色。假如岳父母喜欢女婿，问题就不大，但有些男人就不习惯这样的情形。还好，实行这种母居制度的社会，如太平洋的小岛洲居民，实际上居住在很小的岛屿上。所以，就说是选择在母系亲族的地方居住地，也只不过是在自己父母原本家邻近的地方，很容易常回自己的本家，因此影响不大。

过去中国曾实行父系居住制度，也强调父系家庭制度，可是，万一年轻夫妻婚后与妻子的父母居住在一起，就容易被敏感的社会误认为是否被招婿了，而丈夫的父母也有所异议，可以说是，反映家庭制度与文化观念的影响，也是原本两家发生矛盾的理由。

有些社会容许年轻人婚后可随便选择在父系家或母系家地方居住，并没有硬性的规定，被称之为"双居家庭制度"（ambilocal system）。至于目前在现代化都市化的社会里，因婚后年轻人为了工作，另找新地方居住，很少与自己的家族居住在一起。因为不与任何一方家系居住，所以在分类上属于"新居家庭制度"（neolocal system）。不用说，采用新居制度的年轻人，婚后会感到两人生活，少受父母的影响，可以比较自由地过夫妻两人的生活；主张自由独立的现代年轻人比较喜欢。可是，等到夫妻生育孩子以后，没有得到父母上一辈的帮忙来养育婴儿，就比较吃苦。而且，万一夫妻之间有何矛盾，缺少父母的帮助或协调，也比较容易发生离婚的不良结局，可以说是其缺点。总之，各个居住方式都是有其优点与缺点的。

三、婚姻对象的数目

在一个家庭单位里，随夫妻的数目多少，文化人类学家把婚姻分为一夫一妻的单偶婚姻制度（monogamy），以及一夫多妻或一妻多夫的多偶婚姻制度（polygamy）。虽然目前大部分的现代社会，基于情感与生活上的要求，在法律上明显且具体地规定结婚必须得是一夫一妻的单婚制度；可是目前有许多社会，如伊斯兰教的社会，或非洲有些地方，基于历史背景及习俗，仍允许一夫多妻的多婚制度。至于有些社会，有些人，特别是富翁或有权势的男人，仍娶妾或姨太太，非公开地施行一夫多妻的制度。事实上中国在数十年前，一部分富裕的家庭也公开地采用此现象，是老年人还可以回忆到的旧事。虽然一个男人除了原配妻子以外，还娶几个姨太太，好像很好，可满足其大男人的心理，可是从实际的家庭生活说来，并不是很好的情况。假如一个丈夫娶了几个女人，女人们之间很难不产生嫉妒；原配妻子跟姨太太间，或者姨太太跟姨太太间的明争暗斗，是常可见的家庭矛盾。电视连续剧里

《大宅门》的故事，就是这样的情况。即：已结了婚有各自妻子及孩子们的几个兄弟，分堂都住在大宅门里，一起吃饭，一起生活，经营大家庭，而男主人除了自己本来妻子以外，还有姨太太，而妻妾间的矛盾总是不停。至于电影故事《大红灯笼高高挂》，也是描写一个有钱有势的男人，除了原配妻子以外，还娶了几个姨太太，而她们女人之间明争暗斗，发生了很多的矛盾，而且姨太太还偷偷在外偷情，被主人发现后杀害。这样，很具体地描述多偶制度的家庭问题。

至于一妻多夫的多偶制度，在世界上较少见。根据文献，在印度北方的尼泊尔山区的居民，或非洲少数地区的部落，仍遗留有此特殊的婚姻方式（Tseng & Hsu, 1991）。根据人类学家的推测，与当地的社会生产及经济有关。即为了保持山区少有的农耕地不被细分下去，几个兄弟共同耕耘家中农田，同时娶一位妇女为妻。在这样施行一妻多夫的家庭制度的家里，或者该说是多夫（共）一妻的家里，丈夫之间是否会发生嫉妒或矛盾的情形，我们不太清楚，还待日后的研究。但是，根据人类学家的报告，这样的特殊家庭里，常遵守一些习俗与规矩来维持丈夫们间的和谐。譬如，平常是单由一个丈夫跟大家共有的妻子居住，而等到该丈夫出外工作而一段时间不在家时，另外的丈夫才来跟共有妻子居住；即不会有几个丈夫跟共有妻子同时居住（而发生性关系）。至于妻子怀孕而生的孩子，并不是根据哪个丈夫何时跟她发生性关系而去认谁是生父，而是由丈夫们就他们的喜欢而决定谁被认定是某孩子的"父亲"的。可说是耐人寻味且有趣的家庭现象。

四、家庭结构与大小

根据家庭的结构，习惯上我们把家庭分类为"核心家庭"、"主干家庭"、"结合家庭"和"大家庭"。所谓"核心家庭"（nuclear family）又称小家庭，指的是一个家庭由一对夫妻及他们未成年的子女们而构成；"主干家庭"（stem family）指的是由父母、夫妻与夫妻和未成年的子女们所构成的家庭;而"结合家庭"(joint family)则由父母、夫妻及夫妻和已成长而未婚的成人子女以及夫妻的未婚同胞所构成的家庭。至于"大家庭"(extended family)实际上指的是,由父母与几个已婚儿子及他们儿子配偶(即媳妇们)以及孙子同住的家庭;也是三代婚后仍继续住在一起的情况。

虽然我们华人描述中国过去传统的社会里,大家都过着大家庭的生活,也常强调大家庭的观念,但社会学家指出,实际上只有少数富农或富裕的人才能维持大家庭的结构,三代同堂住在一起。在社会上,实际上一般人都施行并保持核心家庭或主干家庭。也就是说,结了婚的年轻人,大多都离开原本家庭,自行成立新家庭。不过,不管住不住在一起,仍与自己的原本家庭保持频繁的来往,维持大家庭的"关系"就是了。

五、特异组成家庭

除了上述的各种家庭以外,我们应该知道还有比较特异而形成的家庭。譬如,当美国在20世纪60年代,社会正在风靡反抗传统的风气时,随着"嬉皮"(hippie)的现象,有些年轻人就随处,特别在乡下选择偏僻地方,以小群体的方式,一起居住。这些人,可能包括几对已婚的男女跟他们的孩子,也可以包括若干未婚的男女,彼此原来不相干,没有血统关系,而大家住在一起。他们不但共同住在一个大的房屋,一起烧饭、吃饭、一起工作,维持他们的群体经济系统与规矩,犹如是个很大的家庭。他们本来是寻求自由而美满的小社会的新秩序而尝试的大家庭;可是,没经历几年,顶多不到10年,也就无形中解散而消失。可见单是住在一起,生活在一起,但没有特别的制度与关系,是无法维持庞大家庭的。

目前随着社会对同性恋者的看法与态度的改变,在欧美社会里同性恋者要求公开承认他们的"结婚"关系,不但要受法律的保护,有的还领养孩子,想经营他们的"家"。可说是现代社会的特色。到底这样特异组成的家，将来会是如何，还待日后的观察。

总之，我们所以把家庭的各种系统及制度如此细分与说明，其目的不仅方便于说明描述，而且从家庭心理卫生的立场来看，可以帮助我们研究和了解我们所关心的家庭行为与心理。即：不同的家庭系统与制度会如何影响家庭成员与家庭群体的行为、人际关系与心理卫生，以及容易遭遇何种家庭里的心理问题。同时，也让我们去思考，针对这样因不同家庭制度及系统出现的家庭里的心理问题，应如何去辅导。

第二节　家庭各个层次的功能

了解了家庭的各种制度，我们还得去把握家庭的实际功能。由于家庭包含各种成员，要产生各种生活，因此家庭的功能很广泛，我们可以从几方面来分别探讨与说明。

一、生物的功能

不用说，家庭的主要功能之一是生养子女，培育下一代，以便"传宗接代"，符合生物世代延续的本能与需要。可是我们要知道，人类的性欲与行为，已经与动物的性行为有了本质上的不同，不再是为孕育子女而发生周期性、定时性的性行为，而实际上性行为已经演变成为满足生理与情感需要的日常行为。跟动物有所不同的是，男女的性交不是很严格地随周期而发生，而是可随时发生；因此，与孕育子女的原本生物本能渐渐有所脱离。

随着医学的发展，大家都知道避孕的方法，它是可以避免性交后就怀孕的一种措施。再者，现代家庭对生育子女的看法与态度也有显著的改变，不再像从前，期待多子多孙，现在只求生一个或两个子女，不求量，而注重质。有时，生育子女并不被认为是家庭需完成的职责，不少夫妻，因工作或其他理由，采取不生育子女的选择，不被"不孝有三，无后为大"的观念所束缚。所以，换句话说，现代家庭的生物性功能比从前变得淡薄了。

过去在注重"传宗接代"的年代里，男女结婚后，过了一段时期，妻子若不怀孕，就可能被休婚，或者丈夫另外娶姨太太，想得到子女。而现代的夫妻，就不会因这样的理由而闹离婚。他们比较看淡传宗接代的生物性职责。

二、养育子女的功能

不管人类的性行为的本质及现代家庭对生育下一代的观念如何变迁，生下来的婴孩都需经长期的养育才能独立生活，需依赖家庭的环境及条件长大。与高等动物，包括哺乳动物相比较，人类的婴孩生下来以后，在生理及心理方面都需要较长时间地被父母养育，依赖家庭的期间总要好几年。特别是在现代社会里，要求年轻人长时间受教育，过了青春发育期以后虽然生理功能已经成熟了，但从心理与社会的立场来说，大多数仍不能独立谋生，创立自己的家，所以被家庭养育的时间也较长。具体说来，在过去人到青春期以后，就开始被考虑要结婚，而结婚后，就要怀孕并生育及养育子女，而且妇女在一辈子里，可生 10 个左右的孩子，要养育这么多的孩子，是很辛苦的工作。现代的家庭里，夫妻都要工作；而且女人也很注重她们的职业生涯，因此，花费在养育子女的时间与精力就相对地减少。可是无论如何，只要有了孩子，如何去养育子女仍是家庭的主要功能之一。

三、生活的功能

家庭的主要功能之一，乃是经营日常生活。在每日的生活里，如何发挥父母、夫妻及子女各种家庭成员的能力与职责，大家分工合作，解决衣食住行各方面的生活需要，是每个家庭必须面对的基本要求。如买菜、烧饭、洗碗、洗衣服、打扫房间，保持干净，都是家里要日常执行的工作；是先生、妻子，孩子都应参与并且尽责的家庭生活。不仅一家人要能有乐同享，有苦共担，还要维持好日常生活，一旦有困难，全家要一起去面对。如有人生病，家人就要照顾，有困难就一起去解决，形成基本的生活单位。另外全家的收入如何来应付家里的支出，包括伙食费、交通费、付房租或学费、娱乐费、医药费、交际费等，这些都是大家要知晓的家庭的生活功能。

四、心理的功能

家庭的另一个主要功能是满足家人的心理需要。全家人要能建立起自己一家人的共同认识感，能感到一家人亲近相属而凝聚，使每个人都有彼此相属的安全感。平时能随时沟通交流，彼此交换各个成员所知所感的事情。有高兴的事，能一起庆祝；有伤心的事，能一起难过并去应对，使家人能分享关心，获得心理上感到亲人相属的稳定感。因为是自己人，家人能彼此相互关心；假如需要时，能够忠言逆耳，诚恳劝告。特别是遇到不愉快的事情，能向自己家人倾吐诉苦，并得到安慰、同情或鼓励。总之，一家人能凭"自己人"或"一家人"的关系与立场，提供外人所不能或不易供给的建议、支持，帮助或关心。

作为年长父母，能凭其长年生活经验，给年轻人提供生活上的建议，而年轻人也能以年轻者的立场，帮助年长者了解年轻人的观点，帮助年长者对现代社会变化适应。夫妻彼此能以男女不同的感觉与立场，相互补助彼此的长短；而兄弟姐妹也能以同胞的立场与关系，相互帮助。这些都是家庭能供给的特殊心理功能。

五、社会的功能

从社会学的眼光看来，家庭有不少社会学上的功能。除了是社会的基本生活单位之外，家庭供给家庭成员的社会教育，特别是年轻子女，能从社会的立场来管制各个家庭成员的行为表现，也提供传统的传递，树立并维持文化上的价值观念。当然各个家庭还得通过交税等方式，支持社会的经济与开支。反过来说，社会向家庭供给法规与习俗上的保障，如承认夫妻的资格，保障婚姻关系，维护家庭的利益，能保护幼小的子女，也能保护年老的家人，使家庭能在社会环境里获得基本的保障，发挥并维持其基本的生活功能。

第三节 探讨家庭心理的各种角度与层次

虽然大家凭常识与生活经验，都很熟悉有关家庭的事情，但从社会及行为科学的研究立场，还得从几个角度与方向来探讨、分析家庭的功能与本质。从心理卫生的立场来说，我们要能有系统、有深度地去了解家庭，并且能进行实际应用与辅导工作，我们可以就几个家庭的角度与层次去分析并把握家庭的功能与性质。

一、家庭的整体性系统与结构

要探讨一个家庭，首先要了解家庭所属的家庭系统（family system）与组成的家庭结构（family structure）。特别是当我们谈论不同社会或文化里的家庭，或社会及文化变化中的家庭，不得不了解家庭的"系统"与"结构"。把家庭所尊奉的系统与组成的结构把握好了，才能进一步地去了解家庭里所发生的事情，才能比较有深度地去体会与了解。比如，奉行母系与母居制度的大家庭，不能与实行父系但新居制度的小家庭并论比较。因为两种不同的家庭系统与结构，显然有不同的功能与生活方式，有各自的长处与短处，也有各自比较容易发生的心理问题。

二、家庭成员的各个性格与心理

因为一个家庭是由家庭成员组成的，所以毫无疑问，家庭各个成员的背景，包括年龄、性格、心理与个人发展经历等，都会间接或直接地影响整个家庭的功能与行为。所以探讨各个家庭"成员"是了解整个家庭的另一途径。我们特别要关心的是每个成员是否性格成熟，是否有特别的心理困难，包括过去历史，及心理经验等。家庭治疗者要注意的是，一个家庭的整体行为与功能并不是各个成员的数目的算术总和，而是各个成员相互反应的综合性、群体性的结果。因此，了解个人的背景，虽然可以帮助我们去了解各个成员的心理情况与行为动机，但是还得利用其资料与背景去把握群体性的互动机制与反应现象。

三、家庭各个次系统里的人际关系

在一个家庭的整个系统里，通常包含有几个"次系统"（subsystem），如"父母"次系统、"夫妻"次系统、"父子"或"母女"次系统，或"同胞"次系统等。一个家庭系统可以按这些"次系统"来分别研讨分析，特别是按次系统里的"人际"关系，包括情感、关系、角色、沟通等方面来讨论父母、夫妻、亲子、同胞间的各个人际关系。同样的，各个次系统的人际关系的综合并不能代表"家庭群体"的全体情况，但却是进入分析团体的一条途径。

四、家庭的整个群体性行为与心理

由于家庭是由一群家庭成员组成，表现群体心理与行为，所以用群体行为的眼光来研究一个家庭是很合适且需要的。特别是一个家庭的子女年岁稍大以后，对整个家庭的相互反应的影响增大，必须从父母、子女们相互反应的"群体"的层次或角度来探讨，才能看到真相。因为一个家庭团体的心理与行为反应并非是各个成员行为的算术总和，也不是几对个人的累积，而是三个人以上的各个家人相互影响，"总和"表现的"团体行为"。谈到群体，就要考虑群体的结构、组织、权利分配、角色扮演、群体认同与团体的功能等，不能以单人或双人的层次来了解与把握。

五、家庭的阶段性发展

一个家庭并非是静态且长期不变的群体与组织，而是按阶段逐步发展的动态结构。总体说来，一对年轻男女结婚成家后，会生育子女，养育子女，而子女逐渐长大后，逐渐脱离原本家庭，形成各自新家庭；至于原本家庭就只留老夫妻，空守老年生活，最终分别去世，原本家庭也就瓦解消失。至于一个家庭在其各个发展的阶段，需要面对并执行该阶段的某种课题，也要面对特殊的困难，并要适当去处理。所以要明确家庭的另一个方向是从"家庭发展"的角度来把握各个阶段的本质及了解家庭的先后发展程序，以及在各个阶段所面对的课题与所遭遇的困难。有些事情是前后阶段的联系，而有些现象只是一时性地出现在某个阶段而已，时间一过，也就随着家庭的阶段性进展而改变或消失。

六、家庭的对外社会行为与关系

了解家庭的另一角度乃是分析整个家庭对外的社会关系与行为，包括家人如何建立家庭自己的界限，与外人或外界划分关系，是否轻易让外人渗透进入自己的家庭，或维持显著的心理与实际界限，不轻易接纳外人。家人常与什么样外人来往，是夫妻及子女分别交往自己的朋友，还是大家共同交往相认识的亲友等，都可以帮助我们认识家庭的社会行为与社会关系模式，也是了解家庭机能的另一角度。特别是整个家庭是否参与社区或社会的活动，积极与否，都是家庭的功能之一，值得参考。

第四节　家庭的心理特点

从上面的分析说明，我们了解一个家庭有其各种结构与体系，也有其各种功能。但从心理的立场说来，有些特点值得我们再三提醒与注意，以便能帮助我们了解并把握家庭的心理真相与本质。

首先我们要明白，一个家庭是由婚姻而开始，经生育而繁殖成长的特殊性是私人性的小群体。包括有老老少少，不同年龄的家庭成员。这些因婚姻或血缘关系而形成的家庭，长年生活在一起，相依为命，相互影响，是一个很特殊的生活群体，而其关系与感情也是很深厚的，是一辈子长存的。就算是家庭某个人去世，或离去，但总会继续在我们脑海里存在，并且影响我们的一生一世及行为，是一个很有力的人际关系。

再者，因家人之间所形成的家人关系是"先天性"的原本决定，即我们自己不能挑选自己的父母、子女或兄弟姐妹，不管你喜爱与否，都得去接受。不像一般朋友或同事，我们有选择的可能性，喜则聚，不欢则散。换句话说，我们与家人形成的关系是束缚性的。

接着，我们得认识到我们与家人所发生的感情并非总是喜悦、满意或喜爱，而可能有短暂的不满、生气或怨恨等感情交互并同时存在。这是常见的家人心理现象。可是由于其关系很亲近，其感情也很容易转换。一时又爱又喜，但一刹那之间，可以转变为不高兴，甚至气愤；或者，长久的怨恨，经一接触就爆发，或者经过沟通谅解，可以马上烟消云散。也就是说，不管表面上是如何打骂、批评或责备，家人之间存在着一种亲人的感情，不受外力的轻易影响；也不能单凭一时的观察而判断其整体的情况与局势；需要长久性、追踪性地了解。

家庭心理的另一特点为"人际反应性"。不管什么事，都是经过两个人或群体的人际关系，以反应的方式产生。此与个人的心理行为有所不同。要了解家庭所发生的行为，都应以此出发点来进行。父亲说什么，母亲表现什么表情，儿子怎样回答，女儿在旁作怎样反应……都是一连串的人际反应，就算是有些人"没说什么"或"没表示怎样"，这些"没说什么"或"没表示怎样"的"反应"，就是一种人际反应，相互影响形成总体的反应结果。特别是要以"群体"的角度来观察分析，才能体会到家庭的行为与心理反应。不仅要听所说的，而要去感觉出他们内心里的潜伏性情感，这样才能摸到真相。

家庭，看来很单纯，凭一般人的常识与日常经验，也很容易了解。但家庭也可能很复杂，需经社会及行为科学的眼光来探讨，也得依赖心理卫生专业的知识与经验才能洞察了解。何况，当局者迷，旁观者清，有时需依靠家人以外的人，才能点出自己家庭的现象。特别是面对心理上的问题或发生情结上的困难，人们就容易变得情感化，失去客观性，需要辅导专业人员的协助去理清问题的真相与来源，才能静心地思考适应的途径。

我们的先儒孔子所说的："修身齐家，治国平天下"，当时主要是针对士大夫而说的；可是也适合社会里的平常人。我们都知道："家和，万事通"的道理，知道在我们的人生里，要把自己的家庭整顿好，保持完整的家，任何事情都没有问题，包括工作、职业生涯都会顺利。因此，人们应多了解自己的家庭，并维持自己家庭的幸福与健康。

参考文献

1. 曾文星. 家庭的关系与家庭治疗. 北京：北京医科大学出版社，2001.
2. 曾文星. 文化精神医学：学理与运用. 台北：水牛出版社，2006.
3. Tseng, W. S. & Hsu, J. *Culture and family: Problems and therapy*. New York: The Haworth Press. 1991.

第二章　家庭的群体性行为

第一节　家庭与群体行为

　　研究动物行为的专家说："把一群猴子放在一起（如空间很大的动物园里），这些猴子们不仅能相处在一起，而整批猴子们很快会形成一个群体。"意思就是，这些猴子无形中就会有个猴主出现，带头去管束与保护众猴，发挥猴主的权威（包括由他去选择他自己喜欢的雌猴而交配）；而各个猴子之间也就出现势力不同而有上下阶级的差别（决定哪个可以先去抢食被提供的食物），而发育成熟的猴子也会各个去配对（形成配偶，并养育他们的子女），整体性地形成有组织与结构的猴子"群体"（group）。虽然猴子只是高等灵长动物，但也可以看出他们有社会性、群体性行为的表现。至于人类，更是如此，只要有众人在一起，并长期定居在某地区，无形中也会组织起群体的关系与行为。这包括属于家的小群体。

　　我们知道，一个家庭虽然是由丈夫、妻子、子女等家庭里的"各人成员"（individual member）所构成，也是由夫妻、亲子、同胞等各个"次系统"（subsystem）所形成，但其整个家庭人员的"群体"行为与反应，却已不仅是这些"成员"或"次系统"的总合，而是经过这些单位或次系统的相互影响，产生另一层次的整体性的"群体行为"（group behavior），是一个截然不同的事，需以"家庭群体"（family group）的眼光去探讨了解。特别是当孩子的年龄增长，孩子数目增加时，对全家的群体行为更有显著的参与及影响。所以一家人的心理及所发生的行为，非以整家"群体"的层次来剖析不可，否则无法充分了解并说明其行为现象了。

通常说来,任何一个团体,不管多大多小,都可以(也需要)从"团体"的结构、组织、关系、角色、沟通、情感、认同、界限、适应模式等各个角度来探讨、说明与了解;家庭这个小团体也不例外。不过我们需要说明的是,家庭是一种很特殊的、私人性的群体;家庭此群体是因婚姻与血缘关系而形成的。而且,家庭多半是由年岁不同的大人与孩子们两代(甚至三代)成员而组成。这些成员不但日夜生活在一起,而且年年在一起,具有特殊而长久的情感关系。所以跟一般的社会群体有本质上的不同。

一、家庭的结构与权威

当我们观察一个蜜蜂窝,可以发现在数千、数万的蜜蜂里,单单会有一只皇后蜜蜂,躯体长得特别肥大,专门被别的蜜蜂侍候,包括喂养;而此皇后蜜蜂只负责生蛋,繁殖蜜蜂。至于大部分的蜜蜂,分别成为工蜜蜂,以及若干战士蜜蜂;战士蜜蜂是当守卫的,通常在窝的门口,防御别的昆虫来袭,是准备战死的武士蜜蜂;至于工蜜蜂是负责到外去采蜜的。如此,一群蜜蜂里,彼此分工,各个有其特别的职责,这便形成了有特别结构与组织的蜜蜂群体。换句话说,一个群体,不会是一堆散沙,而是由可以分工合作的成员而建立某种群体的组织与结构,执行全体性的功能。蚂蚁的群体,也是如此建立他们的群体结构。不但是昆虫如此,我们人类的群体,要能保留下去,也只有建立群体的组织与结构,才能执行功能,才能生存下去。家庭是个小群体,但也不例外。可是从社会学的眼光看来,有些群体的组织与结构是很严密而刻板的,如蜜蜂或蚂蚁等昆虫类的社会;而猴子或人类的群体,就比较有伸缩与适应性,而且各个群体有若干的差异。

当一家人老老少少在一起时,专家也好,普通人也好,马上可以察觉到,全家人形成怎样的群体结构,并且怎样分配权力。换句话说,全家小团体里有没有组织,有没有谁在带头做主,谁在影响谁,谁较有权势去影响他人,并作决定等。

譬如，张家一家4口人，包括父亲、母亲、10岁的男孩国雄及8岁的女孩小娟。他们在晚上吃饭时讨论明天星期天一家如何去过周末。爸爸问大家有什么建议，小娟说到动物园去玩，国雄提议到海滨去游泳，妈妈说去逛街到商店买东西；父亲看大家所提的意见都不同，问大家怎么办，结果母亲说学校快开学，需要给国雄和小娟添买所需学习用具，主张花半天时间上街去买东西，剩下半天去动物园。这个提议大家都同意了。我们看了张家不到几分钟的家庭群体活动情况，马上可以得到一个观察的结果与印象。即张家的群体里，有组织，由父亲带头讨论家里的活动。全家采取民主的方式，容许大家提出意见，然后依情况决定事情。父母能相辅执行家长的机能，全家有健全的关系与结构；大家肯沟通并妥协，决定如何采取群体的行为。当然，孩子的年龄比较小，还在孩童期，也就比较听话，能听从权威者的话，是个不能忽略的因素。

我们再看看李家，比一比有何差异。李家也有4口人。除了父亲、母亲以外还有两个男孩，即15岁的国忠与13岁的国孝。晚上大家一起吃饭。国忠开口说，下星期就开学，需要买新的背包。爸爸妈妈都没开口做反应，继续吃饭。得不到父母反应而心里不高兴的国忠忽然踢国孝一脚，而被踢的国孝就骂国忠干吗踢我一脚；国忠没做声，而父亲也没去管。妈妈倒是开了口，问国孝为什么吃饭那么快。国孝没对妈妈的问话做反应，却大声叫上学也需要买新制服。可是妈妈也没说什么。爸爸始终没说一句话，只吃他的饭，吃完就走开了。从这一小段家庭生活插曲，我们不难得到一个观察，即李家的群体没有健全的家庭群体组织，也没弄清楚谁是一家的领导者。事情不能好好讨论商量，也得不到有效的结果。可以说是没有组织的家庭。很明显，父母之间，没有浓厚的情感，也没有密切的联盟关系，促成了这样分散的家庭群体行为。

让我们再看一家，看看王家有什么特点。王家除了父母亲以外也有两个孩子。老大文光 19 岁，是男孩；老二惠美 17 岁，是女孩。大家也在吃晚饭。父亲开口说话，问大家有什么事要报告。没人做声。只是妈妈说了一句，学校快开学了。爸爸就问，开学又怎样？妈妈回答惠美需要买新衣服。爸爸就告诉妈妈周末可以带惠美上街去买衣服。妈妈问惠美想买什么样的衣服，惠美想了半天，说随便。爸爸就开口说，女孩子要穿素一点，不要穿太花和露身的衣服。并且说大家用钱要省一点，家里不能太浪费。随着指着文光说，上次买唱片买的太多，而且多半是没有用，又是难听的音乐。文光皱个眉头，但不敢做声回答，继续吃他的饭。别人也都不做声。从王家的情况，我们不难发现父亲是一家之主，权威很大，连母亲也得听父亲的话。因家庭独权的气氛很强，孩子们都学会一味儿听从为妙的习惯。这是王家的结构与行为特点。当然，孩子年龄已经进入青春期的阶段，不喜欢在自己父母面前开口，也是其中的一个因素。

从上面所提的张、李、王家三家的例子来比较，我们不难体会到各家的群体结构、组织与机能表现有所不一样。有些家庭有健全的组织与结构，包括由谁来做带头功能，执行权威，并经过何种方式来表达并决定重要事情（以张家为例）。有的家庭没有上上下下的区别，也没人做负责带群的领导，组织很散漫，不明确，也难于执行群体的功能（如李家为例）。而有些家庭则相反，有固定的结构与组织，但且由一人专政，别人只能跟随，难于参与意见，处理事情也就固执行事，不容变通与随机应变（王家为此例）。不难看出因其家庭结构与组织不同，也就产生不同的家庭群体性格，也表现不同的家庭群体行为与功能。至于为何一个家庭的组织与结构有所不同，则要归根于成员的组成、个自的性格、各人所扮演的角色及成员间的沟通交往等各种因素及其综合性结果了。

二、家人的角色与关系

当我们看京戏时，从每个出场演员的脸谱，所穿服饰，再加上出场的配乐，就会让观众去体会并认识上场的是个武官、文官、花旦、小姐，或者是小丑、乞丐等，好帮助观众去了解各个演员的身份，并且要扮演什么角色，以何种姿态来跟别的演员发生人际关系，以便了解整个剧情的发展与演变。这是艺术上的刻意安排，帮助听众去了解；但也说明，当一群人上了舞台，就会有不同的角色与关系去扮演，并让故事发展下去。

所谓"角色"（role）是指一个人在两个人或三人以上的群体里，如何表现他（她）跟别人的特别关系，以及所扮演的特色性职责或功能。在两个人或三人以上组成的一个群体里，各个成员常扮演不同的角色与关系，相互配合，表现群体的行为，也形成整体的功能。对一个家庭来说，家庭成员分别去扮演父母、夫妻、子女、兄弟姐妹等各种角色。过去儒家学者所提倡的人伦观念里，认为"君君，臣臣；父父，子子"，乃指一个社会里，君、臣、父、子各自要扮演各种适当角色，则社会就有秩序。同样，在一个家庭里，父、母、子、女、兄、弟、姐、妹，甚至是祖父、祖母或公公、婆婆各自应扮演的角色，且宜遵循的任务与发挥的功能。假如每个成员都能按自己的身份与地位发挥各自的功能与角色，那么一个家庭也就能执行其机能了。

但是，在一个家庭里，父亲究竟应如何才算是符合执行父亲的角色，而母亲应如何才算表现合适的母亲角色，这些角色的内容多少要受到社会文化的规范与定义。如有些社会则注重给予父亲专权的角色，母亲为顺夫养子的角色；管训子女时，要父严母慈，而子女只能扮演孝顺的角色。可是有些社会则强调给父亲与母亲相互平等共同处理事情的权威及角色；至于子女们也给予可参与意见的地位，不必百依百顺父母，与自己的父母较平等且接近。

如果我们去参阅古书，不难发现我们华人祖先对家人需要扮演的角色有某种的要求与期待。譬如在《三字经》里，我们可以发现许多期待家人要扮演与遵循的字句。如："三刚者，君臣义；父子亲，夫妇顺"（要求父慈子孝；夫唱妇随，夫妻就和顺）；"养不教，父之过；教不严，师之惰"（表示父亲的责任是在教养孩子）；"香九龄，能温席；孝於亲，所当执"（要求孩子对父母要孝顺，还得去服侍父母）；"融四岁，能让梨；弟于长，宜先知"（提醒兄弟之间要有老幼之别，并且要让年纪大的）。总的来说，"父子恩，夫妇从，兄则友，弟则恭"。当然，这些都是反映我们华人过去文化上的观点，多少是孔儒思想的表现；到底是否适合现代的社会，还得去推敲与评论。可是至少我们可以说，在一个社会里，通常有个无形的文化上的期待，要求家人之间，应如何扮演何种角色，并表现何种行为。

不管社会及文化如何指定一个家庭里应如何父父、母母、子子、女女，从家庭心理卫生的立场来说，有几项条件可区别一个家庭是否心理健全。一个心理健康的家庭，对于重大事情的判断与决定，父母要能共同扮演主动去探讨、考虑并决定事情的领导角色，不能依随年轻而未成年的子女来随便决定。对于家庭所有的事，特别是关于子女的养育，父母都需共同参与，不宜只交给一方去全权负担，而且有能长短相补的原则，父母能时时与配偶对方相配相补。特别是关于子女的管教，父母双方要能基本上站在同一立场上，但要容许相互弥补缓冲，假如一方过分或极端，另一方能加以修补缓冲，保持稳定恰好。

至于父母对于子女的关系，基本上能扮演教导及养育的角色就可以。作为父母，不必十全十美，样样事都懂，百事都是对的。主要还是协助子女如何去思考、如何去判断、如何去学习人生万事、如何去克服困难等。父母有时难免也会不对，也会犯错；容许子女指正、提供意见，可以亲子相教相长，也蛮有帮助的。换句话说，父母对子女，不仅在于管教、提供知识，而且在于帮助子女从学习的经验而得到要领与领悟，协助其成长。

现在再让我们回头去看看刚才所提到的没有良好结构与沟通的李家情况。当全家在吃晚饭时，小孩国忠开口说下星期就开学，需要买新的书包，而爸爸妈妈都没开口，继续吃饭这一小插曲。

如果是心理健康的家庭,这时父母应马上向国忠表示听到他的要求。同时,可以问问现在用的书包怎样了,能否修补;假如这个月家里经济不太好,就可以告诉孩子家庭目前的困境,希望小孩子能理解,忍耐些,不马上买新书包;如果要买的话,也可以谈谈需要预算多少,到哪里去买等。这样才算是扮演了健康的父母角色。

再让我们看看王家。全家也在吃晚饭。父亲开口说话,问大家有什么事要报告。没人做声。只是妈妈说了一句,学校快开学了。爸爸就问,开学又怎样?妈妈回答惠美需要买新衣服。爸爸就告诉妈妈周末可以带惠美上街去买衣服。妈妈问惠美想买什么样的衣服,惠美想了半天,说随便。爸爸就开口说,女孩子要穿素一点,不要穿太花暴露的衣服。并且说大家用钱要省一点,家里不能太浪费。从这一段家庭活动看来,很明显,父亲扮演一个过分严格且专权的家长。理想的结果是,母亲应再积极些,替女儿说些话,向自己丈夫说明现在年轻女孩子比较讲究穿着,不能太露骨招摇,但也得好看些。行使母亲的权力,来弥补丈夫的过分严肃偏见,表现妻子相补丈夫的角色。同时,子女们也应趁机表达他们年轻人的看法及意见,帮助父亲了解目前的社会倾向,不要过分呆板而跟社会里现代趋势太脱节。换句话说,一个家庭里,每个成员都要参与家庭群体性的活动,提供自己的意见,也听取别人的想法,适当地扮演比较积极的角色及表达有感情的关系,是大家相互反应而形成的群体行为,是一种多方反应的总结果。

根据(人际间的)交往反应分析(transactional analysis)的看法,任何两个人在相处时,基本上可以相互扮演"儿童"、"父母"、"成人"等不同的角色,并随情况而相互更改配对。即表现比较成熟或幼稚的行为、消极或积极的态度、被照顾或去照顾的角色等,随时相互适应着,(Berne, 1957)。换句话说,在家庭的环境里,各个成员所扮演的角色并不是很固定的,会随情况而有所变化与调节;只是有些家庭比较呆板、强硬,少有角色扮演上的变化与调节，而有些家庭就比较有伸缩性，会随着需要而适当地变化，是比较灵活的。

三、家人的沟通交流

动物行为专家告诉我们，在海底游泳的鲸鱼，会使用不同的声响与腔调相互沟通与传达信息；在陆上生活的鸟，也会以不同的叫声来表达信息，包括危险的警告、有食物可共享的信息、求爱的表示等，进行他们生活里所需的沟通与交流。至于人类，就算是从小不会讲话的哑巴，也会用手语来跟他人沟通，表示意见。根据语言专家的报道，在不同的社会里，哑巴所采用的手语有不同的系统，犹如有不同的语言似的。总之，如何表达信息，交换意见，是高级动物的特点，而人类更是学会使用语言来做丰富的沟通交往，帮助群体间的交流，并做所需的决定与行动。

家庭的沟通，是指在一个家庭里，成员们如何彼此使用表情或动作表达，或采用言语交谈、表达意见、交换资料、沟通情感的过程与现象。很显然，在第一段里讨论家庭的结构与权威时所描述的李家，在沟通上有困难，少有人开口讲话，而即使有人开口讲话，也没人搭腔，是患了无法使用语言而去沟通的毛病。

至于王家所表现的，是另外一种沟通毛病，即：只有单方向的沟通，少有一来一往地交换意见，只有一方命令，另一方接受，没有真正达到相互沟通交流的效果。只有张家是彼此表达自己的想法及意见，让对方及大家知晓以后，考虑反应的方向，可以说是健康的沟通交流了。

根据家庭心理与治疗的专家们的看法，一个家庭的沟通情况，可以从几个角度来检验分析。第一个角度是家里的沟通交流多或少，即沟通交往在量方面多少的情况。有的家庭成员之间很少沟通交流，所以丈夫不知妻子心里高不高兴，妻子也不晓得丈夫近来内心里担心些什么，夫妻彼此相互都不清楚家庭目前的困境，也不知如何共同去面对处理，只等到时候，看情况随时应付。做

第二章　家庭的群体性行为

母亲的，也不了解子女们最近的行为及生活情况如何，学习成绩是否倒退了，被同学嘲笑了，与男朋友闹翻了，均不知晓。不用说，也不知如何去给予帮助。

家庭里缺乏沟通，不容易发挥家庭的功能，是家庭不健康的表现。家庭缺乏沟通交流，主要原因是家庭成员之间缺少其相互沟通的习惯，或者缺乏感情，或者彼此不关心的结果。其改善的关键在于养成沟通的习惯，或改善其恶劣的感情关系。有时缺乏沟通的现象是习惯上的结果。有些人，自小就习惯于少开口讲话，婚后与配偶及子女也少谈话，没有常常沟通交流的习惯，要改变这种状况就要更改其习惯。一个家庭要有充分地沟通交流，才能彼此了解，才能团结，相互协助，共同生活发挥家庭的功能。每天全家人一起吃晚饭，谈话说笑，并且相互谈谈生活上发生的事情，是家庭沟通的好机会与习惯，可善用之。

检查家庭沟通的第二个角度是沟通路线的交往方向与情况。有些沟通谈话采取单方向地说话，只有一方在谈、教、训，而另一方在听、被教、被训，没达到彼此沟通且"交流"的效果。有效地交流沟通是一来一往，相互表达，听取对方的想法与感觉，说明自己的意见及感触，促进"彼此"的了解。有些人喜欢专权，喜欢保持优势，谈话当中只想说给人家听，教育他人，训别人，变成"单向"或"专线"的谈话，虽然是"谈话"，却不是"沟通交流"。有时候，有些人自恋，有自我为中心的趋势，只喜欢谈自己的事或谈与自己有关的事情；不会，也不喜欢听谈论别人的事；结果，不会也不想了解、体会别人的心思，也不想知道他人的心理与生活；只要话题牵涉到他人，就不参与交谈，把沟通路线切断了。在一个家庭里，特别是有孩子在场时，要注意每个人都能参与谈话，形成多方向的沟通，以达到家人交流的目的。不用说，在小团体里的沟通，大家要能养成民主的习惯，一个人说话时，就让这个人讲话，大家听，等这个人讲完了，别人再说话，提出你的见解；否则你说你的，他讲他的，不成沟通的状况了。

分析家庭沟通的第三个角度是沟通的内容与形式问题。有些家庭父母与子女谈话的内容常保持严肃的内容，富于批评、教训、说教，丝毫不能随便说话，不容易风趣谈笑。有些家庭里，则正好相反，夫妻或亲子之间只会开玩笑、胡闹、逗着玩，大家很随便讲话，但难于言谈正经且严肃的话题。不用说，这些不同的沟通形式，反映着家庭成员的心理与习性，特别是与父母的性格和习惯有关。一般说来，一个家庭应使大家能随便风趣谈笑，以帮助大家利用家庭环境来松懈，求得乐趣与轻松；但必要时，大家也能认真严肃地讨论重要大事。

与此相关的是家庭里沟通的形式与内容为保持开放或隐秘的性质。有些家庭喜欢很公开不隐蔽，家里发生的事情，不管大大小小都让彼此知道。如父亲的公司最近经营得不很顺利，父母都在愁此事；大女儿最近交了新的男朋友，但不知关系会不会进展；小男孩参加的球队比赛又输了，但在学校的成绩倒是进步了等，一家人尽量且公开地了解大小各自成员们每天发生的情况。但有些家庭则习于相互保守秘密，不愿意别人知晓内情，特别是不愉快或不好的事。如母亲最近看医生，担心是否患了癌症，很紧张地等待检验结果；大孩子跟女朋友闹翻了，但不愿让家人知道；父亲的弟弟缺钱，向父亲借钱，但父亲不想让母亲知道等。如此产生不同的家庭沟通形式，也带来不同的家庭关系与结果。一般说来，一家人尽量应能分享彼此所遭遇的生活情况，能有乐共享，有苦共受为宜。否则不能运用家人共生共处、相互支持与保护的功能。

四、家庭的情感关系

动物行为专家观察到，一对鸽子，常固定成对而且相互表示关切与喜爱的情感。至于黑猩猩，从进化的观点说来，跟人类是最接近的灵长动物。假如他们的婴儿夭折，做父母的会很伤心，把已经死掉的婴儿，还带在身边数天，拖着走，不肯放弃，表示有舍不得婴儿死亡而离去的感情。动物的感情如此,而人类的感情生活更是丰富而多衍变。从日常生活里,我们的古人就懂得:喜、怒、哀、乐、悲、恐、惊等七情,以此来适当地调节我们的情感生活。人与人之间,常建立并表现各种不同的关系与相配的情感。家里人更是如此,不仅各个成员有其个人的心情状态,整个家人也会表现并维持整体家人间的气氛与情绪,表现家庭的情感。

家庭的整体性情感情形,与个人的情感情形一样,也可以从几个方面来描述探讨。如感情的内容如何,是否一家人嘻嘻哈哈,较轻松愉快,或冷冷清清,不温暖;感情的表现很丰富且坦率,或含蓄不表露等。从社会文化的习惯说来,我们东方的家庭里,不习惯也不善于在别人面前表现私人的感情,特别不习惯于表露亲热相爱的情感,觉得不好意思,所以夫妻关系显得清淡些。做父母的,对自己的孩子也较少当面夸奖、说好,表露喜爱的感情,亲子之间好似有距离。是东方家庭的感情表露方式。相反,有些国家,如意大利人等,则习于表露感情,夫妻在别人面前也毫无拘束地拥抱亲热,大胆表露喜爱、生气的各种感情。这是文化习惯所养成的。

一个家庭在日常生活里,难免会发生不愉快或生气的事。但一家人,如夫妻关系一样,应珍惜尊重感情的培养与维持。就算是一时生气,或恼火不愉快,对自己家人也最好避免说些会令人伤心的话,以免伤害家人的情感与关系。因一时生气而骂人,或批评对方的话,很可能伤害对方的情感,不容易恢复,宜小心。

倒过来说,就算是天天见面的家人、夫妻、子女,也应该时时说些夸奖、感谢、鼓励的话,帮助家人情感的培养与维持。就如花草需时时浇水与施肥一样,家人也需彼此时时供给精神与情感的食粮。这些夸奖或感谢的话要表现得适当且实在,是内心感情的流露,而不是口头上的耍嘴皮子。轻轻地说声谢谢,温柔地表达要好,适当地夸奖,对大小家人都有帮助。不仅女人喜欢被说好,男人内心里也喜欢被夸奖;不仅小孩喜欢被鼓励,连大人也是喜欢听被人鼓励的话。对东方的家庭，对相互学习进行情感上的表达是有所帮助的。

五、家庭的凝聚、权力分配、联盟、认同与界限

当两个人或三个人以上的成员组成其群体时，包括夫妻或家人，行为心理专家就以他们成员间的各种层次而加以剖析。除了已经分别说明过的：沟通、关系、情感、角色等层次以外，还特别针对群体性的结构而探讨：凝聚、权力分配、联盟与认同等诸多项目。让我们就各种项目而加以说明。

（一）**凝聚**（cohesion）　这是指一个团体成员们如何保持接近，形成有结合性质的关系。这种结合或凝聚的力量与成员间的关系、情感，以及认同感有直接的关系，也受其影响，而综合决定整个团体是否能有团结的精神与力量。一个家庭里，不管老少都能相互地关心并能彼此帮助，遇到困难就有团体性的行动表现，去处理困难，就说是有凝聚力的家庭；否则，家里成员只各自注意自己个人的利益，不关心他人，不团结合作，犹如散沙，就被称是缺少凝聚力的家庭。有时，一个群体的凝聚力与其领导者有关。即领导（或家长）能鼓励大家，带头照顾大家，群体的成员就能提起精神，相互合作，表现有结合力的群体；否则，缺乏能干的领导，是无法产生并维持有组织、有凝结能力的群体。

（二）**权力分配**（power distribution）　当一个群体（包括家庭），面对事情的抉择、职责的分配、利益的分享、事情的执行，都要有人发挥其权势而督促其情况的发生。至于这些权势是属于哪些成员，是集中于某个人，或者是分配于若干人，并且如何应对情况所需而决定权力的执行，都是牵涉到权力分配的事情。就家庭而言，是否由祖父或祖母在后指使，由父亲来出面执行，或者母亲在背后讲话，都可以有不同的模式。

在一个家庭里，是主要由谁（父亲或母亲）来操纵权势，或者是父母兼差而相互执行；权势的分配与归属是否很清楚明确，或者是混乱不清楚；权力的执行是否有效果，或者失去其功能，都是值得剖析的事情。从心理卫生的立场来说，一个家的权势完全集中在一个人身上，如家长，而发生霸权的情况，是不太理想的；假如夫妻都可以相互地提供意见，发挥其作用，包括小孩都可以适当地提出意见，参与决定，这样的家庭是可以得到大家支持的家庭。反过来说，一个家庭没有可认定的家长，没有能力发挥权势的执行，是非功能的家庭。总之，不能极端，也不能模糊不清楚。

（三）**联盟**（alliance） 在一个群体里，若干成员建立某种特殊而密切的关系，就被称是建立了联盟。根据其所牵涉到的联盟成员，被专家形容为各种联盟关系。譬如夫妻联盟（couple alliance）或者是父母联盟（parents alliance）是最常见的情况。即家里的夫妻或父母，以上一代或家长的角色，建立相互合作的联盟关系，来处理家里的事情，特别是子女的事情，是理所应该，也是功能性的表现。如果夫妻之间，或者父母之间，由于种种原因，包括彼此的感情不好，性格上有问题，或者某人常不在家，而没有形成应有的联盟，就无法发挥家长的功能，而家庭也就不像是个家了。

至于一家有两个或几个小孩，他们有时可以形成同胞联盟（sibling alliance）。主要是来应对父母。譬如，一个孩子被父母责骂过多，另外一个孩子就跟被责怪的孩子联合起来，袒护被责怪的孩子，是很常见的情况。除非孩子们总是联合起来，一起向父母说谎，跟家长对抗，是病态性的联盟之外，同胞间的联盟是可以接受的功能性的现象。

有时，为了某种原因，父母中的其中一个跟另一个孩子联合起来，来应对另外一方（即配偶），被称是亲子（跨代）联盟（parent-child cross-generation alliance）。假如这是一过性的情况，并没有什么可非议的。但是如果是固定性的，而且是长期性的，就得特别注意，并且去避免病态性的形成。譬如，一个孩子总被父母之一管教过分，而另外一位就对这被过分管训的孩子同情、保护，并形成联盟来抵御过分管训的父母，这种情况，我们认为并不是很适当的亲子联盟，而是非功能性的现象。

在亲子跨代的联盟里，假如父亲跟儿子联盟，或母亲跟女儿联盟，根据其相同的性别联盟，就被称是同性别联盟（gender alliance）。这是常见的，而且是功能性的联盟。特别是孩子到了同性期阶段，就容易产生同性亲子间的联盟。可是，假如情形反过来，是父亲跟女儿，而母亲跟儿子联合起来，来应付对方的话，就被称是跨性别联盟（cross-gender alliance）。这种性质的联盟，如果是长期性的，就不是功能性的亲子联盟，应适当地避免。

虽然专家使用各种称呼来形容并区别家庭成员间可能形成的各种联盟关系，主要的是用来识别一个家庭群体里可能发生的人际关系，及所形成的次系统。以此来考虑是否是功能性、健康性的联盟，或者是非功能，甚至是病态性的联盟，好做临床上的诊断，并进行所需的干预。

（四）认同（identification） 这是指一群人，对自己的群体是否有个认同的意识及相聚的趋势。对家庭来说，全家人在心理上有没有强烈地认同自己的家，是张家或李家，好跟外界的，特别是跟别的家有所区别地对待。特别是自己的家人被别的家人欺负或不公平地对待时，是否会认为自己的家人被歧视了，想挺身去保护，保持自己家的面子的心理现象。一般说来，健康的家庭，其成员对自己的家都有个正性的认同，对自己的家保持某种程度的骄傲的感觉才好。可是，由于某种原因，譬如自己的父亲犯了法，或母亲发生婚外关系，或者自己的家很贫穷，总是被人看不起，有时就对自己的家缺乏正性的认同感，而以自己家为羞，是不健康的心理情况。

（五）界限（boundary） 一个人跟别人要能保持若干心理上的距离与隔阂；针对一个家庭也是如此。除了跟别的家庭保持相当的亲善或友好关系以外，在适当的情况下也能保持适当的界限与隔阂，是很必要的。譬如，自己的家发生某种事情，是否要让别的人或者别的家庭也知道；自己的家发生了经济上的困难，是否就去向别人家要钱等，都是跟别的家是否要保持若干适当距离与界限的问题。

总之，上面所讨论的，都是可以帮助我们有系统且有依据而去分析与了解一个家庭的群体行为的准绳，是专业者需要去懂得，而且知道去运用的知识。

六、家庭的适应方式

所谓"适应"（adjustment），指的是当一个个体面对任何问题或遭遇困难时，如何去应对的情况；包括采用何种方式或机制，以及其效果如何的情形。当一个家庭面临日常生活上的困难时，全家以何种方式去面对并适应，是家庭群体行为的另一层次，也是探讨家庭心理卫生的另一指南。比如一家人遇到经济上的困难、家人生病、子女在学校被老师处分，或夫妻之间发生感情上的误会等，都是家庭可能面对的困难与问题，而每个家庭可能采用不同方式去应付。

譬如，有些家庭遇到困难，不管问题的性质如何，或者困难的内容如何，都以固定且死板的方式去适应。如过去常靠家人辛苦工作，日夜加班，解决家里的经济困难，现在怕孩子考不上大学，就日夜督促孩子念书，想依靠勤奋来克服学业的困难。有些家庭喜欢依赖命运来解决问题，家里有金钱上的困境，不是全家动手努力想办法，而只会求财神保佑；家里若有人生病，也不想办法找医师医治，只会求神仙保护，固定一种方式来企图解除困难。而有些家庭则很懂得机动变化，愿意采用各种方式去解除困难，随情况变动。

有些家庭面临问题，很容易相互指责，你骂我，我说他，彼此推卸责任。事情不但不能解除，还引发全家的不安宁，上下乱糟糟。有的家庭，每个人只顾自己的问题不肯相互帮忙，一家人很分散。而有些家庭则会老老少少团结一起，共同应付困难。每家有每家应付困难的方式，也是家庭性格的表现。这些是辅导者要去观察、探问与了解，并考虑如何辅导家人能尝试比较有效而且积极的适应方式。

第二节　系统观念的运用

谈到一个家庭的群体性行为与关系，不能不谈有关系统的理论与观念。在系统学的观念里，所谓"系统"（system）是指：当一个群体存在时，整个群体会形成有连带关系的系统，而表现其整体性行为反应；不会单以部分性或区域性发生反应。俗话说："牵一发，动全身"，牵动了一根头发，并不只会影响头部，而整个身体都会受其影响。其意思是说，在一个单位或群体里，去动任何一个地方，都会引起全体性的影响与反应。另外的俗语说："把一块石头丢进池塘里，会惊动整个池塘而引来波动的"，也是在说明这个系统性的连锁性反应现象。

（一）**系统性的变化**（system change）　当把系统学的观念引用到家庭的情况时，我们可以说，任何发生在家庭成员的事情，譬如，某个人生病感冒了、小孩没按时完成学校的作业、母亲上街去买菜忘记带钱，或者父亲要出差等，都不只是个人性的成员面对其情况，而是全家人都会遭受若干的影响。所发生的事情，即使是芝麻大小的事是如此，比较大的事情，更是如此。譬如孩子被学校开除、女儿被外面男人欺负了、母亲要动手术、或者父亲将被免职、祖母患了中风等，毫无疑问，都会给全家带来许多影响与变化。因此，要以整体性的相互牵连性的眼光去看待家里发生的任何事情，不应作为个人的事情去处理。

（二）**各种不同的系统性反应**　当一件事情发生后，家里各个成员的反应会有所不同。有的反应明显，可以看得出来。譬如，听到父亲突然要出差办事情，而把预定全家旅游的计划取消时，儿子可能不高兴而大叫,是外向表现的显著反应。女儿虽然没讲话,但表情不是很高兴,也算是表达了内在的情绪反应。可是,假如母亲不但没说什么,也没有什么特别表情的话,很容易被观察者认为母亲没有反应。但仔细一想,针对这样的情况而母亲一点反应都没有,实际上是靠其没反应而做消极性的反应,她心里可能不是很高兴,但不愿表达出来。在这样的场合,母亲一句话都没说(完全没有安慰子女,减除其取消旅游而来的泄气,或者建议改期再去旅游等),就是靠这样的反应来向丈夫表示不满也说不定。因此,我们可以说,"没有反应的反应"也是反应的一种,不能简单地认为"没有反应"。换句话说,任何成员都会以不同的方式而表达反应,而不会是空的反应的。这就是系统学上的观点,对观察全家人的反应时,可以有很大的帮助。

(三) **系统性地阻抗**(system resistance) 这也是很重要的观念。即当一个系统被要求作变化时,不管其变化对群体是否有用,根据惯性的原则,整个系统会呈现全体性地阻抗,拒绝或阻挡变化的发生。而阻挡的表现方式可以不同,但都是在表现对变化的阻抗。譬如全家决定要每个人早起床,好早点准备早饭,并且可以早上学或上班,虽然大家同意了,但可能有个孩子却偏偏看电视很晚才睡觉,早上起不来;或者父亲要求先喝个咖啡或茶,才肯吃早饭,把上班的时间推迟了。还有的是全家要聚在一起,讨论家里的事情,可是有个孩子却拉长脸,很不乐意参加大家的讨论;或者,年幼小孩就开始捣蛋,不好好参加大人的谈话等。总之,你我都发生某种反应,来阻挡所期待的事情或需要演变的课题。这就是团体性的阻抗现象。

我们在个人心理治疗的过程中,也看到了阻抗作用与现象的发生,如故意跟辅导者争论,或者只口头同意但不采取行动等。有时就干脆不来会谈,停止辅导。针对这样的阻抗现象的发生,辅导者要注意如何去发觉,提供适当的解释,并想办法减少其阻抗的情形,以便能顺利进行辅导工作。针对家庭辅导的情况,也是如此。事先说明，提高大家想更改的动机，相互去鼓励彼此的改变，或者调节要改善的速度等，都是去处理群体所表现的系统性阻抗的办法。假如处理的得体，全体就可以渡过其过渡时期，放弃老的状况，而去接受新的情况。也就是说能摆脱非适应的情形，而进入比较适应性的状态。

总之，实行家庭辅导时，这是一项要特别注意的事项。特别要注意大家是否能同步调地进行需要更改的情形，免得有步伐不齐且有人落伍的情况，犹如在夫妻辅导上见到的不良结果。

第三节　影响家庭群体行为的各种因素

我们已经说明过，一个家庭的群体行为，可以从家庭的结构、权力分配、角色扮演、沟通方式或感情关系等各方面来分析研究；而实际上，各方面却是相互有关，且是同一回事，只是从不同角度来分析探讨罢了。譬如，一个家庭缺乏组织与结构，往往意味父母没好好扮演其角色，也缺乏情感，少有沟通，最终形成不健康的家庭心理表现。相反，健全的家庭，要能有彼此要好的情感，通畅地沟通，适当地角色表现，以发挥健全的家庭结构及功能。这种家庭群体行为的不同表现，受许多因素的影响。让我们就几个因素作说明。

一、家庭结构与成员组成的因素

这是显然的事情。即根据是哪些成员而构成的家庭，而会有不同的群体性家庭行为。至于家庭的结构与成员的因素，至少可以从两个方面来讨论。

（一）家庭结构的因素　我们都知道小家庭、主干家庭、结合家庭、大家庭的差别，而且在第一章里讨论过。在不同的家庭结构里，其组成的家庭成员，除了基本的夫妻以及他们的子女以外，还可以加上自己上一代的父母或岳父母，也可以包含未婚或已婚的成人同胞等，形成不同的家庭组成。由于这些不同的家庭成员的存在，也就促成不同的家庭群体行为结果。

（二）家庭成员的因素 就算是很单纯的核心家庭，随着孩子的多少、性别与年龄的不同，也会左右家庭群体行为。譬如，孩子到了不同的年龄，进入不同的发育阶段，就表现不同的心理与行为，直接或间接地左右他们与家长的反应行为，造成不同的群体家庭行为的结果。

二、个人的性格与相配问题

很明显，一家人的整体群体行为，会受各个成员的性格因素的影响；特别是父母本身的性格会直接且显著地左右一家人的情感与关系上的表现。譬如父亲向来个性比较内向，平时都不习惯讲话，也不善于表露情感，那么他的性格也就影响到婚后的夫妻关系，也左右全家的气氛与关系，一家人容易是比较平静、少沟通、不太表露情绪的状态。反过来，假如父亲是比较外向，平时就喜欢讲话，也善于与人逗着讲话，能轻松地表达自己的情感，那么他所经营的家庭，就容易沟通，也能轻易地表达情感，家人间容易交流，并富于情感的来往。

对于一个家庭不仅要看父母个人的性格如何，还要看他们彼此的性格是如何相互配合，形成何种夫妻间的关系，进而树立何种家庭的群体行为。当两个人相处在一起时，理论上可以就不同的关系模式相处。比如：相配性的关系，即上下的纵关系或者阴与阳似的相补相配方式来相处，被称是"相配性关系"（compliment relation）。譬如父亲很内向，但母亲却比较外向；或者，父亲很外向，而母亲很内向，都是相配的关系。他们夫妻就各自的性格而配成不同的夫妻关系，也左右不同的家庭状况。此外父母的关系，也可以依平行性的模式，以相似对照的关系相处，被称是"平行性关系"（parallel relation）。这种平行性的，假如双方个性都很强，就容易造成矛盾相对的关系，若是双方都很被动，就不容易发挥功能。夫妻二人之间的关系模式不同，就会形成不同的相处关系，树立不同的婚姻生活模式。当然，这种相配与相处的模式，并非是固定不变的，往往随着情况而变化，但总是可以看得出，主要是依据何种模式而发生并维持两个人的关系，而左右家庭的情况。

不仅是父母的个人性格，子女的性格或气质也会共同左右全家的群体行为。就我们所知，生下来的孩子，从小就表露某种气质，是先天性的。包括比较喜欢安静且有规律的生活方式；喜欢活动且多变；生活比较不稳定，对环境比较敏感的气质等。这些小孩生下来就会表现的遗传性气质跟抚养他们的父母的性格相互发生影响，并产生家里的行为方式与气氛。可以说是左右全家群体行为的一项重要因素。不用说，当孩子长大些，特别是到了青春期，随着他们的认知的发达，而开始有比较多的个人想法与意见，也表现在他们对待父母的态度与关系，显然会左右全家的相互行为。

三、成员的特别情况：包括躯体与精神疾患

假如一个家庭的成员里，有特殊的情况，如有身体上的畸形或缺陷，包括盲人、聋哑人，就会面对沟通上的困难与限制，也会影响社会性行为，直接或间接地左右全家人的群体行为。譬如，家里有个全身瘫痪的老祖母，全家人的生活方式与行为，就难免受影响。即：三餐的饮食，都要考虑如何喂养不能走动的老祖母；全家人也无法一起外出，做娱乐活动等。若家里有人患糖尿病、心脏病，全家的饮食就要考虑如何调节，以适合糖尿病或心脏病患者的饮食需要等。若是家里有个成员患精神上的疾患，如癫痫或多动症等，就得考虑如何适应、照顾与处理这样患病的成员，间接地左右全家人的群体生活方式。

四、家庭发展的阶段

所谓家庭发展（family development），指的是一对夫妇从结婚

成家后，到生育、养育子女，然后子女长大离开，变成空巢的各个家庭阶段。这是了解家庭很重要的层次，在第四章里将说明。

从全家群体行为的立场来说，一家人的群体行为会很显著地受父母的年龄、婚后的时间、子女的数目及他们年龄的大小等因素相互影响，而形成全家人所表现的群体行为。譬如，年轻的父母跟年幼的子女所表现的全家行为，与到了中老年而子女也快成长为年轻人的家庭，其所表现的家人间的人际关系，各个成员所扮演的角色与功能，全家所树立的结构与沟通的方式，都会截然不相同。因此，要谈论全家人的群体行为表现，不能不考虑家庭发展的阶段。

五、生活上的客观条件

毫无疑问，一家人所居住的客观环境，会直接或间接地影响全家人的群体行为。譬如，全家人是否能时常住在一起，或者分开居住，都是很显著的影响因素。假如父亲常在外地经营事业，只是偶尔回来，或者母亲也常出差而不在家，都会左右全家人的生活方式。

一家人住在何种环境，是在乡下，还是在都市；是跟邻居常来往的农村社区，还是独户而住的都市高楼公寓；是否跟亲戚常来往，或者很少跟亲戚来往；经济条件比较富裕，或者生活条件比较差，要天天担心三餐与居住的问题等，都是客观的因素，会左右全家人的生活行为。这是大家很熟悉的事情。不用说，一家人所处的社会与文化背景，也是间接而且显著的影响因素。

六、社会的习俗与文化上的影响

这是最后的层次，是关于整个社会或文化系统对家庭群体行为的影响，是无形中的影响因素，但是不能忽略的影响。在第二十五章里，将会仔细讨论。因此，在此只作简单说明。

（一）夫妻的扮演角色 在不同的社会里，跟随其文化系统的价值观念，一对夫妻的关系宜如何扮演，也有不同的期待与要求。最主要的，丈夫与妻子是否保持主与次的关系，或者是比较平等的相互配对的关系。就一般的情况来说，在传统的社会里，比较要求夫唱妇随的关系；而在现代的社会里，就讲究夫妻要尽量平等对待。

（二）亲子的相处关系　同样的，在比较传统而保守的社会里，通常都要求父母跟子女要保持上下级的关系；但是在现代社会，配合民主的精神，就提倡父子要尽量趋向于平等相处的情况。

（三）男女孩性别上的区别　随着社会对男女的看法与态度，对不同性别的孩子有不同的期待与要求。有些社会（特别是男系传递社会）就重男轻女，而有的社会（在女系传递的社会）却是相反，是重女轻男。再加社会对性的保守或开放的习惯，有些社会就讲究男女接触要保持距离，但有些社会就让男女孩比较自由地来往与相处。

（四）私自与公开场合的区别　一个家庭要如何保持家里信息的秘密，是否可以公开，每个家庭有不同的要求。还有，在自己的家庭里，如何沟通，而在公开的场合又得如何表达，随着不同的文化而会有所差异。一般说来，比较保守而讲究面子的社会（如日本），就要从小养成在公开的场合与在家的私人性场合，有里与外的不同沟通与表达方式（Doi，1973）；而在比较现代化的国家（如美国）基本不分场合都保持同样表达与沟通的方式。

根据这些文化上的差异与影响，家人的群体行为会有所不同。譬如，根据跨民族的研究家庭群体行为时，可以发现欧裔美国人（即所谓的白人）的家庭，没有权力集中（于父亲）的趋势，而是（父母间的）平均分配；孩子也有比较充分的资格表达意见；而在家庭里，成员们能比较自由地表达他们各自的感情，让彼此知道自己内心里的感觉。与此相反，日裔美国人（即居住于美国的日本人的后代）权势比较集中（在父亲身上）；孩子不能随便向父母表达意见；而且各个成员并不习惯把自己内心的感觉，特别是不满的感觉，向别人表达（Hsu et al.，1985）。可见，家庭的群体行为是显著地受民族有关的文化因素的影响。

总之，从家庭心理卫生与家庭辅导的立场来讲，担任辅导者的，除了要去注意家庭成员的各个情况、家庭里各个次系统的人际关系以外，还得关心全家人所表现的群体行为。从家人的群体行为表露的情形可以判断家庭的各种功能如何，问题在哪里，如何去辅导。特别是要实行结构性的家庭治疗时，除了个人的层次，两个人间的层次以外，特别要注意全体的群体性层次，就他们的结构、角色、沟通、情感、功能等方向来辅导他们的问题。同时也要注意家人是如何通过分配权力、凝结、联盟、认同与建立界限等，来表现群体行为的性质，以便对其所出现的问题提供辅导和建议。也就是说，辅导的专业人员要练习如何透过"群体"的角度来了解家庭；并提供有关群体的适当辅导。

参考文献

1. Berne E. Games people play: The psychology of human relationships. New York: Grove Press, 1957.
2. Doi T. Omete and wura: Concepts derived from the Japanese towfold structure of consciousness. *Journal of Nervous and Mental Disease*, 1973, 157, 258-261.
3. Hsu J, Tseng WS, Ashton G, McDermott JF, Jr.; and Char W. Family interaction pattern among Japanese-American and Caucasian-American in Hawaii. *American Journal of Psychiatry*, 1985, 142: 577-581.

第三章　家庭成员间的各种人际关系

我们俗话说："妻贤夫祸少，子孝父心宽"，很形象地表达了人际关系的相互作用。也表达了在一个家庭里，假如一个人如何如何，就会让别人如何如何，是相互且相关的人际关系。就此，我们可以说，要了解家庭的机能与本质，另一途径就是就家庭里的各个"次系统"（subsystem）里所包含的成员，即夫妻、亲子、同胞等关系，加以逐个地解剖分析，探讨其各种人际关系。包括彼此间的感情、角色、沟通及关系等。从各个次系统里的人际关系，我们可以追溯出家庭的各部分，进而综合去了解家庭全体的情况。目前，且让我们分别就各个次系统的人际关系去解剖分析。

第一节　夫妻间的人际关系

从家庭心理的观点来说，夫妻关系是家庭关系的主轴（axis）。在家庭的发展过程当中，不但维持最久，至少也要五六十年以上的时间，而且实际上也是分量最重的次系统。假如一对夫妻没有生育孩子，那么，他们二人便是家庭唯一的成员，保持夫妇俩所形成的家庭；但如果他们生育了孩子，夫妻还得扮演父母的角色，执行养育与对待孩子的亲子关系。因此，在此情况里，"夫妻"与"父母"是同样的两个人，却有着不同的职责与功能。我们虽然在此是就夫妻而讨论，但也可以包含到做父母的情况。无论如何，人人都需特别关切夫妻或扮演父母的人际关系，维护家庭主干，以便能使整个家庭健全幸福。

在日常生活中，我们可以听到许多有关夫妻关系的说法。比如："一代没好妻，三代没好子"；"男勤耕，女勤织，足衣又足食";"结发夫妻丑也好,粗布缝衣衣也牢";"夫妻相和合,琴瑟与笙簧"等,说明夫妻关系的性质及所实行的功能如何。而且根据过去传统的看法,也说明夫妻能被安排而结婚,是有特别的缘分而需要去保护的。如:"有缘千里来相会,无缘对面不相识";"一日夫妻,百世姻缘;百世修来同船渡,千世修来共枕眠"。在父母做主安排婚姻的时代,也说:"强摘的瓜不甜,强撮的姻缘不贤";同时也强调:"宁拆十座庙,不破一门婚",要看重夫妻的婚姻关系。这些俗语,都反映过去大家对夫妻关系的看法与期待,也是对婚姻的见解,充分反映我们华人传统性的看法,值得我们去做参考。

(一) **夫妻关系的特性** 由于夫妻所建立的关系,是人生中时间最长久、最亲密的人际关系,经由长久时间的过程,夫妻会逐渐建立一种共同感觉与认识,即认为夫妻两个人为一体,或同一单位,产生"夫妻认同感"(couple identification)。再者,夫妻不但享有共同生活经验与回忆,久而久之,也分享相似的看法与感觉,两个人变得很相似。由于他们能时时相互帮助,互相弥补,好似是一对半体相配组合而形成整体的夫妇。所以,西方的人习惯上称呼配偶为"自己要好的另一半",可以说是有其道理。通常夫妻遇到与其他家人(如子女或公婆等)有矛盾,或遭遇外在困难时,夫妻会共同合作,无形之中形成"夫妻联盟"(couple alliance),以共同的立场与态度,来一起应付其他家人或外界环境的干扰,保护自己夫妻的关系与利益。所以,可以说夫妻关系是很特殊且密切的人际关系。

虽然夫妻要建立起夫妻联盟,树立夫妻认同感,能经营夫妻一体的功能,但同时也得让夫妻彼此各自保有适当的"个人性的认同"(individual identity),维持彼此的"个人界限"(individual boundary),让夫妻彼此有若干的私人天地。比如,能相互尊重彼此的性格、兴趣与志向,同时能让彼此偶尔有自己的时间,做些自己的事情,或参与自己的社会活动。换句话,夫妻能属一体,同时也能发展自己的志趣，是健康夫妻的心理要诀。

（二）不同性质与程度的关系　　通常说来，夫妻的相互关系是徘徊于不同层次与深度的关系。大部分时间夫妻二人维持"私人性关系"（private relation），且常进入"亲昵关系"（intimate relation），但偶尔变成"社交性关系"（social relation）。所谓"私人性关系"，乃指两个人持有"私人"性质的关系，保有特殊的关系、角色与情感，以别于平常的社会与公众性人际关系。"亲昵关系"乃指两个人在情感上很深厚，容许躯体与情感很接近，并有共同幽默、儿戏、欢乐的境界；也包括肉体的性关系。至于"社交性关系"，则指带有客套、礼貌、"相敬如宾"的关系，保持客观、平静、浅淡的感情。由于个人的性格及心理不同，每个人习惯于保持何种人际关系为多，各有所不同。有些人心理上很需要常常处于"亲昵的关系"，而有些人则不喜欢长期过分的亲昵关系，需要与人保持相当的距离。同样的，夫妻两个人喜欢保持何种关系，或者保持何种比例的各种关系，随夫妻而各有所不同。

再者，夫妻之间，保持何种程度的关系，在何种情况维持何种深度的关系，常有变异。不能只靠片段地观察而对全面情况作判断，需随情况而了解。有些夫妻，在自己父母面前，不习惯有亲昵的关系，感到需稍为客套一下；与孩子在一起时，夫妻亲昵到何种程度，每对夫妻都有自己的喜爱与习惯。夫妻本身之间，也得相互学习体会在何种情况与处境，喜欢表现何种情绪关系。譬如，心情不好时，希望配偶跟你亲昵些，安慰你，或让你能私自思考，不打扰为宜，或理智性地给你劝告，提供参考意见，这都是千变万化的选择，是每对夫妻需要自己慢慢去发觉且调节的。

（三）不同角色的扮演与选择　　夫妻两个人相处，常扮演不同的角色（role playing），随机变化的。譬如，在公开社会场合，或亲属朋友面前，可能需由丈夫来代表家庭说话，妻子要谦让些，扮演附属听从的角色；可是当夫妻在家里，谈论家里琐事，如烧饭、安置家具、管教小孩子，则可能让妻子做主，做决策人，而丈夫只陪衬性地参加意见。换句话说，在日常生活里，夫妻两个人可能随情况而彼此扮演夫妇、亲子、兄妹或朋友等各种不同角色关系。如在短暂时间，一方的举止、行为、情绪或思维变成较幼稚，而另一方则以年长的立场来相对，如劝告、训诫或指引，扮演亲子关系。有时，两个人相互逗来逗去，开玩笑、取乐，有点像年幼的兄妹。这都是常见的夫妻行为现象。

由于社会文化环境的不同，每个社会对夫妇的相互关系及应扮演的夫妻角色，有着不同的看法与期待。有些社会要求妻子要完全顺从丈夫，并且要服侍丈夫，而做丈夫的，有大权指使妻子；而有些社会则强调夫妻应平等，两个人要民主相待；有的更不同，认为妻子要较有势力，丈夫得受妻子的使唤。目前，现代社会的夫妻，渐趋向于夫妻的地位与关系要相互平等。可是值得一提的是，夫妻平等，指的是观念上的人格平等，强调夫妻要尊敬彼此的地位；而并非强调夫妻二人要样样都一样，做一样的事，负一样的责任，而放弃了夫妻相助相补的观念。

一般说来，健全成熟的夫妻，比较清楚在何种情况下彼此要扮演怎样的角色，而且能随情况的需要，作适当且伸缩性地调整与变化；以便能更好地适应生活。反之，心理不健全不成熟的夫妻，不是对自己所扮演的角色不清不楚，便是夫妻不能搭档配合，或固执不通容；结果，产生夫妻相处与行为上的问题，无法适应生活。而且健全的夫妻也能了解对方，互相取长补短。譬如，丈夫了解妻子对社交人际关系较有才干，能应用其本能与敏锐的直觉去透视他人的感觉与意思，则善用妻子此特点；反过来，假如丈夫善于归类安排东西，有系统地计划事情，妻子则宜依赖丈夫此长处，如此相互取彼此之好处，择善而从，相互配合，有所利益，不必拘泥于夫妻之间谁做主，谁听谁的。

（四）发展阶段性的演变与适应　最后一点需要说明的是，一对夫妻的关系并不是常年静态不变，而是随年岁以动态的性质按生活阶段发展的。一对夫妻从结婚成家，建立其婚姻关系以后，在不知不觉之中，随其年月的进展，以及生育子女、家庭成员的增添、子女的成长与分离等问题的出现，一对夫妻的关系也在逐渐演变，并经过一种形式与本质上的发展而变化。譬如年轻刚结婚的夫妻，受社会的期待，做妻子的可能扮演比较谦虚与服从的角色，让丈夫能表现权威。可是到了中年，等生育孩子以后，做妻子的就渐渐表现自己的个性，会比较有信心地主张自己的意见，跟丈夫保持几乎相等的角色。而到了中老年以后，妻子可能就更有信心且大胆地表示自己的见解，而做丈夫的就比较随从，减少过去的独霸趋势，有时反而很听从妻子意见。可以说几乎把男女的角色颠倒过来。这种随年岁的进展而转变夫妻的性格与角色，在东方的家庭里是不少见的趋势。总之，夫妻的关系是会动态性地发展的。

第二节　亲子间的人际关系

我们华人社会里，也有不少俗语，是跟亲子关系有关的。譬如："有儿有女是冤家，无儿无女坐莲花"；"有儿贫不久，无子富不长"；"生女勿悲酸，生男勿喜欢"；"地要亲耕，子要亲生"，表现做父母的，对子女的看法。"养子不教如养驴，养女不教如养猪"说明的是做父母的要管教子女的责任。反过来，从子女的角度说来："吃尽天下盐好，走尽天下钱好，叫尽天下娘好"表示父母的重要。关于父母养育子女的目的与功效，俗语说："养儿防老，积稻防饥"，有其目的与作用；但是也说："久病无孝子，久赌神仙输"；或者"嫁出女儿泼出水"，有其限制。在传统的社会里，强调："在家孝父母，何需远烧香"；但也认识子女长大后，会："儿大不由爷，女大不由娘"有阶段性的变化的可能性。这些俗语表示在过去的社会里，对亲子关系的各种看法。

所谓亲子关系乃指家里的父母与子女的关系。由于子女出生以后，要依赖父母来养育，非依靠父母不可，所以其关系即以上下之"纵向关系"开始。此与"横向关系"为始为终的夫妻关系显然有所不同。不过亲子关系并非始终停滞于上下之"纵关系"而不变。事实上，随着子女的发展，当子女长大成人时，逐渐变成"横关系"，而当父母年老衰退时，变成"反的""纵关系"，即反由子女来照顾衰老的父母。

（一）从文化产品看亲子关系　从社会里流传下来的文化产品，如儿童故事，或者民俗故事里，加与研究与剖析，可以看得出，文化上可以表述孩子在其年岁发展过程中，跟父母关系的演变情况（徐静，1972；Tseng & Hsu，1972）。

《二十四孝》是一套有关孝的故事，描述在不同朝代的24个孝子的孝行。这些孝顺孩子，几乎清一色是男性（24例中占23例），而且被孝顺的是以母亲为大多数，（即：单提母亲的为13例，包括父母两者的有6例，总共19例；而只有4例是单提父亲）。至于孝顺的行为，有各色各样，包括成人后的孩子以哺养的方式来孝顺父母，也有为父母找寻活命的（如：卧冰求鲤）；牺牲自己为父母的（如：恣蚊饱血、卖身葬父）；照顾年老父母（如：涤亲溺器）。这些被标榜的孝行，从现代的生理与心理卫生的观点看来，有一些是需要斟酌与推敲的；特别是让自己的身体被蚊子咬（恣蚊饱血），是不太卫生的行为。但是，我们可以从中领会到我们的先人是如何地提倡孝行的。

至于许多民俗故事，如：白蛇传、牛郎织女、薛仁贵，都是表述一个人成人后，对异性对象发生了男女关系，甚至结婚以后，仍会遭遇代表权威的法师、天皇玉帝或自己的父母等的阻挠，而得去处理这些遭遇，继续处理亲子关系的矛盾。换句话说，父母对子女的影响（包括管制与阻挠）会一直继续，甚至等到子女长大成人后，父母还可以继续地干扰成人子女的生活。总的说来，这些民俗故事所处理的内容，充分地表现过去在重视权威的社会与文化里，对亲子间关系所持的看法；也反映亲子间可能面对的种种问题。可作为我们辅导专业上的参考。

（二）父母对子女不同性质的职责与关系　父母对幼小子女的关系包含有几种成分；即包括抚养、管教及培育。"抚养"指的是把生理及心理上未成熟的幼小子女抚养长大，使婴孩能生存下来，并且顺利发展。"管教"指的是协助孩童子女学习应学习的事，包括什么是对与不对、该做与不该做的事，以及生活上应学习的生活知识及习惯，使子女能成长为健全的个人。"培育"乃指帮助青少年子女获得机会，能获得应有的社会活动经验，使其能培养适应社会的能力与信心。总之，父母的抚养、管教及培育，乃包含生理、心理及社会各种层次。

（三）随发展而应调节的亲子关系　通常说来，随着子女年龄的增长，亲子关系也跟着变化，称之"亲子关系的发展"（parent-child relationship development）。从心理学的立场，简要说来，婴儿幼小时，很需依赖父母的"抚养"，不但要父母喂养、照顾、保护，在心理上也很依靠父母。婴儿由父母得到安全感及信赖感，而父母由婴儿获得身为父母的幸福与满足感。到了幼儿时，父母除了继续抚养之外，还要开始给予适当地"管教"，让幼儿能学习生活上所需的基本知识及为人的是非准绳，即什么是应该不应该做的事，让幼儿能逐渐获得管理与控制自己欲望及行动的能力。幼儿渐而获得自主自律的习惯；而相对的，父母看到幼儿开始能自主自律地生存而会感到满意，并且因不再需用全力去抚养子女，而有些轻松感觉。

到了儿童阶段，父母要鼓励儿童能与外界社会接触，从生活经验里能学习自动自发的行为，要鼓励儿童能向父母表达他们的意见，参与家庭的讨论，能以家庭一分子的身份而发挥功能。父母看到儿童的成长与自动自发，会感到骄傲与满足，并从旁协助儿童继续成长与发育。此时父母的职责与功能不再是管教而是"培育"。特别是到了青少年阶段，父母要开始让已进入青春期的子女与他们的同辈年轻人多接触，逐渐与父母的依赖关系疏淡，代而能逐渐与父母以横的关系而相处。父母看到子女的成长独立，要能放心让年轻人疏离自立，免得妨碍其成长。

到了成人阶段的子女，除了谋求自己的社会与婚姻生活之成就以外，应与自己父母建立起相互照顾关心的关系。此阶段的父母，已不用再培养已进入成人期的子女，但应维持与子女良好的情感关系，并以"横"的关系与子女来往。子女可善用父母的长年生活经验，而父母可借用年轻一代的新意识及想法，相互适应富于变化的现代生活。等到父母年岁渐老时，一方面学习继续自己生活，一方面适当地接受子女的关心及必要的照顾，反其亲子长幼的关系。总之，亲子关系是随着年岁的增长与发展，而动态性地发展与变化的。

（四）父母对子女的心理期待　父母用心且费感情养育子女，不但对子女会产生浓厚的感情，同时也会产生一些期待。这种期待随各个父母而有所不同，但也因社会文化及时代的不同而大有所差异。在某些社会，大家认为养育子女乃是尽天地亲子相传的道理，父母有义务把出生的子女养育长大；但是，一旦子女长大，则该早早分离，自行独立生活，彼此可不相干，父母对子女毫无期待。而在某些社会，则会认为养子防老，父母费心养大孩子，乃期待子女长大后应养育年老的父母。许多以农业为主的社会，其亲子关系常属于后者，即期待养子防老。可是，许多工业化且都市化的社会，已趋向于前者，即养子不一定用来防老。年老的父母需学习且准备自行生活，至少心理上不要依赖下一代来防老。可以说是现代社会的一种倾向。

（五）文化系统对亲子关系的不同看法　父母与子女的本质关系，常因社会文化背景的不同，而会有显著的不同。有些社会要求子女绝对顺从父母，不能轻易地表示后辈的意见，保持严格且单方向的纵关系。有些社会则鼓励子女与父母民主相处，让子女在父母面前能随便表达自己的意见。过去，传统、保守的社会较强调子女要"孝顺"父母，以父母为重，但现代、民主的社会，则倾向于亲子"相互尊敬且相处"的态度，显然有所变化。父母跟子女在年龄上至少有20年的差距，而在社会与文化急速变化中的社会里，受现代化与西化的影响，20年间的变化可能相当地可观，而有许多是价值观念上的变迁，特别是关系到如何保持亲子间的关系。这种随时代变迁而产生的亲子关系变化，常构成许多家庭的心理适应问题。

（六）社会变迁与世代差距 通常说来，长辈与后辈之间常会有一些不同的看法。年老者较保守，习以不变来应万变，而年轻者较急进，好以新异尝试；因此，随着年龄的不同，老少在心理态度上有所不同。再加上时间的因素，即上一代与下一代往往相差有20年以上的时间，而从时间的观点说来，两代所接触的社会及生活经历往往不一样，从而得到不同的经验，并产生不同的看法及价值观念。因而往往产生亲子之间对事情的看法之差距，被称之为"世代差距"或"世代隔阂"（generational gap），简称为"代沟"。这是古今、中外、东西社会里常见到的心理现象。这种世代差距在社会快速发生变化时，其差距也跟着变得更大，结果亲子之间可能产生格格不相容的看法与态度，而彼此难于相互适应，是亲子关系问题之一。

（七）不同性质的亲子关系问题 亲子关系所产生的问题，有几种情况。最常见的是亲子在发展阶段上的适应困难。也就是说，有些父母与子女在某阶段可以相处适应，但到了另一阶段则无法相处，而出现困难。譬如，有些父母能好好照顾且抚养日夜安睡的幼小婴儿，但对难于管教到处乱跑的幼儿，却不知所措。或者能够应付依赖的孩童，但无法让青春期的子女脱离父母而生活，仍紧紧扣紧长大的子女，在情感上放不开，不能按子女的心理发展而调节适应亲子关系。

有不少父母常对"亲子三角关系"（parent-child triangular relations）难以适应，而发生严重的亲子情感纠纷。所谓亲子三角关系情结指的是孩子到了四五岁，进入所谓的性蕾期（phallic stage）以后，跟自己的父母除了通常的感情之外，还会特别产生另外一种特殊的情感,即对自己异性的父母发生比较浓厚、喜爱的特殊情感;而对同性的父母发生排斥性的负性情感。换句话说,男孩喜欢跟母亲要好,而怕自己的父亲;女孩喜欢跟父亲撒娇而讨厌母亲。这种潜意识里形成的情感,会造成父母与子女三角性的情结。通常是随着年龄的长大而解除此情结。即到了六七岁以后的同性期(homosexual stage)(也称潜伏期,latent stage),孩子会转变成跟同性父母要好接近,并且认同,把早期的(性蕾期)的情结解决。即儿子向父亲亲近、学习、模仿;而女儿跟母亲要好、学习、认同,以便进入日后的另一阶段,即异性期(heterosexual stage)(也称生殖期,reproduction stage)。这种心性发展的阶段是每个孩子都要经历而且解决的情结。可是有些孩子失掉好好解决此情结的机会与经验,到日后还继续闹亲子三角关系情结上的问题,构成心理上的特殊心理困难。

(八)父母对子女"神经质性"地期待　有时亲子关系问题的发生,乃来自于父母对子女有特殊或过分的期待,因子女无法满足其期待而产生。有些父母在自己的一辈子里,自己无法满足的事,有时转移而求之于子女身上。例如,父亲一直很遗憾自己这一辈子没出息,当个什么长的,被人尊敬,乃不管自己的孩子素质及条件如何,一直追紧要求孩子高升成龙。母亲内心一直遗憾自己没好好受教育,没嫁给有钱的丈夫,嫌弃自己丈夫太穷,这一辈子太受苦了,以至整天向自己女儿洗脑,希望女儿要找个很富有的男人,不管年岁大不大,也嫁个富翁。结果只要看到女儿与普通年轻人来往,就觉得不好,大为反对,产生母女的不悦与冲突。这可以说是亲子间的一些问题。虽然"望子成龙,望女成凤"是父母的常情,可是有时过分地期待,则是父母本身的神经质性(neurotic,即:非功能性、病态性)的心理问题造成的,需要去检讨与处理。

第三节 兄弟姐妹间的人际关系

在我们的社会里，对兄弟姐妹间的人际关系也有不少俗语来描述。如"苦瓜虽苦共一藤，兄弟虽呆共一心"，"小时是兄弟，长大各乡里"。

兄弟姐妹的同胞关系有其特殊性，与其他家庭关系有所不同，值得特别去分析探讨。兄弟姐妹与父母相对而存在着。他们以子女的角色及同胞的身份而生活。兄弟姐妹之间可以交换彼此的经验与意见，相互协助，应付家庭、学校及朋友各方面的问题。必要时，兄弟姐妹便以子女的关系结盟，来应付对待父母。比如一个孩子被父母责骂得很厉害，无法应付，哥哥或弟弟看了情形乃代向父母说情或申冤，甚至打抱不平；姐姐有什么私人事，怕被父母发现，做妹妹的察觉到了，不但保守秘密，不让父母发觉，还暗地里帮助解决。不用说，假如有外人欺负妹妹，做大哥的，一定挺身而出，保护自己的小妹，这些都是日常生活里可以观察到的。

（一）同胞关系的特性 照一般情况说来，兄弟姐妹的同胞关系，乃是"斜的关系"，即略有上下老幼的关系，但大致是平辈的关系，故可称之是斜的关系。随着同胞间的年龄差距，其斜的成分也就不同。通常说来，相差只一二岁的兄弟姐妹，比较保持同辈的横关系，但是相差五六岁以上，其上下的味道就较浓，其关系也就较斜了。

虽然兄弟姐妹之间，通常都是亲近和好，相互帮助，有其特别的感情。但反过来，我们也常常发觉到兄弟姐妹之间，也常相互嫉妒、争吵、欺负，并不能平和谐调相处。特别是为了与父母的关系，常计较哪个同胞被父母多宠了，被优待了，争吵不息。严重时，兄弟或姐妹之间可以大吵大闹，甚至动武争斗，这种现象在日常生活中（Hsu & Tseng, 1974）。可见同胞关系并非全是相爱和谐的。

换句话说，兄弟姐妹之间，因自小一起长大，共同生活，又同是父母的血肉，自然有其特别亲近的感情，同时，也因此常有感情上的冲突，时而和，时而闹，常徘徊于两极端之间。看来彼此吵得要命，都不讲话，但一碰到其中之一受外人的欺负，又马上可以联合起来，共同对抗，表现同胞骨肉的特殊感情与关系。

可是这种同胞关系，到了彼此结婚成家以后，将会显著地转移，即每个人需照顾自己的配偶与家庭，与同胞的关系将逐渐冲淡，另作调整。有些人在此方面不容易做到，陷入于对自己的妻子与对自己姐妹的感情分歧上，难以作适当调整，发生感情与心理上的矛盾关系与困难。此乃同胞关系的发展过程上的问题。

（二）影响同胞关系的各种因素　从过去的研究及生活经验中，我们了解到兄弟姐妹的同胞关系会多少受三种因素的影响。即同胞的数目、同胞的组成及同胞的年龄差距。一个家庭里生育几个孩子，会影响孩子的性格及同胞关系。譬如说，独生子与非独生子比较起来，其儿童发展经验就会显然有所不同。独生子就缺少与同胞一起长大的生活经验。假如一家有七八个，甚至十几个孩子，其兄弟姐妹的关系就比较复杂，与一家有两三个同胞者有所不同。

在现代的社会里，随着客观的条件与文化上观念的变迁，一般倾向是结婚后的夫妻不太喜欢生很多的孩子，顶多是一个或两个。在中国实行计划生育后，家家几乎都是独生子。因此，许多专家跟普通人都曾经担心独生子的心理发展将会如何，父母对独生子的养育态度与关系将会如何；在重男轻女的观念下，父母对独生女儿的看法与对待情形将会如何等，都是一连串的问题。针对这些问题，学者们曾经进行有系统地追踪调查（Tseng et al. 1988；陶等，1996）。结果发现，虽然在早期的阶段，即在孩童时，独生的男孩与女孩跟非独生的孩子，有点气质上的差异。可是如果追踪到青少年，甚至年轻的成人时，却可发现对男孩说来独生与否，其差别逐渐消失。只有独生女孩，跟非独生的比较起来，统计上一直有倾向于比较内向与敏感的情形（曾等，2000；Wang et al.，2006）。换句话说，随着进入幼儿园、学校跟同学们一起相处，经历社会化的经验后，把独生的情况与因素冲淡了，或者可以说补偿了，而消除了孩童时期的独生与非独生的差异。可见，经过幼儿园或学校而跟别的朋友或同学们一起相处经历社会化（socialization）的生活体验是很重要的。

除了孩子的数目以外，男女的性别也是很重要的影响因素。即一家全是男孩，或女孩，或男女参半，也会因同胞的性别的不同而带来不同的同胞间的关系。一般说来，全是男孩，兄弟之间较容易你追我打，不容易平静。假如全是娘子军，不用说，只会小争吵，关系看来较平静些。假如好几个姐姐，最后再来个小弟弟，那小弟弟还得经一番努力去争取男孩的性别自信心及认同感，免得变成娘娘腔的小弟。可见由哪些兄弟姐妹组成同胞，的确对个人的心理发展有所影响。

至于同胞之间的年龄差距也是个影响因素。通常说来，同胞之间，相差两三岁，必竟会体验共同亲近生活的经验，其同胞关系也跟着较浓厚。假如相差六七岁以上，则含着长者与幼者的成分较多，较少有同辈同胞的情分。

最后要提的是，同胞的特别关系对日后婚姻生活的可能影响。假如一个男人是在哥哥与妹妹的同胞关系环境下成长，因长期已习惯于以哥哥身份与妹妹相处，结婚后，也较容易与妻子相处。因丈夫与妻子之间系与哥哥及妹妹之关系相似的原因。同样，假如一个女人是以妹妹身份长大，婚后也容易扮演妻子的角色。所以，以哥哥身份长大的男人，与以妹妹身份长大的妻子，结婚以后，从婚姻初期就比较容易顺利开始，不需大幅适应。反过来说，假如一个男人向来做弟弟，习惯于听从姐姐吩咐，而跟向来身为姐姐，习于指使弟弟的女人结婚，此对夫妻假如想建立夫唱妇随的夫妻关系的话，起码在婚姻初期要费相当功夫去彼此适应。当然，此乃指一般倾向而已，各有各的情况。但说明早期的同胞关系可能与日后的婚姻关系有所影响。

第四节 公婆媳妇间的人际关系

（一）**公婆与媳妇的关系** 当一个人经由婚姻而与配偶的父母就会产生婚亲关系，即变成媳妇或女婿。这种婚亲关系各有各的特别情况。通常最被关心的，莫过是公婆与媳妇的关系了。特别是在过去，结婚以后年轻人与父母住在一起的话，媳妇与公婆的关系可以说是很重要的家庭关系，大大地影响婚姻的成功与否。由于这种关系是因婚姻关系而形成的"亲子关系"，与自小慢慢长大而形成的亲子关系大有所不同。况且家家有其特别的家风，对于公婆与媳妇之间期望有何种关系，各有其不同的想法及期望，需得经一段时间去摸索发掘，随之相互慢慢调节适应。

媳妇与公婆之间常容易发生矛盾，其主要心理原因乃是其复杂的三角关系问题，即丈夫、妻子与婆婆之间的微妙三角关系问题。因母亲与儿子之间有长年的特殊母子感情，而现在儿子忽然有了另一个很有情感的女人，即其妻子。所以，母亲、儿子与媳妇之间的一来一往，均得小心且适当地平衡。否则，常因顾此失彼而产生各种的情感问题。

假如丈夫是独生子，或是自小身体虚弱，常受母亲细心照顾，或者，母亲很早失去丈夫，生活及心理上一直很依赖儿子，母子关系很亲近，结婚后，即使理智上觉悟儿子已经结婚，有了妻子，但在感情上母亲很难让儿子与媳妇要好，失去自己的重要儿子。而儿子虽然很喜欢自己的妻子，但内心里又舍不得母亲，也看不得母亲因丢掉自己而难受的样子，时时想去照顾关心自己的母亲。对于这种情况，若是很有理解心的妻子，或是很温顺的媳妇，还可以接受此情况一段时期，但是长期总是如此，做妻子的迟早会接受不了的。或者说此妻子若是心理上缺乏信赖感，或者占有欲很强，看不惯自己的丈夫心理上还被母亲缠连占有，不是大闹脾气便是大吵一阵子的。特别是妻子怀了孕，或者孩子生病，自己心情不稳定的时候，更是容易发生情感上的爆发，难于收拾。

就算是现代的年轻人，婚后与父母不住在一起，与父母的关系可以保持一定距离且清淡些，但情感上的关系仍不会从脑子里消失，时时在作用，还得仔细地注意。尽管是短暂地去拜访父母，或者父母短时地来一起小住过节，也会因其短暂相处而带来没预料到的情感问题，需小心处理和相处。

（二）姑嫂关系　与婆媳关系很相似的是妻子与丈夫的姐妹，即姑嫂关系。虽然姑嫂关系不会像比婆媳关系那么严重，但也是常常可能发生情感摩擦的关系。俗话说："大姑大似婆，小姑赛阎罗"，就是在描述这种姑嫂间的矛盾关系与问题。这种姑嫂间的摩擦也是常渊源于三角关系的冲突。即把丈夫夹在内的竞争与相比，如让妻子感到："你怕姐姐，听姐姐的话，就不管我的想法"等。而这种关系也是与过去丈夫与其姐妹的关系有关。假如丈夫自小受姐姐照顾，就算是丈夫结婚成家，在心理上仍容易受姐姐的影响，而妻子会有所反应。

有趣的是，关于公公与媳妇的关系，或者丈夫的兄弟与妻子的关系，甚至于女婿与岳父母，或者丈夫与妻子的兄弟姐妹关系，很少被研究，我们知道较少。可能与日常家庭生活及关系影响较少，还待日后的研究了解。

总而言之，一个家庭里含有各种"次系统"上的人际关系。由夫妻、亲子、同胞这些各种次关系纵横交叉而形成一个家庭这个大系统。这些各个次系统相互影响，构成整个的家庭的结构与反应，产生所谓全家的群体行为。

从家庭辅导的立场来说，辅导者要时时注意全家的群体行为，但也得时时关心家里各个人际系统的来往，也要分析各个成员的心理状态。要能从这三个层次里去透视家庭的情况。有时家庭的问题是集中在某特别两个人的人际关系上，就得针对该特别人际关系而去着手辅导。可是从家庭治疗的临床经验来看，一家里的事，很少只是属于两个人的人际关系问题，而常有第三人或第四者的牵涉；而且从"系统"的学理与眼光看来，常是全家人都多少有关系。只是为了方便起见，可以划分为某次系统的单位来剖析、了解或处理而已。这是家族治疗的基本态度与观念。

参考文献

1. 徐静．从儿童故事看中国人的亲子关系．李亦园、杨国枢（编）：中国人的性格：科际综合性的讨论．台北：中央研究院民族学研究所，1972.
2. 陶国泰，邱景华，李宝林，曾文星，徐静，McLaughlin D G. 独生与非独生儿童的行为发展研究：六年追踪报告．中国心理卫生杂志，1996，10（1），1-5.
3. 曾文星，陶国泰，徐静，邱景华，李宝林，Goebert D. 独生与非独生儿童心理发展的纵向分析：南京的十年追踪研究．中国心理卫生杂志，2000，13（4）：210-212.
4. 曾文星，徐静，吕秋云．心理治疗：婚姻与辅导．北京：北京大学医学出版社，2011.
5. Hsu J, Tseng WS. Family relations in classic Chinese opera. *International Journal of Social Psychiatry*，1974，20（3/4）：159-172.
6. Tseng WS, Hsu J. The Chinese attitude toward parental authority as expressed in Chinese children's stories. *Archives of General Psychiatry*，1972，26：28-34.
7. Tseng WS, Tao K, Hsu J, Chiu J, Yu L, Kameoka V. Family planning and child mental health in China：Nanjing Survey. *American Journal of psychiatry*，1988，5（11）：1396-1403.
8. Wang MJ, Chen YX, Fu JL, Wang CA, Tao KT, Qiu JH,

Tseng WS, Personality development: A 18-years follow-up study of the single, non-single children in Nanjing, China. *Proceeding of First World Congress of Cultural Psychiatry*. Beijing, China (2006).

第四章　家庭的发展过程与变异

　　我们都知道，一个人从出生到去世，随着其年龄的增加，要按序经历各种心身的发展阶段。即从婴孩、孩童、青少年、成人、中老年而终于进入老年，经历不同的心理与行为经验，称是"个人发展"（personal development）。同样，一对夫妻从结交朋友（经历婚前的交往阶段）而决定结婚，经历结婚初期以后，也要继续经过不同的各期阶段，即年轻夫妻生育子女的婚姻早期；壮年夫妻养育与管教子女的婚姻中期；子女长大成人而结婚并离家他走，变成是中老年夫妻守空巢的婚姻后期；直到夫妻双双进入老年而先后去世所面对丧偶的婚姻末期，都要经历不同的"婚姻发展"（marital development）。婚姻发展，主要是根据夫妻与子女的关系而划分其发展的阶段，而在各个阶段把着眼点放在夫妻两个人如何相互适应而生活，并完成养育子女的功能。至于家庭也从头到尾，将按序经历不同的生活与行为阶段，经历家庭的成长、繁荣、衰退；称之为"家庭发展"（family development），是了解家庭本质的一个途径与方向。

　　家庭的发展阶段，主要以生育与养育子女的因素与功能而去划分发展的阶段。这种分法是人为的，并不一定能适用于各种家庭系统，只适合于实行新居制度的小家庭，而且有子女为家庭成员者。如果夫妻没有生育子女，或者经历离婚或再婚，其发展程序就发生了变化。但是，无论如何，家庭都将会按顺序的阶段去发展，而经历不同的过程去发挥其功能的观念，这对了解家庭是很有帮助的。

第一节 家庭的发展与各个阶段

一、结婚成家的阶段

(一) 阶段上需要面对的主要课题 一对年轻的男女,经过认识交往、订婚、举行结婚,成为夫妻以后,便开始他们自己的新家庭。就算是婚后的年轻人仍继续与其父母居住,但在心理与行为上也可以认为他们已经开始建立了以他们为主的单位家庭;假如新夫妻各个从他们的原本家庭迁移出去,居住在他们的新家(采用新居制度),开始经营他们自己的新的家户,那更是显然的事了。这是家庭发展的头一个阶段,是每对夫妇都要经历的家庭形成初期。

此阶段的主要心理课题,乃是新夫妻要开始建立亲密的情感关系;并经过尝试、经验而逐渐树立夫妻间相互扮演的角色,学习如何一起彼此相处,共同生活,经营新家庭的实际生活。一对夫妻开始新家庭生活以后,开始夫妻间的性关系,行房事,是他们经营并适应他们两个人的性生活的阶段。假如性生活顺利并圆满,可增加他们亲密性的婚姻关系。

这个阶段的另一个重要心理课题乃是与自己原来的亲生父母,或原本家庭,逐渐脱离疏远,保持适当距离的亲近,以便能相对地建立起自己新家庭夫妻间的亲近与结合。假如新婚的夫妻决定还是跟他们自己的父母(或岳父母)共同居住,那么一对夫妻还得学习如何跟自己的上辈一起生活而相互适应的课题。

(二) 常见的家庭行为与功能 一对新结婚的夫妻,要经营他们的新家,需要适应很多事。如起居、饮食、睡眠、工作等,而心理上还包括如何协调彼此的兴趣、嗜好或生活节奏等,以便两个人能更好地生活在一起。

最重要的是,新夫妻还得适应他们彼此的关系。每个社会有不同形式的夫妻关系与角色方面的要求,如夫主妻随,夫妻平等,或妻主夫随等。再加上每对夫妻也有他们自己的喜好与习惯,他们需自己去调整与尝试、建立他们自己的夫妻角色关系。

在此阶段,夫妻经过长期的日夜相处,促进亲密的性关系,逐渐培养夫妻两个人的浓厚情感,树立自己的生活范围。夫妻之间要能学习如何沟通交流,了解彼此的需要,并且逐渐建立他们的夫妻认同,及对自己家的认同。换句话说,要能产生"我们两个"或"我们家庭"的认识感,逐渐减少只是"我"的单人观念,而要考虑"你与我"的双人整体观念;必要时,夫妻能联盟起来,去应对外人,包括自己的父母、同胞或其他亲友。如此,才算是建立了以自己夫妻为主的"核心家庭",经营自己的新家庭。

(三)可发生的心理困难 在此阶段常见到的心理适应困难,乃在于夫妻角色的混乱不清楚;即,经过相当时期的尝试,而仍难于建立起能被彼此同意接受的丈夫与妻子之间的关系与角色。譬如,牵涉到实际的生活,由谁来管理家庭的经济,如何做预算,来保持家庭的计划与平衡;关系到家具的采购,选用何种彩色系统与形式,两个人如何商讨决定,是否由妻子多行使决定权,或是由丈夫独自选择;关于社交性的活动,是否去参加,要送什么礼物,夫妇二人如何去决定;在亲戚朋友面前夫妻如何说话,是否对外采取一致的行为等,都是要一一去尝试、调整、而形成某种适应的模式。可是有些夫妻对这样的心理适应却不容易做到,从开始的阶段就闹不愉快。

此阶段的另一心理问题,乃是如何逐渐且适当地与自己原来父母的家庭分离,保持合适的心理距离,以便能建立且维持自己新家庭的界限与其整体性。有时,夫妻其中之一,与自己原来家庭的父母或兄弟姐妹过于亲近依赖,婚后仍保持过分地来往,无法逐渐分离独立。自己一遇到有什么事,不会靠夫妻自己解决,而仍要时时去找自己的父母帮忙。有些年轻妻子,遇到问题,就马上往娘家跑,影响丈夫的心理。有些丈夫总是惦记自己的父母,唯恐对他们不够孝顺,而很少保护自己妻子的利益,让妻子感到被忽略,没有自己的存在。

假如婚后仍跟父母住在一起,过所谓的"主干家庭"生活,如何保持适当的亲子关系,而同时建立夫妻的亲密关系,常是微妙的婚姻心理课题之一。这种适应不但是新婚的夫妻间的适应问题,也是做父母的要去适应的课题。即如何帮助新婚的儿子与媳妇建立他们自己的生活天地,有表露并经营私自的情感的场所与机会,并能逐渐跟父母保持比较疏远的亲子关系是父母的职责之一。也就是说要两代相互去协作和处理的适应课题。可是这种适应并不简单,要牵涉到两代的相互调节与变化,处理得不好,容易招来困难。

二、生育子女的家庭阶段

（一）**阶段上需要面对的主要课题** 婚后,假如妻子怀孕生孩子,家庭的关系便进入生育子女的新阶段。由于家庭新增了小成员,夫妻需得学习容纳新生的婴儿,养育婴儿,如何共同做新父母,扮演父母的角色；即,从夫妻二人的生活关系,转变且进展到两个人以上的家庭关系。而且不仅要继续经营、建立、并巩固他们彼此的夫妻关系,还得去迎接做父母的角色与职责,增加新的另一层次心理课题。

经历生育子女阶段的家庭,夫妻间如何经营他们的性生活也是一个实际的课题。而且大部分的年轻夫妇除了生育子女之外,夫妻都正面临如何认真工作,维持职业,保证家庭经济收入的阶段。如何巩固职业的顺利与发展,同时关照夫妻的婚姻生活,维持夫妻的感情,并好好照顾出生的婴孩,是此家庭发展阶段需面对的生活课题。

（二）**常见的家庭行为与功能** 生下来的孩子,随着其心身的快速发展,每个月都有很显著地变化。无论如何,总是需要父母的细心照顾,包括婴儿的喂养,适当地换尿布,照顾其安全等。

这是出生到一岁前的婴儿在口欲期（oral stage）的心理特点与需要。这个阶段需要很费精神去照顾。因此，夫妻要能相互合作、分工负责如何轮流照顾婴儿。特别是夫妻都在外工作，更需要如此分担责任，不能把所有养育婴儿的工作都推给妻子。夫妻要懂得如何工作，发展其事业，但同时也要照顾婴儿，况且要有点时间能过夫妻二人的私人性生活。这是现代的家庭观念、要求与要领。

假如为了养育幼小的婴儿而年轻夫妻请自己的父母或岳父母来帮忙时，如何跟上代的父母一起照顾下一代的子女，变成是很微妙的工作，彼此要能体贴、谅解，并且遵守共同的方法去照顾婴儿，是要很小心去适应的家庭生活。

（三）可能遭遇的心理困难 对很多夫妻来说，家里出现了爱情的结晶，是新家庭很兴奋的事，更增加夫妻彼此相爱的情感。但事实上，生育子女，有时会给新家庭带来无法预料的问题。因有些夫妻在实际生活上，或心理上，还没准备好做父母，难于负担起做父亲或母亲养育婴儿的责任。

有时，婴儿的出现，改变了夫妻的生活关系与情感的重心。如妻子过分专心于婴儿身上，忽略了丈夫；或者，先生对怀孕的妻子缺少了关心，使妻子觉得被先生冷落了，是有时可以碰到的情况。由于怀孕与产后期间妻子的生理会发生许多变化，不但影响身体的情况，也影响情绪的状态。有时生下婴儿后会发生"产后忧郁症"的状态，特别要小心。

假如只有丈夫在外工作，妻子留在家作家庭主妇，那么家里多了个婴孩没什么问题，可由妻子来照顾养育。可是现代社会，常夫妻双双在外工作。一旦有了婴孩，如何照顾养育常是很伤脑筋的事。妻子在产假期间可以照顾婴儿，但产假一过，就得想办法。有些妻子干脆就继续留在家照看婴儿；有的得依靠婆婆或外婆代为照顾；还有的要请外人来照顾，甚至把婴孩送到托儿所等机构养育。如何既工作又兼顾婴孩，是现代小家庭的共同挑战。

三、养育子女的家庭阶段

(一) 阶段上的主要课题 从孩子出生以后,夫妻便以父母的立场,相互养育子女,进入养育子女的阶段。换句话说,要开始夫妻关系与亲子关系的双向适应,扩张家庭的功能。养育子女的要诀,乃在于懂得随着子女年岁之长大,配合着子女的生理发育及心理发展,而适当地去养育与管教。夫妻如何协调他们彼此的养育及管教方法,是这阶段夫妻必须面对的新课题之一。有些夫妇对孩子的养育事先毫无知识,当然也没有经验,要相互去摸索而获得知识与经验。

虽然有了自己的孩子,是令人高兴的事情,但养育幼小的孩子并不那么简单。除了自己具备的知识与经验以外,还会受自己的性格及心理因素的影响。有些人素来就喜欢孩子,很享受跟婴儿的接触;而有的对小孩的心理不懂,难于跟年岁幼小的子女相处。

随着孩子年龄的增长,不但要抚养,还得开始管教小孩的行为。一般说来,除了夫妻本身的个性及脾气之外,夫妻自己小时候被养育的经验,会直接或间接地影响其养育管教子女的方式。譬如,自己小时候曾被严格管教,所以对自己的小孩也可能严格管教。或者,因不喜欢被严格管教过,便以很放松的方式养育自己的小孩。假如夫妻的性格或脾气很不相似,况且小时候被自己父母养育的方式很不相同的话,夫妻养育管教他们自己子女的方式,也很可能截然不同。一般说来,夫妻的教育及文化背景不同时,更增加他们养育子女方式的差异,更需花费心力去相互适应。

(二) 常见的家庭行为与功能 当孩子长到一两岁,进入所谓的肛门期 (anal stage),喜欢到处跑、到处碰,而其行动却尚未灵活,容易发生意外事故。同时幼儿的自我逐渐成长,喜欢表达自己的喜爱,也容易向大人表现否定或反对的情况,称是第一反抗期 (first rebellious stage)。如何去养育这个阶段的幼儿是个要领。假如性格上过分谨慎而希望做事情有规律有秩序的父母,就容易紧张而无法适应;反过来,过分随便的父母,无法仔细照顾与管教,容易让幼儿发生事故。

夫妻养育子女,常无形中受到夫妻之间感情的影响。当孩子长大到三四岁,进入所谓的性蕾期(phallic stage)时,会面对亲子间需要去处理的特殊情感上的课题。此乃指亲子三角关系有关的潜意识心理。就我们所知,所谓"亲子三角关系情结"(parent-child triangular complex),乃指父亲、母亲与一个孩子三者之间可能产生的特殊情感与联盟关系;即由于父母,除了都喜爱自己所有孩子之外,有时另有一种潜在心理,对异性的子女有时比较喜爱偏袒,并且无意之中形成(跨代与跨性别的)"联盟"(cross-generation and gender alliance),如母亲疼爱儿子,父亲偏爱女孩。这时,假如另一父母产生反应,或者子女特别玩弄此异性父母之间的关系,则难免发生三者之间偏爱、嫉妒、闹情绪这类问题。这种亲子间的心理与情感关系,是日常家庭生活里常见的心理行为,也是夫妻在其养育子女的过程中,需学习如何处理的微妙亲子间心理关系。

一对夫妻,假如连续生了几个孩子的话,不用说,随着每个孩子的出生与长大,他们得经历几次不同的养育经验,也增多了许多生活经验。一般说来,作为父母,对头生的小孩较过分谨慎养育,对头一个孩子的期待也特别多。对中间的子女,则较松懈下来,而对老么则多宠爱。此乃许多父母常表现的情况。

随着子女数目的增多,此阶段的家庭里会出现兄弟姐妹的同胞关系。此家庭的次系统有其特殊的本质。同胞之间往往产生一种亲近感情,也形成一种"同胞联盟"(sibling alliance),常站在同一条战线上联合应对父母及外人。譬如,有一个同胞被人欺负了,另一个就挺身打抱不平。可是兄弟姐妹彼此之间也很容易产生嫉妒、计较的感情,常常彼此又喜爱,又计较,形成特殊的兄弟姐妹间的感情。

现代家庭都主张计划生育,并倾向于少生子女。由于子女数目的减少，无形中也改变了亲子关系，特别是加强了亲子之间的关系，也增加了父母宠爱子女的可能性。夫妻如何相互帮忙，适当地养育并管教独生的孩子，也是特别需要注意的重要事情。

随着子女年龄的增长，子女对父母的关系已不单是被动性的被养育，而逐渐增加主动的趋势，跟父母一起参与谈论，提供意见，影响全家的气氛、行为与关系。此阶段的家庭，宜以家庭群体的眼光来了解其全家群体的相互反应及其行为。不用说，此阶段的家人，会产生浓厚的家庭认识感，感到"我们家"或"咱们一家"，并且会共同团结去应对外来的问题。

（三）可能遭遇的心理困难 随着孩子年龄的增加，如何配合其心理发展而去管教孩子，是最重要的课题，而有些父母对这样的情况无法适当地处理与适应，容易发生亲子间的矛盾与困难，而间接地发生夫妻间的感情问题。

进入养育子女阶段的家庭，其夫妻多半已开始进入壮年的阶段，在工作、生活与心理各方面都有新的发展。如何兼顾在外的职业工作与在内的家庭生活，是这个阶段必须好好处理、适应的生活课题。特别是夫妻都在外工作的话，夫妻如何相互协调，来满足彼此内外的生活，是现代夫妻面对的适应要求。假如处理的不适当，无法应对各方面的问题，就容易出现家庭的心理问题。

四、扶植子女成熟的家庭阶段

（一）阶段上的主要课题 随着子女年龄的逐渐长大，进入青少年期以后，家庭也就逐渐进入子女发育成人的阶段。由于其年轻人的心理与行为有显著的特点，此阶段的家庭关系也有其特色。特别是在亲子关系上，经历青春期（puberty）以后，青少年不但开始他们对异性的兴趣，而且心理上渴望独立自主，并且逐渐与父母保持心理上的若干距离，比较喜欢跟同辈的相处，因而会明显地影响父母对青少年子女的管教及培育；也会直接或间接地影响到夫妻的生活与情绪行为。如何维持适当且和谐的亲子关系，去扶植并辅导与管教青少年阶段的子女是重要的关键。

(二) 常见的家庭行为与功能 随着认知能力的发展,青春期以后的年轻子女,变得比较懂道理,也开始依靠理论来观察与评判父母的思考、言语及意见。有时就直接地会批评父母的言行,让父母难于应对,此阶段是子女的第二反抗期(second rebellious stage),其性质与第一反抗期有不同的理由与性质。担任父母的,要能接受青年子女的说法,能彼此沟通,以比较平等对待的形式交换意见,并间接地提供人生的经验,辅助快成人的子女成长。

健康的父母,不但能听取青年子女的意见与想法,还要帮助他们去跟(同性)父母认同与模仿,协助他们渡过并适当地处理早年(性蕾期)的"亲子三角关系情结",能顺利地经过紧接而来的"同性期"(homosexual stage)。父母不但要跟年轻子女有相处与时时沟通的机会,还得提供适当模仿的榜样。因此,父母本身的性格要健全,而且夫妻之间能相互合作,提供好夫妻的榜样,协助青年子女如何开始跟异性朋友结交,进入"异性期"(heterosexual stage),并准备开始将来的择偶与结婚时机的到来。

(三) 可能遭遇的心理困难 在这个阶段里,亲子双方都要能懂得所谓"世代差距"(generational gap),或简称代沟,了解彼此有不同的人生经历,也经历不同的社会与文化背景,有若干的思维与看法上的差距。要能经过沟通而了解彼此的想法、观念与信仰的差异,而能产生跨世代的同理心(empathy),能为对方而理解与体会;否则就容易产生两代意见不同而来的矛盾,甚至是冲突。

在现代的社会里,有关各种看法与态度的变化相当的快,特别是对性行为的保守或开放,有比较显著地变化。因此,父母对青年子女的性有关的行为要保持比较宽容的态度去应对;否则容易发生这方面的不同看法与态度而引发的矛盾。假如不同性别的父母能跟同性的子女比较亲近,即父亲跟儿子,母亲跟女儿,提供有关性的知识与教育,对年轻子女将会有许多帮助;否则让年轻人自己摸索,容易发生问题。与这个连带的问题是喝酒、药物滥用的问题,需要父母特别地去关心与注意,帮助青年子女能避免这方面的问题的发生。

五、子女成家而离巢的家庭阶段

(一) **阶段上的主要课题** 当子女长大之后,便要开始找他们适当的异性对象,并结婚成家,离开自己原本的家庭,而建立他们自己的家,是离巢的发展阶段。作为父母,不但要提供所需的协助与支持,还要能接受子女将离开家而独立生活的阶段。如何去面对与接受所谓空巢的婚姻阶段,是父母的心理课题。

(二) **常见的家庭行为与功能** 当然,随着社会及文化风俗的不同,父母对子女的嫁娶扮演不同角色。有些社会完全由父母替子女做主,有些则完全由子女自己选定,父母不参与;但大多数父母仍希望能提供一些意见,能帮助自己子女找到合适的异性对象,结婚成家,开始他们自己的新家庭。有时,一些父母会为了自己的心理原因,过分地干预子女对异性对象的选择。如一定要符合父母自己所定的期待与条件,或凭自己的嗜好喜爱而加与强烈意见,完全忽略了对象是为子女而选择,而并不是为了父母而找的。有时父母特别心爱自己的子女,无形中对任何异性对象都不满意,潜意识地不让自己子女能好好找到合适对象,离开父母,另组新家。

(三) **可能遭遇的心理困难** 一般说来,子女长大以后,各自要结婚成家,相继离开父母,家庭也就逐渐进入了子女成家分离的阶段了。这时,子女如何从家里逐渐分离,独立自主,自行一家,是此阶段的心理课题与困难。有些父母,自己在心理上不习于独立自主,很依赖子女的话,在此阶段就会发生困难,不容许已成长的子女逐渐脱离父母,自谋独立。相反,有些年轻人还没有心理上的准备,也没有适当的经验,不易离家,自组新家庭的生活,需一段时间的学习,延迟其心理与社会化的成长,迟迟无法建立自己独立的家。

六、子女离家而空巢的家庭阶段

（一）阶段上的主要课题　当所有子女都一一离开父母而成家并自己独立生活后，家里只剩下夫妻两个人，恢复过去当初夫妇双人的夫妻生活。因子女都离开了窝，家里只剩下一个空空的窝巢，所以依俗语被称为是进入了"空巢"（empty nest）阶段。

虽然同是夫妇两个人，但此阶段的夫妻生活，显然跟婚姻早期阶段的夫妻生活有所不同。最主要的是，此时的夫妻已经进入了中老年，与当时年轻的夫妇情形不同。即彼此都已过了多半的人生经历，性格都多少已定形，感情也平静些。由于夫妻到此已经一起生活了很长的岁月，通常对彼此都很了解，相互行为都较有默契；而且，经过长年的相互适应协调，无形中夫妻已渐变成相补相助的"另一半"，两者合起来，构成完整的一对"夫妻"单位，可以说是完美的夫妻关系发展境界。在此情况之下开始过无子女，单独夫妻两个人的家庭生活，可说是个新经验与另一境界的生活享受；有时被人称是过"第二度的蜜月"（second honey-moon）时期。假如自己成人的子女结婚而且生育，有了他们的孩子，年老的夫妻就可以以祖父母的角色享受孙子的阶段，不用负责养育的全盘责任，而只以祖父母的身份提供所需的协助，被人称是人生的黄金阶段。

（二）常见的家庭行为与功能　除了子女相继结婚而离家以外，在此阶段常同时发生的，是夫妻一方或双方都从工作岗位退休下来。结果，夫妻大部分时间生活在"家"里。这种情形对不同的夫妻，有不同的影响。有些夫妻愿意享受这种天天能相守在一起的生活，可是有些夫妻却无法适应。一般来说，假如夫妻有共同的乐趣，懂得志同道合地在一起生活的话，夫妻倒可以很好享受此阶段的生活。特别是夫妻在工作上已经有成就，经济上又较宽裕的话，再加上现在又已经完成而脱离了养育、管教子女的负担，夫妻更能享受他们的生活才对。对不少夫妻说来，此阶段也是他们夫妻的黄金时期，享受人生的阶段。

虽然子女都成长离家，并非意味就与子女完全断离了关系。事实上，只是保持适当距离的亲近而已，时时还会相互接触来往。特别在节日或生日等特别场合，偶尔相聚庆乐，更是人生的享受。年老的父母，能凭自己过去的生活经验，对年轻子女给予生活上的建议，同时向年轻人学习新时代的想法，补充新知识，使自己能在迅速变化当中的现代社会里，灵活适应，以达到老幼相互学习，也是老年的乐趣。

（三）**可能遭遇的心理困难**　假如有人在工作上，数十年已习惯于支使众人的话，现在回到夫妻两个人的小天地，仍旧想照老习惯去东使西唤地支使别人（包括配偶）的话，难免引起配偶的反应。如果夫妻彼此个性都很强，而彼此又不愿相让的话，现在天天生活在家里，两个人相互冲突、相互冲顶的机会也就增多，构成此阶段的夫妻心理适应问题。

有些夫妻到此婚姻的后期，仍难于达到合二而一的夫妻关系境界，两个人还是时时相互不让，也难于获得妥协，增加夫妻彼此心理上的困苦与情绪上的负担。有些夫妻向来关系不太好，只因为了子女而勉强维持夫妻的关系；而到了此阶段，一旦子女都相继离家后，其夫妻关系也就随而恶劣，严重者则求分离，结束其婚姻关系；可说是晚来的离婚。

七、年老的家庭阶段

（一）**阶段上的主要课题**　当夫妻逐渐进入老年以后，如何共同迎接老年生活是很重要的事。如何配合身体、生理与心理各方面的逐渐老化，夫妻相互适应人生与家庭的近末期，如何调节生活的方式及韵律，继续享受其人生，是此期的主要重心。过去人人都抱着"养子防老"的观念，心理上都想依赖自己的成人子女的照顾。可是在现代的社会里，特别是居住在大都市的人，要学习年老后，尽量靠自己来照顾自己的习惯，而除非必要，要少依赖自己的子女。

（二）**常见的家庭行为与功能**　父母到了年老的阶段，过去向来所保持的亲子关系要有个转变。即年老的父母要逐渐依赖年轻的子女，由成年或中年的子女来照顾年老的父母。此时，随着脑力及体力情况的变化，年老的父母要学习逐渐放弃自己的权威与决定权，让年轻子女代为操心及决定重大事件。这种微妙的亲子角色调整是每个家庭都需迟早经历的过程。

假如自己的成人子女已经结婚成家而且有他们的孩子，如何以祖父母的身份提供所需的协助，是这个阶段要适应的事情。即如何保持适当的距离，给做新父母的成人子女提供实际的协助，并给予适当的建议是个要领。

（三）**可能遭遇的心理困难**　有些人心理上没有准备年老后还是要自己去照顾自己，就会感到实际上的困难，而心理上也会觉得生活辛苦。有时就会感到被自己的子女遗弃，为得不到他们的关心与照顾而感到颓丧。

假如身体不好，患有各种躯体的疾病，如高血压、糖尿病、关节炎等，而且身体的情况也不如从前，行动与饮食都很不方便，就会更感到衰老的悲哀。

八、丧偶而婚姻结尾的家庭阶段

（一）**阶段上的主要课题**　到了婚姻的结尾时期，配偶一方会迟早先过世。丧偶后，如何单独继续渡过其老年生活，是令人关心的。每对夫妻都应趁早有计划与心理准备，习惯于单身的年老生活。不用说，此时的家庭已经面临其终末阶段了。

（二）**常见的家庭行为与功能**　丧偶的老人，要能自己照顾日常的生活，并且能过有意义的人生。这不但需要心理上的准备，而且也是需要实际地操作与练习。自己如何保持身体的健康，跟朋友及家人保持适当地来往，继续自己的乐趣或嗜好，是老人生活的要诀。

(三) 可能遭遇的心理困难　因为心理上没有准备，再加上没有自己照顾自己的习惯与经验，丧偶的夫妻，容易陷入困难的阶段，心情容易颓丧并抑郁。根据统计，女人的寿命比男人要多三四年；照社会习惯，通常妻子比丈夫小二三岁。经统计，大半的夫妇，都是先生先去世，而留下来的妻子要自己过四五年的寡妇阶段，靠自己照顾自己。由于习惯上向来女的是做家务事，自己先生去世后，多少还可以照顾自己的三餐，问题不大。可是，如果妻子先去世，被遗留下来的丈夫素来不管家事，就很难自己照顾自己，还得依赖他人的服侍，问题就比较大。因此，男人还得趁早多少学习做些家务事，到时才不会面对困难。

第二节　家庭发展上的变异与波折

一、社会、文化与家庭发展上的变异

我们要知道：有不少夫妻无法生育子女，或者由于种种原因，决定不要生育子女，而一辈子就过夫妻二人的婚姻与家庭生活。由于没有子女的生育或养育，也没有子女的成长与分离，这样夫妻的家庭生活就没有显著的阶段性的演变。但是也会随着他们的工作情况，经济条件的改善与变化，再加上年龄的因素，使得他们所经营的婚姻与家庭生活无形中在时时变化，经历阶段性的演变。

即使夫妻有子女，也并非所有家庭都按上述秩序与阶段发展而演变。假如家庭系统与社会文化不一样，其发展阶段的节奏也有所不同。从人类学的眼光看来，许多社会里的家庭发展程序跟我们所熟悉的情况显然有所不同。譬如说，在印度或尼泊尔，有些乡下的农民一直到现在仍实行早婚的习俗。甚至在孩童时，就被父母安排娶嫁，举办婚礼仪式。就如我国过去曾有过的"童养媳"的习惯一样，四五岁的女孩就被父母安排，嫁给六七岁的男孩。

他们"结婚"以后,女孩就搬到男孩家居住,但与婆婆同房共睡。等到青春发育长大之后,才与自己的丈夫一起睡。若此,他们年轻夫妇的家庭的"开端"从何时算起,就耐人费思了。在太平洋的小岛洲里,有个玛丽亚那群岛,在过去的习惯里,对他们的婚姻有自己的习俗,允许先同居、试婚、生孩子,然后再结婚;同时婚后也注重多认养孩子,以便繁殖家庭。当然,在此社会习俗里,其家庭发展阶段的观念及阶段的划分,还得修正更改,以适合他们的家庭发展模式才行。假如一个社会实行大家庭制度,或容许一夫多妻,或一妻多夫的家庭制度,则其家庭发展的阶段,也得加以修改了。

二、家庭发展上的各种波折

就算是同样实行新居及小家庭制度的社会里,其家庭的发展也常有波折变化。譬如,当前许多欧美甚至是东方比较现代化的社会里,不注重婚姻的制度,有些男女只是长年同居,但不想结婚;而有的甚至一辈子都不想结婚,单人过生涯,顶多偶尔交个短期的男女朋友。有的结了婚,但不想生育子女,一生只有夫妇两个人。这些情况可以说是受了工业化、都市化的影响,是现代化的产品(或者说是副作用),也是对婚姻观点改变的结果,把家庭发展的阶段性观念完全破坏掉了。

即使不是为了这种缘故,有些夫妇结婚后夫妻关系不好,发生了离婚,或者不幸早年丧偶,形成了单亲家庭;或者再婚,改变了家庭发展的单纯性。

(一)**单亲家庭** 在离婚率很高的欧美社会里,经过离婚后,由单亲来养育子女,形成单亲家庭(single-parent family)的情况很多。多半是由母亲抚养子女,但由于经济上比较不稳定,又缺少父亲来共同抚养及管教孩子,容易发生心理上的困难,可以说不是很理想的情况。假如离婚后,做父亲的还算负责任,提供养育费,还好,否则作为女性的母亲既要自己做事维持家计,又得抚养孩子，是不太容易的事。假如父亲有访问子女的权利，按时来探望子女时，就容易发生父母无法以共同的准绳来管教他们的子女，也是很麻烦的事。假如父亲不来探望，又是另外一种困难。总之，从心理的立场说来，离婚、单亲家庭都不是很理想的情况，是不得已的解决办法而已，容易附带着许多困难与问题。

（二）再婚重组家庭 假如结婚，有了子女以后，因丧偶或离婚而再婚时，其新形成的家庭，在结构及发展上已有其特异的现象，被称是重组家庭（reconstructed family），有特别的家庭心理与关系需要去适应。譬如，有位先生在原本婚姻里已有两个孩子，因丧偶后又娶了续弦。这时，从家庭发展的立场说来，此后母是此"家庭"的后来者，比前妻遗留下来的孩子还算是"新"分子。所以，在家庭关系上，还得以特异的角色，花一段时间来适应已存在的家庭"老"成员，包括两个孩子。假如是离婚而再婚时，跟原来的妻子（即孩子的生母）的关系将如何维持，是个复杂的事情。孩子对继母的关系，对自己生母的关系如何并行而存在，是特别要费精力去处理的微妙关键。可以说，再婚的家庭，得经历他们自己特殊的家庭发展途径与阶段了。

总结说来，不管家庭制度如何，家庭结构与发展有何变异曲折，每个家庭从开端至结尾，都要经历不同阶段的家庭发展过程。每个发展阶段都有各自的课题要去完成与应付，有其特殊的问题需要解决。经过这些不同的发展阶段，一个家庭要经历"动态性"的发展与变化。从家庭辅导的立场说来，"家庭发展"是了解家庭的重要角度与方向之一，也是辅导工作上要时时考虑的因素。

第三节　追踪研究的资料与辅导上的提示

从追踪性的临床研究，我们得到了不少心得。譬如，对有关日本战争孤儿的追踪研究中，我们发现了早期经验的重要性。即在第二次世界大战刚将结束前,被日本父母遗留在中国东北的孤儿,虽然被中国的养父母收养,并且当做中国人而养育及扶助长大,可是经过40年以后,当他们已经成长为将近50岁的中老人时,经研究却发现,他们还保留他们在早期与自己日本生父母生活在一起而被养育形成的气质与习惯,如喜欢吃比较甜的东西、喜欢常洗澡、爱干净、对人比较恭敬等,证实了一个小孩在早期所经历的体验会如何影响他们日后的性格(Tseng et al. 1990;曾等,1991)。

还有,为了探讨独生子的性格发展将如何,而在南京进行了有系统的长年追踪调查,从5岁左右的孩童一直追踪10年,当这些孩童长大到15岁左右的青少年,而我们知道他们性格的发展是动态性的,随着社会化的经验而把独生与非独生的气质与行为问题逐渐消除。可见,牵涉到逐步发展的情况,不能单靠某阶段的情况做判断,而需要追踪性地、整体性地探讨其发展情况如何,才能正确地把握人格的发展与心理的进展(曾等,2000;Tseng et al. 2000;Wang et al. 2006)。

很可惜,我们还没有这样长期性地追踪并研究家庭发展的情况。唯一可提的是,随着日本战争孤儿的追踪研究,我们有机会追踪调查决定离开居住40年以上的中国而回归日本本土的日本战争孤儿及其中国配偶与他们未成人的子女,在日本适应的情况。经过个人及家庭的心理卫生情况的量表调查,我们发现回归移居到不同文化的日本社会,经历文化变化的适应以后,在3年期间里,中国的配偶及他们年轻的子女,其个人的心理状态恢复了本来的常态,只有日本孤儿还保持负性的状态而没改善。至于整个家庭的功能与心理状态,虽然经历了3年,却还没有恢复原状,呈现家庭心理功能还是有负性的情形。也就是说,家庭的某些成员已经适应日本的生活环境,但是,家庭里还是面对层层的心理困难;如家庭成员对日文的熟练程度参差不齐(年轻的学得快,而年老的父母比较慢,产生亲子适应新异文化与言语的倒反情况,间接地影响亲子的关系),被日本政府要求更改国籍的压力(孤儿想更改国籍,但家属不愿意,想保持中国国籍而带来的家族间的矛盾等),而整个家庭的心理卫生并不改善(江田等,1996)。

这些长期性追踪调查的资料,给我们一个很重要的启示,即不管是个人也好,整个家庭也好,时时都在经历阶段性的进展与变化,而要从长时期的角度去了解与把握才可以。

从心理治疗或辅导的立场说来,如何去了解个人、夫妻或家庭的发展是很重要的。我们都很了解,要给个人进行辅导时,常要了解个人的心理发展史,包括人格发展阶段的进行情况;这样才能整体地体会其先后的人格与心理的发展情况,以及发生问题的来龙去脉。同样的,从家庭辅导的立场说来,如何去了解家庭的发展是很重要的。对于夫妻的婚姻包括子女的家庭也要从他们开始经营家庭的情况而有先后发展情况的了解,才能全盘性地体会其先后整体性的进展情况。

从我们本章里的说明与讨论中,我们了解到许多夫妻与家人所面对的心理问题是阶段性的。也就是说,在他们曾经经历过的阶段里,没曾发生过问题,而是进入到目前的发展阶段,面对此阶段的课题而无法适应与应对,才遭遇困难的。这不但提供该家庭心理卫生的整体预后的情况,而且还告诉我们,将如何注意把着眼点放在探讨目前哪些阶段性的课题上的困难,而就其问题的性质提供所需的辅导。

换个角度说,假如一对夫妻懂得婚姻及家庭发展的观念,知道在各个阶段有需要去完成的特别的心理与生活上的课题,也就能预知可能遭遇的困难与问题,就能事先做准备,面对各阶段问题的来临而很好地去适应。即使发生了问题,也能晓得与婚姻或家庭发展的过程有何关系,进而能给予适当的补偿或纠正工作。

参考文献

1. 江田敬介,箕口雅博,曾文星.日本孤儿及中国家属之心理卫生协作科研:(四)日裔及其中国家属移居日本三年的追踪调查.中国心理卫生杂志,1996;10(2):49-50.
2. 曾文星,徐静,崔玉华,李从培,赵亚忠,徐菲,陶林,王晶,刘铁生,张骢沛,李景华,McLaughlin D.日本孤儿及中国家属之心理卫生协作科研:(三)儿童跨民族养育与民族性格之保存.中国心理卫生杂志,1991;5(5):229-231.
3. 曾文星,陶国泰,徐静,邱景华,李宝林,Goebert D.独生与非独生儿童心理发展的纵向分析:南京的十年追踪研究.中国心理卫生杂志,2000;13(4):210-212.
4. Tseng WS, Tao KT, Hsu J, Qiu JH, Li BL, Goebert D. Longitudinal analysis of development among single and non-single children in Nanjing, China: Ten-year follow-up study. Journal of Nervous and Mental Diseases, 2000, 188 (10): 701-701.
5. Tseng WS, Ebata K, Miguchi M, Egawa M, McLaughlin DG. Transethnic adoption and personality traits: A lesson from Japanese orphans returned from China. American Journal of Psychiatry, 1990, 147: 330-335.
6. Wang MJ, Chen YX, Fu JL, Wang CA, Tao KT, Qiu JH, Tseng WS (2006). Personality development: A 18-years follow-up study of the single, non-single children in Nanjing, China. Proceeding of First World Congress of Cultural Psychiatry. Beijing, China.

第二部
家庭各种心理问题的了解与分类

　　我们了解了家庭的基本制度与功能以后，接着就需要了解家庭里可能发生的各种各样的心理问题，而基于这样的透彻了解以后，才能进一步给予所需要的辅导工作。在第二部里，首先阐述了有关家庭病理的研究与学说；叙述普通家庭可能面对的各种常见的心理问题；介绍如何把各种问题加以分类，进而说明临床上如何去实际检查与审核家庭的心理问题，加以把握，更准确地决定治疗的方向与模式。

第五章 家庭病理的研究与学说

第一节 历史回顾

从 20 世纪初，精神分析兴起后，直到 50 年代，心理治疗工作只是注重"个人"的心理治疗。由奥地利的精神医学家西谷蒙德·弗洛伊德（Sigmund Freud）所创立的精神分析学说，基本上着重个人的"内在精神"（intra-psychic），认为只要把一个人的自我欲望适当地满足，解除深层里存在的情结，并且促进处理现实的自我能力，帮助个人的心理成熟就好。因此，其治疗只要求看患病的本人，尽量避免与家人或亲友接触。虽然弗洛伊德偶尔也接待病人的家属，可是其目的只是从侧面了解病人的过去史，引证病人的个人内心情况。弗洛伊德虽然很了解家人对个人的深厚影响，特别是父母对病人从小以来的情感关系，也建立亲子关系上的情结的学说。可是在实行治疗的实际过程中，他认为只跟病人单独接触，保证所得心情资料的"隐私"，经过长期的会谈治疗，避免与家人或亲友的接触，才能建立病人对治疗者的充分信心，才能探讨深层且潜意识的心理，产生病人对治疗者的"转移关系"（transference），而利用其特殊的转移关系来矫治过去的亲子情结问题。也就是说，受了分析治疗的技术与观念上的要求，心理治疗只跟病人单独接触，保持个人心理治疗的模式。

还要补充的一点是，从精神医学的历史观点说来，在 19 世纪末的精神医学主要是注重严重的精神病患者，想办法把这些精神错乱而行为无法控制的"疯"病人从社会环境驱除，拘禁于禁闭性的精神医院，并尝试当时发现的各种躯体性的治疗，包括胰岛素昏迷治疗、电昏迷治疗等，根本谈不上心理方面的治疗。而最初担任神经科医师的弗洛伊德，来法国进修时，发现当时有名的神经科教授靖-马丁·夏克特（Jean-Martin Charcot）在教学示范时，通过催眠而把癔症病人的躯体症状，如手脚的麻痹，经过暗示让其消失，而且在催眠状态下让病人叙述自己发生麻痹的情况。当时年轻的弗洛伊德看到这样的教学示范，很感兴趣，乃开始针对癔症病人进行研究，并且创立自由联想的方法，代替催眠，去探听病人潜意识里的情结，开始心理治疗的工作。换句话说，当时弗洛伊德治疗的对象，都是患神经官能症（neuroses）的病人，特别是癔症病人，可以说是划时代的进步。即从过去只拘束性地管理与尝试治疗长年住院的重症精神病患者的情况脱离，开始治疗比较轻微而生活在社会里的神经官能症患者。这是精神医学的一大改变与进步。但是，他所创立的各种学说，包括人格结构学说、人格发展学说等，也是建立在治疗神经官能症的临床经验为其基础，有若干限制。

到了20世纪50年代，一些精神医学家脱离当时的学术气氛与习惯，而重新回头去关注长年住在医院的精神分裂症的患者。由于当时早期的抗精神病药物刚出现，发现精神分裂症患者可经过药物治疗改善其症状，启发了他们重新研究的兴趣，也认真从事有关严重精神病患者心理方面的探讨，包括精神分裂症患者与家人的相互关系。因为，临床上发现，精神分裂症的家属，常呈现特异的人际关系与行为，引起他们去研究家庭关系的兴趣。结果有许多先驱的家庭治疗者与行为科学者们陆续地发表了他们对家庭病理（family pathology）有关的见解与学说（Nichols & Schwartz, 2004）。家庭病理乃指家庭在组织结构、机能表现、人际关系的心理与情绪等方面有显著的障碍，影响家庭的功能。

第二节　早期的家庭病理学说

一、格雷戈里·贝特森（Gregory Bateson）的诸学说

对家庭病理与治疗方面的学说，由几位开拓学者领头开始，

而格雷戈里·贝特森（Gregory Bateson）是其中的一位。他以文化人类学家的背景，曾经研究动物的行为，探讨与学习有关的行为，也参加过文化人类学的田野研究，后来在美国加州的帕罗尔妥（Palo Alto）的精神科医院就职，从事于临床上的行为研究工作。由于他对言语沟通（communication）有特别的兴趣，乃就精神分裂症病人与家人的沟通方式做仔细研究；并且就其临床上的观察而提出诸学说。

（一）双重束缚学说（Double Bind） 经过对精神分裂症患者与家人言语沟通与信息的传递做仔细观察与分析后，贝特森与他一起从事研究的同事发表论文（Bateson et al., 1956），说明精神分裂症患者的家人之间，特别是父母跟子女，有特殊（而病态性）的交谈沟通方式，被贝特森与同事们称是"双重束缚"的沟通方式。所谓"双重束缚"（Double Bind）的沟通，是指一个人向另一关系紧密的人讲话时，同时说出两种不同意思、相反而矛盾的话与要求，迫使你左右为难（即：被束缚），不知如何反应才好。

贝德森等学者列举临床上所观察到的例子如下：

有位患精神分裂症的年轻男病人，住在医院里。病情好转后，他的母亲来医院探访他。当这个病人在会见室看到来访的母亲感到很高兴，把他的手臂放在母亲肩膀上，表示亲热与高兴时，母亲却把她的身体缩回去，表示不喜欢儿子对她那么亲热。可是当儿子感觉到母亲的反应而赶紧把自己的手收回去时，母亲却开口责问："难道你不喜欢我了？"。病人感到难为情，不知如何回答而脸红，结果母亲接着说："亲爱的（儿子），你不该那么轻易地害臊，不敢表露你的感情！"经过这样的会谈与沟通，病人变得情绪不稳定且激动，从会见室回到病房时就动手打护理人员。

从这个临床例子看得出，双重束缚这样的沟通方式若发生病态性的影响与结果，要有几个条件才能发生。即：（1）两人之间有相互密切而重要的人际关系；（2）这种沟通方式是屡次且重复发生的；（3）开头沟通的（第一）信息是负性而禁止性的要求（如不可以跟我亲热);(4)其次,接着而来的(第二)信息是跟开头的相反,属于比较抽象的沟通,但含有威胁的意义或处罚的作用(如你不可以因害羞而不表达亲热,否则不是我的儿子);(5)最后(第三个)信息是不让对方不反应,不许从这个束缚逃避;(6)对方经过条件反应的屡次作用,而养成事情都是这样束缚性的看法;(7)在整个程序当中,都可以激发对方(因困扰而不知如何反应),而发生情绪激动或慌张等的心情不稳反应。

根据这样双重束缚的发现,贝特森他们更进一步地大胆假设,这样病态性的沟通方式促成子女形成病态性的思考方式,是精神分裂症认知与思维障碍的来源;也就是说,导致精神分裂症的形成。当时可说是对家庭病理的一个突破性了解。

从贝德森他们所举出的双重束缚个案里,我们可以了解,母子之间有这样特殊的相互反应,不只是信息"沟通"方面的问题,而是对人关系方面的"情感"表现的障碍。母亲本身对儿子有情感上的"双重性矛盾"(ambivalence),即又喜欢儿子跟她亲近,但又不敢接受,结果才给予儿子矛盾性的信息与反应,混乱了儿子对母亲的情感反应。因此,可以说这不单是沟通信息上有问题,而是情感的表现与接受有困难的现象,也是精神分裂症患者常表现的临床症状之一。

值得提醒的是,当我们发现精神分裂症的患者家庭里,呈现某种心理与行为表现时,只能说有这样的(病态)"表现",而不能就马上推论为这个表现就是发病的"原因"。换句话说:病象与病因的理论要区别。

(二) 系统稳定现象(Homeostasis) 经过对精神分裂症患者家庭的临床观察,贝特森还提出这个见解,即:每当家庭的既有状态与系统被外来因素威胁或扰乱,被要求更改或纠正时,由于家庭受不了其更改而引起的扰乱,而会想办法去维持原有的状态,保持其既有的系统。从心理治疗的立场说来,这就是治疗上会遭遇的"阻碍"(resistance),与精神分析所说的"阻抗现象"有点类似的性质，只是整体的群体所呈现的群体阻抗（group resistance）。因此，在治疗过程中，要配合家庭对更改的接受程度与能力，而缓慢进行治疗，去企图改变既有的家庭状态。

虽然这是家庭治疗工作里应认识、了解，而去处理的现象，但是，日后想来，这种"系统稳定现象（或作用）"是根据精神分裂症患者的家庭呈现比较严重病态的家庭里所观察到的，当时被过分地宣传与重视。事实上，后来发现许多家庭富于伸缩性，特别是只患轻微问题的家庭，能比较轻易地接受辅导的建议而调整家里的人际关系与来往方式，并不是固执不变的。

与系统稳定现象有关的背后基本学说是"系统学说"（system theory），是20世纪40年代数学、物理学与工程学所提出来的观念，被称是先前学说，在下面（第四节）再说明与讨论。

二、西奥多·利兹（Theodore Lidz）的诸学说

缘用精神分析的观点，西奥多·利兹（Theodore Lidz）针对精神分裂症患者的家属所做的研究是：关于家庭里父母角色扮演的固执性，以及父母提供子女认同模式的缺陷。他在与同事们所发表的论文（Lidz et al. 1957a）里描述了精神分裂症患者家庭里的父亲所出现的各种非功能性（病态）表现，并分为五类。即：（1）父亲过分表现统治倾向，而且固执性地表现权威，个性很强而经常与母亲保持矛盾与争斗性关系；（2）对母亲过分关心与亲近子女不满，犹如嫉妒的孩子似的，因而对子女保持仇敌性态度；（3）父亲与家人（特别是子女）表现疏远，并保持（情感上的）距离，甚至表现妄想性夸大倾向；（4）父亲人生表现不佳，犹如失败者，而在家犹如不存在，子女生活在犹如没有父亲的家庭；（5）父亲是被动与顺从性的人，无法对抗并平衡统治性很强的母亲，缺乏提供被子女认同的角色。可以说是有系统且全盘性地描述并指出父母在家庭里所扮演角色的各种非功能（病态）情形。

利兹与同事们（Lidz et al. 1957b）也通过精神分裂症患者家庭

的研究报告父母所表现的各种夫妻关系上的非功能（障碍）表态。主要着重在角色的相互调换性问题，利兹与同事们把有障碍性的夫妻关系，就两种情况而说明。即：

（一）**分离性夫妻关系**（Marital schism）　指夫妻长期性地对于相互适应与彼此配合有困难，难于对彼此角色发生相互性调换与适应。夫妻长期不休地相互竞争、争论、比较、批评对方，抢着争取子女对自己的感情与忠实。因此他们的婚姻生活犹如战场，争论不休。

（二）**歪斜性夫妻关系**（Marital skew）　夫妻之中有一方个性很强，病态性地统治与控制被动而顺从性的对方，保持不平衡而歪斜的夫妻关系。他们的子女常困扰于不知如何在自己父母之间保持平衡，发生矛盾性的忠实感。

三、莱曼·温（Layman Wynne）的诸学说

精神医学家莱曼·温（Layman Wynne）通过对精神分裂症患者家属的研究，提出了几种有关家庭病理现象的解释与学说。

（一）**假性相互性**（Pseudo-mutuality）　这指一个家庭在沟通、行为、包括对事情的看法与决定等，表现不真实的相互性团结，表面上好似很和谐，但实际上是分散、不协调。他们无法接受家庭成员间深层的相互的真实感情，也无法接受各个成员独立自主的需要。为了避免家庭的分散，反过来而过分强调彼此的团结与合一，不让各个成员有空间可表达自己个人的想法与意见（Wynne et al. 1958）。

除了临床观察的印象以外，莱曼·温还靠心理实验来证实。即：对全家人员进行罗夏测验（Rorschach test），问他们，到底看到什么形象的东西。罗夏测验是由德国的心理学家罗夏所制定，包含一些形象模糊、没有特别定型的一系列图片，其目的是让被测验者就自己的知觉，经过外射作用而描述各自所看到的主观性印象（如：蝴蝶、狐狸面孔等）。结果，给精神分裂症患者全家人

看时，其中一个人说出像什么东西以后，其余的家人，也就异口同声地、附和性地说像什么，没有人说出不同的意见。但进一步向每个人询问他们到底是根据什么而决定所看到的东西时，结果会发现，原来每个成员所根据的（知觉结果）却是完全不同。换句话说，虽然各个成员所得到的，是不同的知觉，可是，当要他们提出来他们所看到的是什么时，大家就不管自己看到的是什么，而只一心去附和大家的说法。

换成临床例子，就是说，在家庭会谈里，当一个人提出妈妈最近很忙时，大家就异口同声地附和着说："对！对！母亲很忙！"而经过各个去询问为什么说母亲很忙时，丈夫可能指妻子最近想买新衣服，天天忙着上街去逛商店；儿子可能指母亲最近忙于替他做功课；而女儿却指的是忙于跟邻居聊天。大家都同意一个人所说的，但是凭不同的理由，不同的情况，而来附和所说的。是假性相互性趋向的表现，与大家根据同样的观察而得出统一的结论有性质上的不同。

根据莱曼·温的推测，一家人为何这样不顾事实，牵强地去相互附和，每人讲不同的意见，就是因为家里人潜意识地生怕各个成员独立分别，犹如一个家就会瓦解分散似的，因此就这样假性地黏合在一起，不容许各自的个人性存在。这跟萨罢朵·米纽秦（Salvador Minuchin）所提的"粘合不分"（enmeshment）的家人关系，是类似的现象。

（二）**假性仇敌性**（Pseudohostility） 这指一群家人，在感情上好似相互仇恨，犹如敌人似的，常你争我斗，一个家庭始终不宁息，这个假性相互性地沟通与来往相似，是表面上看到的假性情感表现，其作用在潜意识地回避家人建立深厚的情感。这样假性的仇敌性家庭气氛会影响家人对人对事的现实知觉，也会妨碍理性地沟通。

（三）**橡皮篱笆**（Rubber Fence） 这指的是一个家庭对外形成了界限上的障碍。当家里某成员跟外面的人接触过多或太亲近，家里就感到不安,就想把该成员拉回来,犹如家庭外面建立有一层橡皮篱笆似的,避免任何人脱离家庭。这也是害怕成员独立自主,而表现在与家庭界限有关的问题。

四、约翰·施皮格尔(John Spiegel)对角色的见解

当多半的学者以家庭人员间的沟通为着眼点而研究家庭行为与病理的时候,精神医学家约翰·施皮格尔(John Spiegel)所关心的是有关家庭成员对角色扮演的情况。施皮格尔认为各个成员在家里分化性地学习并扮演在家庭系统里不同性质的社会性角色;而子女向父母学习,是家庭主要功能之一。两个人相处时,会相互性地调节并扮演适应彼此的角色。在健康的家庭里,父母扮演的角色比较清楚而不乱,容易让子女模仿与认同,而不健康的家庭则否。

在人际关系里,施皮格尔还提示"相互反应"(interaction)与"交易反应"(transaction)的差异。所谓相互反应是两个个体接触后,可能相互影响彼此的行为,但交易反应不但影响外在的行为,还经过交易性的作用而影响个体内在的状态。比如说,台球台里的球,被打到与相碰后,会改变各个相碰的球的移动方向,但不会影响到球内部的结构。可是人与人相碰后,还对内在的思维、情感等会发生影响而产生变化。家里人成员相处,通常都属于交易性的反应。

第三节 从研究到治疗而建立的学说

上面所提的各种学说,都是学者们以研究的立场,观察与探讨精神分裂症患者的家庭病理所提出来的报告与学说。接着,有一批临床专家,开始对家庭给予治疗工作,并且基于临床上的经验而陆续提出有关家庭的学说,可直接地提示如何进行家庭治疗;同时也经过治疗而提出对家庭病理的观点与学说。

一、唐·杰克逊（Don Jackson）的诸学说

唐·杰克逊（Don Jackson）在葛列格里·贝特森（Gregory Bateson）所在的美国加州的帕罗尔妥（Palo Alto）的精神科医院工作。贝特森（Bateson）是领导者，他创立了若干学说，而杰克逊（Jackson）跟他的同事杰伊·黑理（Jay Haley）是从事家庭治疗的临床工作，同时也提出了一些学说。

（一）**家庭稳定律（Family Homeostasis）** 根据20世纪40年代在数学、物理与工程界所提出的系统稳定现象（homeostasis）的观念，贝特森（Bateson）把它运用到家庭的情况，而杰克逊（Jackson）运用他在家庭治疗过程中所观察到的临床现象而强调并推广家庭稳定律的意义。起初，他认为一个家庭有很固执性的稳定作用，排斥任何外来的治疗影响，而不轻易更改他们家庭内部的关系与构造。可是后来逐渐领悟到，家庭那么固执稳定、拒绝变化的现象，是精神分裂症患者家庭的病态现象之一，不能推广而解释别的家庭。有些家庭，特别是病情不严重的，就比较有伸缩性，能适当地改变。

（二）**行为累积（Behavioral Redundancy）** 杰克逊认为许多家庭经过重复性的经验而累积与形成特殊的行为模式与关系反应，称为"行为累积"（behavioral redundancy），可经过家庭诊断上的观察而察觉到。杰克逊也说明，一个家庭通常富有潜在性而可采用的行为与反应甚为广泛，但病态性的家庭往往只知道使用其若干选择，并形成累积性的行为模式，不尝试别的方法。因此治疗者的功能之一，就是协助家人去尝试没被采用而又比较有适应性的行为反应。换句话说，治疗的目标就是去更改其非适应性的累积行为模式。

（三）**个人症状的意义与作用** 从临床上的经验杰克逊领会到有些家庭成员的个人病态或症状有其特别意义与作用，往往是在稳定内部里有障碍而不稳定的家庭关系。即使看来很疯狂的病态

症状与行为,就家庭背景而去了解时,可以发觉有其意义与作用。而且子女所呈现的个人症状,有时是父母问题的放大性(投射)表现。因此,在这样的情形时,就要去处理其根本问题,而不能只注意其表面化的个人症状。譬如,年轻儿子到外面去乱搞女孩子,有时是为躲避母亲对他的过分亲近与诱惑,而母亲如此过分亲近儿子,是被父亲冷落的关系。也就是说,父亲与母亲的冷落夫妻关系,驱使儿子在外面乱发生异性关系上的行为问题。因此,要治疗儿子这样的行为问题,就要改变母亲对他过分诱惑性的行为,更进一步的是要改善父母之间的关系。

(四)补偿交换律(Quid Pro Quos) Quid Pro Quos 是拉丁文,字意是:补偿、报酬。意指当一个人跟另外一个人来往接触,总是会有点作用、好处与效应。杰克逊把此观念用来说明一对夫妻相互扮演的角色差异的现象(Jackson, 1965)。过去的学者认为一对夫妻扮演不同的角色,是根据他们男女先天性的性别上的差异。可是杰克逊却认为,事情并不是单纯的性别因素,而是根据他们夫妻之间,经过长年累积的相互反应,透过彼此所受到的补偿性、效应性的作用而慢慢形成的结果。也就是说,是根据后天性的累计经验而形成。譬如,个性强的妻子喜欢用大声吼叫而坚持她的意见,而冷静的丈夫却懂得靠柔软的手段来说明他的想法,取得妻子的同意。妻子扮演喜欢撒娇、闹脾气的"女儿"似的角色,而有办法的丈夫扮演"父亲"似的角色,是凭靠他们两个人的性格、作风,与相处的经验而形成的相配性行为的结果。

(五)相补性关系(Complimentary Relationships)与对称性关系(Symmetrical Relationships) 针对两个人之间的关系,包括夫妻间的关系,杰克逊指出可以有两种极端的关系。"相补性关系"指的是两个人虽然不相同,但是其差异却可发生相补的作用,而产生圆满的作用与效果。譬如,比较有理智性的男人跟比较情绪化的女人可以相配,形成可以互补的一对夫妻。当然,假如其差别过分,或者无法圆满相配,就可能出现矛盾。比如:喜欢样样事情都有计划而按预定行事的妻子，跟喜于随机应变，不喜欢硬板性生活的丈夫，就可能格格不入而发生矛盾。

至于"对称性关系"指的是两个人很相同，差异很小。譬如，一对夫妻受同样的教育，又是从事同样的职业，是对称性的关系。由于两个人很相似，或许容易相处；但是在私人性的家庭生活里，要注意如何相补性地维持夫妻的关系与生活。如果两个人都有同样的脾气，如喜欢争论，喜欢好强，就容易形成总是在争论的夫妻。如果两个人都性格懦弱，不善于做主或做决定，这样的夫妻也不能发挥他们的家庭功能。

二、杰伊·黑理（Jay Haley）的一些主张

杰克孙（Jackson）的工作伙伴杰伊·黑理（Jay Haley）有一些他从临床经验而得来的看法。他认为，治疗者应少给病人做"解释"，而应帮助病人多采取实际"行动"去处理问题。根据此原则，他还使用一些特殊的家庭治疗上的技术，以直接且指导性的原则，帮助病人更改非适应性的行为。

（一）**矛盾性奇异技巧**（Paradox Technique）　这是特殊的治疗上的技巧，也可称是特异辟法。即治疗者了解患者所患的问题，并知道患者曾拼命去想更改而没有效果时，指导病人去做刚好相反而矛盾性的事情，结果，病人反而会好转起来。黑理所提的临床例子是：

有位照相师，照相时总是犯愚蠢的错误，把每次照的照片都弄糟，虽然他想特别小心不去犯错误，但却总是出问题，结果都不敢再去照相。对这样害怕犯错误的病人，黑理使用矛盾性奇异技巧，令病人去照相，每照三张时，第三张照相要"故意去弄错"。病人按其吩咐去故意"犯错"，结果，本来犯的错误再也不犯，而其障碍行为也就随着消失。

当给予婚姻辅导时，有时也会选择适当的情况而采用这种特异性的辅导技巧。譬如，夫妻双方拼命地批评、挖苦对方，说对方

如何如何的不好，没有情感，也没有希望等，毫无妥协改善的气氛，没有治疗的余地或空间时，有些治疗者会采用"特异（反常）操作"（paradox approach），故意说些相反的事（或反常的情况）来刺激夫妻，打破僵局，解除阻碍。即：对双双争吵不停的夫妻，治疗者故意说他们一点感情都没有，还不如干脆分离为好。听到这种治疗者负性的评语或建议，夫妻可能惊讶且不同意，结果，夫妇就联合起来攻击治疗者，反驳治疗者没根据而乱说话，并且开始说他们配偶对象有哪些好处，彼此还有情感等，坚持他们夫妇还是想在一起，不想离开而结束婚姻的关系。换句话说，就因治疗者做不预期而且反常的建议，夫妻抛弃他们两个人彼此相互攻击损伤对方的负性行为；转而开始正性地合作，加强联盟，参与治疗工作。当然这样奇异的技术，要谨慎选用，否则不被病人了解是辅导者的特别技巧，而责骂治疗者要拆他们的婚姻关系。严重时，还会告治疗者的。

（二）**结盟**（Coalitions） 当美国加州帕罗尔妥（Palo Alto）的同事们专心研究家庭成员里"两个人关系"（dyads），如贝特森（Bateson）的双重束缚的沟通，或杰克逊（Jackson）的相补性或对称性夫妻关系时，黑理（Haley）却特别关心家庭成员中的"三人关系"（triads）。黑理把一个家庭里，由三个成员特别形成的、带有情结性的关系，称为"结盟"（coalitions）。这种三角性的联盟，默里·鲍恩（Murray Bowen）称是"三角关系"（triangle）。黑理指出，病态性联盟的发生，常是"跨世代结盟"（cross-generational coalitions），即包含不同世代的成员，如父亲、母亲与一个儿子，或祖母、母亲与儿子等，忽视了家庭里应有的世代间的上下阶级关系而去形成特别的关系。譬如，一方父母跟孩子联合起来对抗另一父母，或者，儿子被母亲骂时，总是找祖母保护，躲避被母亲管教。黑理称这样的情况为错误性或"病态性的三角结盟"（perverse triangles）。这种病态性联盟发生时，常导致家庭里的精神病理，甚至发生情感激烈的吵闹或暴力。

三、默里·鲍恩（Murray Bowen）的见解

与其他家庭治疗的先驱者相同的精神医学家默里·鲍恩（Murray Bowen）也是针对精神分裂症的家庭而做探讨，可是他的研究多半基于他的实际临床工作。在他的研究工作里，很创造性地把精神分裂症的全部家属一起住到特别设计的病房，在医院的环境里观察与探讨他们家里人员的人际关系与行为。

（一）个人的分化（Differentiation of Self）　对精神分裂症患者家属的探讨中，鲍恩开始时特别注意母亲与儿子的关系。他发现，患有精神分裂症的儿子，跟母亲的关系很接近，情感上不划分，两个人之间缺乏你我之界限，犹如是共生的一体，被称是："母子共生"（mother-child symbiosis）。鲍恩认为每个年幼的子女在其成长过程中，要能逐渐与依赖的父母分离，经过区别与分化（differentiation）而建立各自的人格。健康的家庭，会鼓励子女的分化与独立自主，但非健康的家庭，就不是如此。

（二）三角关系（Triangle）　跟黑理（Haley）一样，鲍恩（Bowen）把着眼点从单独一方的父母与子女的"双人"关系扩张，而注意研究双方父母与一个子女所形成的"三角"关系。他注意到不健康的父母，当他们夫妻两个人之间发生矛盾而无法自行解决时，往往会把他们的某个子女拉进来，争取建立亲子联盟，来击败对方。在实行家庭治疗时，还会把治疗者卷入他们夫妻间的矛盾，要治疗者偏袒一方。把一个人拉进两个人之间，形成含有三个人的冲突或矛盾，就被称是"三角化"（triangulation），在一般人际关系里可以见到，如单位里两个人有矛盾，就把领导也拉进来，相互争取袒护自己。在家庭里也是如此，是家庭治疗里要处理的课题之一。

除了全家住院的创造性构想与尝试以外，鲍恩在家庭治疗工作上也尝试过多家庭群体治疗，即把几个家庭人员聚在一起实行群体性心理治疗，结果这种多个家庭的群体治疗效果并不很理想。

鲍恩不仅从事临床工作，还提供了许多治疗上的观念，并根据其观念而给予治疗，形成了一个特殊的模式，被后来人称是鲍恩式家庭系统治疗（Bowen Family System Therapy），具体内容在第九章再详述。

四、纳杉·阿克曼（Nathan Ackerman）的贡献

有精神分析训练背景的儿童精神医学家，纳杉·阿克曼（Nathan Ackerman），开始是以当时精神分析为基础的方式对患者实行治疗。即由儿童精神医学家，诊治"有问题"的孩子，而社会工作者（social worker）与家长会谈，通过家长来协助解决孩子的问题。后来，阿克曼自己分别看孩子与孩子的父母，最后才全家一起看，这是家庭治疗工作的发展性演变。

阿克曼的主要贡献是正式地建立家庭治疗中心，开始创办家庭治疗的杂志，并靠他的书，如：《治疗有困扰的家庭》（Treating the Troubled Family）（Ackerman，1966）来向社会推广家庭治疗的观念。可以说是推行家庭治疗工作，并使其普遍化的功臣之一。

在学理上，阿克曼指出一个家庭的真相，即任何家庭，不管是通常或非功能性的家庭，在表面上看来，可能是个整体的单位，可是仔细探讨其深层状态，却可以发现家庭是由各个有不同情感与欲望的成员，以相争性的性质而组合形成。

五、卡尔·惠特克（Carl Whitaker）的治疗心得

第一代的家庭治疗者，精神医学家，卡尔·惠特克（Carl Whitaker）保持没有学理的方式，靠自己的直觉来帮助并治疗病人。他并没有特别的意向要帮助家人往哪个方向去更改他们，但主要在帮助他们彼此能把自己的心事公开化，靠彼此的了解而获得富于真实性的家人，能相互发生关系而成为自己家人。

在学术界，他开创家庭治疗的会议，让有关的家庭治疗专家能相聚，并彼此公开示范治疗家庭的情况，相互讨论与批判，让彼

此了解各个的异同，促成相互对家庭治疗比较有系统与全盘性地了解，有助于专业的发展。

六、萨尔瓦多·米纽秦（Salvador Minuchin）的见解与学说

出生于南美洲的精神医学家，萨尔瓦多·米纽秦（Salvador Minuchin），根据他特殊的性格、能力与技巧，临床上很有办法迫使被治疗的家庭人员去改变他们的关系。可是最重要的，还是他能提出简单而易懂的，以"家庭结构"（family structure）为主要观点的治疗，建立家庭结构性治疗。所谓"家庭结构"，在观念上认为一个家庭虽然由不同人员所组成，但会以结构的立场组织并发挥其功能。家庭结构可包含：人际关系、角色扮演、权力分配、联盟形成、家庭界限、家庭集体的认同等。家庭治疗者，可凭这些层次去分析、了解、把握各个家庭的情况，而就有问题的层次进行矫正工作（Minuchin, 1974）。米纽秦曾经针对居住于都市里贫穷地区的家庭做辅导工作，而这些贫穷家庭不是缺少一方父母，人员不齐，便是没有经济后盾来发挥家庭功能，往往是结构不健全的家庭，因此督促米纽秦对家庭结构方面特别注意（Minuchin et al. 1967）。

从结构的观点，他提出两种极端病态的家庭，即：

（一）**黏密不分化家庭（Enmeshed Family）** 这是指一个家庭里的人员关系黏贴在一起，没有个人性的存在与分化，犹如一团没有组织、也没有上下阶级与结构的杂乱集团。说得比较极端一点，一群家人犹如一个原生动物的阿米巴（ameba）一样黏密在一起，并没有各个成员的区别与界限。换句话说：每个成员缺少自我的分化与独立。

（二）**脱离分散家庭（Disengaged Family）** 这是相反的，全家人在关系上很分散，没有感情上的联结，各个分散且孤单，犹如一盘散沙。从结构的角度说来，没有组织，也没有角色的分化。

除了从结构上的观点讨论家庭病理以外，米纽秦还提出一些治疗上的建议。即：

1. **连接加入（Joining）** 米纽秦认为要治疗有结构性障碍的家庭，治疗者首先要想办法与家人们连接，进入他们的圈里，犹如他们的一分子。譬如，治疗贫穷的家人，治疗者不要穿得外表很正式又整齐。会谈一开始，最好把自己的西装外套脱下来，拿下领带，把衬衫的袖子卷起来，跟家人穿着相似。假如要治疗有青少年的家庭，就特意跟他们讲青少年们讲的话题与常用的词句，让他感到你是他们的伙伴而不是诊治他们的外来者。米纽秦认为能这样跟家人连接与加入，消除治疗者与家人的隔阂，才能开始治疗工作。

2. **重整结构（再结构化）（Restructuring）** 对缺少或没有健全结构的家庭，在观念上就要帮助他们去建立一个家庭应有的结构，即：重整家庭结构。譬如，父亲不像个父亲，没有尊严，而总是跟儿子去竞争计较，并且过分地批评儿子，还把已经成长为青少年的儿子当做是小的孩童，就这样的问题帮助父亲，改变他去扮演有尊严的父亲并能尊重儿子所需的独立自主。在具体的技术里，米纽秦就会特意把已经长大的儿子叫他离开座位，而到父亲旁边，让父子两个人同时站起来比高，让父亲能体会自己的儿子身材已经快跟自己一样高，能具体性地认识到应该把儿子当做快成人的青少年来看待，建立父子之间应有的世代阶级与角色扮演。对跟自己女儿黏密在一起的母亲，总是替女儿讲话，两个人犹如一体，不尊重女儿的个人存在时，米纽秦就特意去捏女儿的手臂，并问母亲疼不疼。假如母亲说她感到疼，就询问，为什么女儿的手臂被捏了，而母亲会感到自己的手疼，让母亲意识到她跟女儿是两个人，不该是同体，不会同时感到疼。就这样，以具体的方法，让母亲体会母女之间，需要建立所应有的个人性的界限（boundary）。有时，米纽秦还令所有的家人站起来，改变他们的座位，让他们去排出来代表他们家人现有关系的座位，譬如，发现母亲跟儿子坐得很靠近，而父亲坐的远远的；米纽秦就让他们去更改座位，让父亲跟母亲坐在一起，而让儿子离开些，到姐姐座位旁边去跟姐姐坐在一起。也就是说，透过"家庭塑像"（family sculpting）的方法，让家人实际地去体会他们一家人该如何保持家庭关系与结构。总之，采用各种特殊的技术，具体地让家人去体会与认识自己家里结构与功能上的问题，进而去更改，是米纽秦所采用的治疗上的技术与要领。

第四节　先前诸学说的延续运用

从20世纪50年代，学者们就开始从事各种家庭病理的研究，并且也开始从事实际的临床治疗工作，相继提出许多有关病理与治疗上的理论，到了70与80年代，可以说是到达了家庭治疗的黄金时代。但是，家庭治疗所依赖与运用的各种学说，并非全是由家庭治疗者所创立，而有些是运用先前学者早就已经提出来的看法与理论，把它扩充运用，来了解家庭的现象与功能，并且解释家庭病理与治疗的要领。这些学说就被称是：先前学说，表示是各种家庭病理学说还没被创立之前，早就存在于科学性学术界的各种学说与看法。以下就是这些先前学说的例子。

（一）**系统学说**（System Theory）　这是20世纪40年代的数学家、物理学家，以及工程学家们已经所注意与关心的观念，用来探讨一个机械或生物单位里的结构与功能。认为在其总体单位里，可有各种各样的小单位或因素，而这些小单位或因素随时相互地影响而形成总体系统的结构与功能。因此，称是系统学说，表明所有的因素在其"系统"之内发生作用与功能，是动态的总结果。这种系统的观念，当然也可以运用在人的个人精神与行为，更可以运用在由各种成员所组成的家庭里来，说明所发生的现象。

（二）**总体系统学说**（General Systems Theory）　这是奥国的生物学家，路德维希·伯塔蓝飞（Ludwig von Bertalanffy）在20世纪40年代提出来的。他认为在一个总体的组织与系统单位里，可包含各个次系统（subsystems），而这些次系统相互作用而形成总体的系统。但是如何去划分次系统，则由观察者的立场，随其着眼点而做不同的划分。在这样的总系统里，可以有"开放性系统"（open system），这个系统可以对外开放，随意地接受系统外因素的影响，发生内部系统的变化，这与"关闭性系统"（close system）有所差别，并有显著的系统界限，不容许外来因素的影响与干扰。

（三）**生化循环学说**（Cybernetics）　在生物化学界里，发现有些系统的生物化学元素会按一个循环性的程序而发生一连串的连锁性反应，最后又回到循环的开头，然后又重复开始其循环，称是"生化循环"（cybernetics）。这个观念被家庭治疗者用来说明一个家庭里的人员间所发生的事情，多半也是以这样循环性的程序而连锁发生。这种观念进而用来说明"环绕性原因律"（circular causality），具体解释在第五节再说明。

（四）**社会塑建学说**（Social Constructionism）　20 世纪 80 年代的神经生理学家报告了动物的视知觉功能，提出"塑建学说"（constuctionism），说明我们所"看到"的外界，是经过我们的视觉所获得的知觉反应，加以脑部的解释，并且依解释的结果而塑建出来的"外界"，跟外面的"实际现实"并不见得一模一样。譬如，癞蛤蟆的视觉，基于其眼睛的解剖与生理上的功能，只能"看到"左右移动的外物，（帮助癞蛤蟆去伸出其长舌头来卷吃左右飞动的昆虫）。也就是是说，癞蛤蟆所看到的外界，是左右移动的外物，而并非是整体性存在的外界。换句话说，不左右移动的外物，癞蛤蟆就没看见。这样的报告，及时地引起家庭治疗学者的兴趣，并建立社会塑建学说（social constructionism）。事实上，早在 17 世纪末，著名的哲学思想家康德就曾经说过，我们的大脑基本上是空的，是经过我们累积的知觉、解释、思索，才塑建出来我们的知识。家庭治疗学者所运用的"社会塑建学说"认为，一家人所认知而所反应出来的人际行为，只不过是建立在我们所获得的知觉、解释而已。是我们对他人所察觉到、所"解释"而综合"塑建"的结果,而其塑建的"事实",并不完全就等于是实际的外人或事实。许多家庭里所发生的问题或障碍,可以说是缺乏沟通,或别的原因,而发生错误的"解释",引发误解、怀疑而引起的。因此,家庭治疗的重点就应放在纠正彼此发生的错误解释上。

这样的观念,对家庭治疗的策略上发生了一个基本上的改变。以总系统学说为基础的家庭治疗者,所关心的是在家庭"系统"里所发生而能观察到的"行为"反应,根据其表现的行为而加以矫正的工作。可是以社会塑建学说为基础的家庭治疗者就把着眼点放在家人的"认知"上,探讨他们对他人的看法与解释如何,而就其认知做矫正的工作。

譬如,妻子对丈夫工作到很晚回来很不满,认为丈夫对家里不关心,于是总是发牢骚。妻子的唠叨引起丈夫的不悦,二者就闹情绪。对这样一对夫妻的问题,假如运用总系统的看法,治疗的重心就放在如何鼓励丈夫早一点回来,而请妻子不再牢骚,着重点放在夫妻的"行为"的改善。可是,根据社会塑建学说,治疗的要点就要让先生解释说明为何他要加班晚回来,也让妻子解释为何她不喜欢先生那么晚才回来。假如把理由说明,让对方改变看法,改变对事情的解释,塑建不同的"现实",也就不再闹情绪。根据丈夫与妻子的解释,治疗者可以帮他们去认识,原来丈夫是担心家里收入不够才去加班,是关心家里的经济,而妻子是担忧自己的丈夫在外是否乱搞,有女朋友而不放心,是关心夫妻情感的行为。这样,经过重新认识与解释,改变对事实的看法,就可以间接地改变其情感反应。

事实上,家庭治疗者创出"改观重解"(reframing)的治疗技巧,就事情做比较正性的、积极性的解释,可以帮助家人对彼此发生比较健康的情感反应。因为一件事情都可以往各种方面去做解释。一家人闹情绪,多半是往不好的、负性的方向去做解释,并发生情绪上的不满。假如能把事情往比较良好又积极性的方向去重新解释，改变观念，其情绪与行为也就会随着改善。

第五节　家庭治疗上所累积的若干观念

（一）**环绕性因果律**（Circular Causality）　以个人为着眼点的个人心理治疗里，常以"直线因果律"（lineal causality）来说明个人的精神状态与反应。譬如，男孩子被母亲溺爱，养成依赖性格，结果，父亲看了就不满意，常责骂他。可是，依据生化循环学说（cybernetics），事情是以环绕性的因果关系而发生，并不是很单纯地由于"甲"的因素而引发"乙"的情况，而由"乙"而引起"丙"的结果。而可能是"甲"、"乙"、"丙"相互以环绕性的关系，相互影响而发生的。比如，上述的例子里，可能是父亲对母亲不够亲近，才让母亲把情感放在儿子身上，溺爱儿子，而父亲看不惯，就常严格管教儿子，而越是对儿子凶，母亲就越看不惯，更想袒护儿子，结果反而又让父亲对母亲不好，认为是跟他做父亲的过不去，减少对妻子的感情，而母亲就更把情感投注在儿子身上。如此，各种因素循环性地相互影响而综合形成"母亲溺爱儿子，而父亲看不惯"的现象与结果。因此，在治疗上就得了解其循环性的各种因素，而整体性地去处理各个因素，即增加父亲对母亲的关心，减少母亲对儿子的溺爱，减除父亲对儿子的严格责骂等，减少其整体性的恶性循环。

（二）**相补性律**（Complementarity）　根据"直线因果律"（lineal causality），事情是往单方向进行而发生作用。即由于"甲"而引起"乙"的结果。可是，相补性律（complementarity）却认为在人际关系里，并不是那么简单地单方向发生关系，而是两者相互影响，相补性地发生结果。譬如，丈夫对妻子不够体贴与亲热，往往是妻子不帮助丈夫对自己亲热，只要丈夫对她好，她就给丈夫浇冷水，不鼓励丈夫对自己亲近，是一个双方向的相补性的反应而导致的综合结果。因此，根据这个观念，在治疗上就不单是把问题放在探讨并责备丈夫为何不对妻子亲热，而还得同时去研究，妻子是否没相补性地鼓励丈夫对她好。同样的道理，一方很专权，一定是另一方让对方专权，没去反抗而形成的结果。当然，两个人相处，能相互补偿，可以发生好的结果。比如两个人，一个很喜欢理财，而另一个很会赚钱，就是个很好而有用的配合。可是假如，一个人很会收拾整理东西，而另一个却喜欢把东西乱放，于是发生矛盾，是不相配的问题。换句话说，家庭治疗者要时时注意两个人之间，他们的来往、反应、与角色上的扮演，是如何地相补而发生，而不能只是单方向地去解释所看到的现象。

（三）三角关系（Triangles）　根据临床经验，家庭治疗者体会到，在家庭里所发生的人际关系，往往不是"两个人性关系"（dyad）的性质，而是以"三人性的关系"（triad）而发生，特别是闹感情的事情，更是如此。上面所说的，母亲溺爱儿子，虽然表面上看来是母子的两人性的关系，但是仔细一探讨，就会发现：还包括父亲的三角关系，只是父亲的存在并不突出，是躲在背后的角色而已，但这是很重要的一环，不能忽略。就算是两个孩子在争吵，如姐姐与弟弟在闹不愉快，很可能是祖母在宠爱孙子，姐姐看不惯而在找弟弟的麻烦。

有的时候，是两个人之间的矛盾，却把第三者拉进来，争取同情或袒护，形成三角性质的冲突，就称是"三角化作用"（triangulation）。如弟弟敌不过姐姐的欺负，就找祖母来撑腰；母亲无法说服个性强而不听话的丈夫，就拉儿子来助战等。都是把事情"三角化"结果提高了相互的嫉妒或不满的例子。

（四）结盟（Alignment）　当一群人在一起时，往往其中一些人会建立比较要好而亲近的关系，并且形成特殊性的关系，来跟别的人相处与应付，被称是结盟（alignment）。在一个家庭的人员里，往往也是如此。如父亲跟母亲形成特别的家长的联盟，来对待子女，或者是年轻的姐姐跟弟弟联盟来应付父母等。假如三个人形成特别的关系,并发生情结上的问题,黑理(Haley)特别把它称为结盟(coalitions)。一个家庭可以发生联盟上的问题。如对待外来人或管教自己子女时,父亲跟母亲无法建立共同一致的联盟关系去应付,就是有问题的现象。虽然进入青少年以后的子女,能偶尔联盟起来,一时性地去应付权威性的父母,这是健康的现象,可以帮助他们建立同胞间相互帮助的感情;但假如是长久性地联合起来,总是抵抗父母的管教,就可能是非健康的情形。假如父母两个人间本身有情感上的问题,而一方父母跟子女联合起来,应付自己的配偶(如母亲跟儿子联合起来,应付父亲),形成"跨世代联盟",也是不健康的事情。家庭治疗者要能观察这些现象,并且给予适当的纠正。

(五)**角色扮演**(Role Performance) 当两个人相处时,彼此常会扮演某种角色。如一方扮演给予安慰与帮助的("母亲")角色,而另一方扮演被保护与照顾的(子女)角色等。而这样的角色往往是相补性的。当父亲对子女管教很严格时,妻子可以扮演"慈母"的角色来缓冲其过分的管教;相反,母亲对子女很凶且闹脾气,父亲能扮演"慈父"的角色,替子女讲好话,并帮助母亲把情绪平静下来,可以说是彼此都能扮演很适时而又适当的角色,而相配得体。换句话说,角色的扮演可以有伸缩性、调换性。但是在有病态的家庭里,不是角色扮演不适当,就是太固执,缺乏动态性,需要改善。

(六)**内容与进行过程**(Content and Process) 家庭治疗者对心理治疗的另外一个贡献就是,当跟一家人接触时,不仅听他们家人彼此在讲什么(注意讲话的"内容"),还得去观察他们彼此之间是如何讲的,是谁讲了什么,而谁发生何种反应,引发何种连锁性的反应等(关心谈话进行的"过程")。同时也要特别注意,谁没有开口说话,(但表现何种动作与情绪反应),字里行间有什么意思等。因为嘴里说的"内容"往往是经过大脑思考而筛选出来的道理,而对谈话的反应"程序"却可以探出人际上的关系,并体会情感上的问题。因此，家庭治疗者强调除要注意内容以外，还要去特别关心所观察到的程序。

第六节　评论与终结

一、家庭治疗学说的评论

（一）**依据严重精神病患者家属的临床观察与见解**　毫无疑问，精神分析的基本学说，是建立在对轻度精神疾患（即：癔症等神经官能症）为主要对象而获得的临床经验。同样，我们也可以说，家庭治疗的学说，特别是在早期对家庭病理所发表的见解，是完全建立在对严重的精神疾患（即：精神分裂症）的家属而来的。因此，要把其学说广泛用到普通的家庭，包括有轻微精神疾患的家属，就有点限制。特别是就系统稳定现象（homeostasis）的观念而把对家庭变化的阻抗说成是很顽固性的，是不正确的。可是透过极端严重的病态情况而看出来各种可能存在的家庭病理，是个学术上的重大贡献。

（二）**病态现象与病因的区分**　早期的家庭病理研究者，特别是行为科学家，对精神疾患没有充足地了解，把患者家属间所呈现的病态现象，特别是关于言语沟通方面的方式，不仅认为是病态性的现象，还过早推论是病因，是错误的。病态的呈现并不能马上用来解释为是病因。特别是严重的精神疾患，主要还要考虑生物学上的病因，不能只顾虑心理上的因素。

（三）**创立以"家庭"看家庭的立场**　家庭治疗者的主要贡献，是提醒我们要以"家庭"的眼光与立场来看家庭。毕竟家庭并不是家庭各个成员的数学性组合，而是有它特别的个性，是群体家人所表现的特殊小团体现象，要以不同的眼光去探讨，而不能只以个人的角度去把握。

（四）**摆脱个人病理与疾病的观点**　由于其眼光是针对整个家

人来看，被治疗者所了解与把握的"家庭病理"，就跟家庭成员中某个人所患的"精神疾患"有所差距或毫无关系。换句话说，前后两者可有直接关系，但也可毫无相干（详细参考第七章：第一节：家庭与个人心理问题的各种关系）。因此，家庭治疗的立场摆脱了个人病理，但也可以说是忽略了个人的精神疾患的问题。这是将来需要继续去研究、探讨与改善的专业课题。

二、文化上的调整与扩张

近年来，随着文化因素对医疗上的影响逐渐被重视，家庭治疗者也开始了对这方面的探讨。如家庭结构问题的发生，是单单受家人本身的影响而造成的，还是受社会与经济条件影响的结果，是值得去重视的问题。譬如，家里经济条件差，父母容易离婚，子女就只能靠单亲来抚养，结果家庭就不像个家庭等。再者，对家庭的了解与学说，过去多半是由男性的行为科学家与治疗者所创导，是否受性别因素上的偏差与忽略等问题，也值得去推敲。譬如，单单责备母亲过分宠爱子女，是对问题发生的片段性了解，忽略了父亲没尽职责，而导致母亲把感情移放在子女的结果。从临床上说来，由男性的治疗者来辅导家庭与由女性的辅导者来辅导家庭，会有什么区别，也是最近被提出来而需要去探讨的课题。

由于家庭治疗上的学说，是西方的治疗者依据西方的家庭而创立的，如果应用到东方的家庭，是否可以使用，是否需要跨文化上的调整，是值得考虑的问题（Hsu，1995；徐，1997）。至少，我们可以就几个要点来讨论，提醒我们注意。

（一）**黏密不分化与亲近团结的区别**　在东方的社会里，比较注重家庭，鼓励一家人相互依靠，保持紧密的关系。乍看之下，好似与西方学者（米纽秦，Minuchin）所提的"黏密不分化家庭"（enmeshed family）相似。可是要区别的是，东方的家庭里，成员可能比较黏密，但并不一定就"不分化"，事实上还是注重父父、母母、子子、女女的个人划分与角色的扮演，不是一团糟的群体。

因此，要有所区别。可是，反过来说，东方的家庭里，个人与个人间被要求建立的界限，跟西方家庭比较起来，并不那么明确清楚，这是个事实。

（二）**家庭内世代阶级的问题**　与西方的家庭比较起来，我们东方的家庭里，亲子间的世代阶级划分得比较清楚，不能混乱。譬如，晚辈不能随便地去批评长辈，要尊敬年老者，而西方的家庭里，亲子间有时还可以像平辈似地交谈或开玩笑。换句话说，假如东方的家庭里，上下世代的关系区别不好，有混乱时，是家庭结构有病理的现象，需要去纠正的治疗课题。

（三）**理想家庭与实际家庭**　到底行为的表现是否在外与在内都一致，或者是否会有差距，是跨文化上有所差别的。一般说来，西方人，不管是个人的行为也好，家人的行为也好，在公众有外人的面前与私自的家里的行为，没有什么大的差别。而东方人很讲究"里"与"外"的区别，在别人面前是一样，在自己的私自环境又可能是另一样。作为家庭治疗者，要考虑这一点。不要把在诊所里所看到的（理想性）家人行为，就认为是在家里所表现的（实际）行为。

（四）**如何打入家庭围墙的问题**　辅导与治疗东方的家庭时，治疗者还要特别用心把自己纳入（joining）被辅导者的家庭，以"自己人"的身份被看待。不但家人会以里外不同的情况来对待外人（包括治疗者）还会有家丑不可外扬的想法与态度，他们不会让你知道他们实际所面对的苦恼是什么。所以不要过分拘泥于保持"职业性的治疗者"的身份与角色，应尽早被他们当成"自己人"，是辅导要掌握的一个要领。

（五）**以"为孩子着想"为借口**　现代的欧美家庭里，夫妻关系是主轴，如何关心丈夫与妻子间的情感与关系是家庭里最重要的事情。可是我们中国的家庭里，除了夫妻关系以外，亲子间的关系也很重要。如何养育子女，为孩子下一代而着想是父母很注重的事。因此，在辅导华人的家庭时，另外一个要领是以"为孩子着想"为借口，可以帮助父母去改变他们的行为，改善家庭的情况。

总之，家庭不仅是传递文化的场所，也是表现信仰、态度与价值观念的单元。如何配合文化背景而了解家庭有关的心理问题，并且如何给予配合文化的辅导，是学者与临床家都需要去认识与面对的新课题（Tseng & Hsu，1991）。

三、对"家庭"本身的了解

为了治疗家庭的问题，临床家必须了解正常的家庭是什么，而且要从哪些角度与层次来把握家庭。经过人类学家、心理学家、精神医学家的努力，我们已经熟习一个家庭（family）应该从哪几个方向来了解与体会（Tseng & Hsu，1991）。

（一）**家庭系统（Family System）** 这是从文化人类学家的立场，把世界上存在的各种社会、文化与种族里所存在的家庭，依其所形成的家户及所遵循的家规的不同而划分为不同的系统。譬如，就婚姻的方式，可以划分为一夫一妻的"单婚"、一夫多妻或多夫一妻的"多婚"系统。就选择对象的过程而区别是家长做主安排的，还是当事人自己恋爱而决定的。依婚后的居住地方，可以分别是与男方同住、与女方同住，或者是找新地方而住。依家庭姓名或财产的传递方式，而被区别男性传递、女性传递，或者是男女双方都可传递，没有固定等。从心理的立场说来，各种家庭系统可有各自的好处，但也可能有各自的问题，需要去适应。

（二）**家庭结构（Family Structure）** 这是心理学家与家庭治疗者所关心的问题，关系到一个家庭如何规划权力、如何扮演角色、如何建立联盟、如何建立对内的认同与对外的界限等。

（三）**家庭世代循环（Family Life Cycle）** 这是从发展阶段的观点，来探讨一个家庭如何从开始到经过不同的阶段而发展，经历其家庭的一生；因此也称家庭发展（family development）。即从初始的婚姻期，到经历生育子女期、养育子女期、子女离异期

(或空巢期)、随后的丧偶期,以及当代家庭的结束。在每个阶段都有各个需要去完成的课题,也常面对若干阶段性的困难,这是家庭发展的现象。

(四)家庭功能(Family Function) 随着家庭的形成、家庭阶段的进展,一个家庭要能发挥各个不同的社会性、生理性、与心理性的功能。如新婚夫妻如何建立情感,经营性生活,建设经济基础,树立夫妻间的联盟等。而等到孩子出生,夫妻就要养育子女、培养他们长大,然后要容许他们离去而独立发展等。

(五)家庭文化(Family Culture) 这指一个家庭,逐渐建立他们一家人共同持有的看法、价值观念,以及要遵守的家规与礼仪,来表现家风,被称是家庭文化。虽然家庭所遵循的文化会随年岁而更改,但要能明确,不能模糊,否则,就容易引起成员间的混乱,不知所措,间接地促成问题的发生。

参考文献

1. 徐静. 中国人的家庭与家族治疗策略. 曾文星主编:华人的心理与治疗. 413 - 441. 北京:北京医科大学. 中国协和医科大学联合出版社. 1997.
2. Ackerman N W. (1966). *Treating the Troubled Family*. New York: Basic Books.
3. Bateson G, Jackson D D, Haley J, & Weakland J. Toward a theory of schizophrenia. *Behavioral Sciences*, 1956, 1, 251 - 264.
4. Hsu J. Family therapy for the Chinese: Problems and strategies. In T. Y. Lin, W. S. Tseng, & E. K. Yeh (Eds.), *Chinese societies and mental health* (pp. 295 - 307). Hong Kong: Oxford University Press. 1995.
5. Jackson D. Family rules: Marital quid pro quo. *Archives of General Psychiatry*, 1965, 12, 589 - 594.
6. Lidz T, Cornelison A, Fleck S, & Terru D. Intrafamilial environ-

ment of the schizophrenic patient. I: The father. *Psychiatry*, 1957a, 20, 329-342.

7. Lidz T, Cornelison A, Fleck S, & Terru D: Intrafamilial environment of the schizophrenic patient. II: Marital schism and marital skew. *American Journal of Psychiatry*, 1957b, 114, 241-248.
8. Minuchin S. Families and family therapy. Cambridge, MA: Harvard University Press. 1974.
9. Minuchin S. Motalvo B, Guerney B G. Roseman, BL., & Schumer, F.: *Families of the slums*. New York: Basic Books. 1967.
10. Tseng W S, & Hsu J. *Culture and family: Problems and therapy*. New York: Haworth. 1991.
11. Wynne I C, Ryckoff I, Day J, & Hirsch S I. Psudomutuality in the family relationships of schizophrenia. *Psychiatry*, 1958, 21, 205-220.

第六章 各种家庭心理问题

第一节 基本观念上的澄清

在上章（第五章）里，我们介绍了有关家庭病理的各种学说，全面地说明了过去由许多学者们通过他们的临床研究与治疗上的经验而得到的心得并建立的各种看法、观点与理论。但我们也提醒大家要注意，这些学说的背景与资料来源是根据严重精神病患者（特别是精神分裂症）以及这些患者家属（通常是病人的父母）的临床研究而来的；并非是通常家庭的情况，有其学术上通用性的限制（曾文星，2001）。

随着临床精神医学的进步，特别是关于生物精神医学知识的显著增加，我们目前了解了大部分严重的精神疾患以及若干轻度的精神疾患，与生物学因素的病因比较密切。至于许多过去观察并建立学说的学者，常错误性地把病人与家属所表现的病态性的行为反应，过早解释是病因，即发生精神病的理由；因此要很小心去体会与接受这些学理上的主张，不要把表现的病态行为与发病的病因混着讨论并进行因果关系的推测（Tseng，1973）。再者，患有精神病的病人临床上除了要给予药物的治疗，也要提供社会康复性的辅导，而对家属们可以提供辅佐性的家庭咨询，即如何对待并帮助患了病的病人。因此，在精神病病房里，针对这些精神病患者与他们的家属提供辅导，可以说是给予广义的家庭咨询，而并非是狭义的家庭辅导或治疗。狭义的家庭辅导或治疗，是当一家人有心理或人际关系上的问题时，要提供的辅导工作；是针对全家人而给予的治疗工作。通常以门诊的形式而举行。

从临床上的经验看来，目前接受家庭辅导的家庭，或者有心理问题或人际关系上的困难而需要辅导的家庭，并非是包括严重精神病患者的家人，而多半是社会里平常人的家庭。他们从个人的角度说来，可能各个都大致没有问题，顶多是轻微的精神疾患，如焦虑症、抑郁症等，或者是人格气质上的问题，而从全家的观点说来，他们却面对了日常生活里常见的普通家庭心理与情绪问题，或者是家庭里人际方面的问题，而需要专业性的辅导。因此，让我们澄清一下：他们所面对而需要辅导的家庭心理问题，并非是与精神疾患有关，而是"普通的"家庭心理问题。在上章里所讨论的各种学说或看法，甚至是对病态家人的心理与行为，只能当作是可参考的观念与学说，但不可以毫无考虑地运用在普通家人的辅导工作上。因此，在本章将就普通家庭里会面对的通常心理问题而加以探讨、说明，来配合临床上的运用。

俗话说"家家有本难念的经"，意思是每个家庭多多少少常会有他们的小困难，而且因其家庭背景的不同，家家所遇到的困难也有所不同。换句话说，不管一个家庭如何健康，有时候难免也会遭遇到心理上的困难，而且每个家庭所遇到的心理问题，也常是各种各样，因种种因素而千头万绪，难于样样列举。不过，我们可以就常见的日常家庭心理问题，依家庭制度、家庭群体行为、家庭阶段性发展、家庭次系统人际关系等各个方面而分别说明，也可以包括特殊而异常的家庭病态问题。但是我们要知道，各种问题的发生并不那么单纯，可以是呆板性的，也可能是复杂或合并性的。比如，主要是属于发展阶段有关的问题，可以表现为人际关系上的困难，或者形成群体性的病态表现。可是，在观念上我们试图划分与说明可能发生的家庭问题的种类，其主要目的只是帮助我们能有个大概的观念，略知我们在家庭生活里，可能观察到的各种心理问题的概括，以及需要辅导的问题的基本性质；进而准备如何给予适当地辅导。

第二节　比较常见的家庭心理问题

（一）家庭制度与系统方面的问题　有些家庭的心理问题乃原发于家庭本身的制度，即家庭是根据社会如何制定的制度与系统，组成家庭的先决条件，或形成家庭的基本形态，而间接地影响到家人的心理问题，也左右家庭功能方面的困难。

譬如，家庭的传递系统（应由哪个孩子来继承家业而来的争吵），居住规定（是否跟男方父母住在一起，或跟女方父母住在一起而引来的矛盾）、或者配偶的数目多少（因一夫多妻而带来的明争暗斗的问题）而带来的家庭问题，即属于这类问题。针对这样的问题，就要牵涉以有权威并起决定性作用的家庭成员为主而进行咨询与辅导工作。

（二）家庭群体行为的问题　当一个家庭有三人以上的成员时，就会形成所谓群体的关系与行为；而群体的行为，通常都可以依群体的结构、权威的分配、角色扮演、沟通交流、情感与关系、凝聚力与联盟的形成、认同与界限的表现等各种层次去分析与讨论所发生的问题。换句话说，一个家庭可以发生家庭结构的不健全、权力分配的不适当、角色扮演的不合适、沟通交流有困难、缺乏感情与密切的关系而导致凝聚力的缺少、非适应性的联盟与认同等各种问题，我们都可以说是家庭在群体性关系与行为有缺点或困难。而针对角色与权威不清楚存在、沟通交流缺乏、一个"家"在感情上无形中划分等问题需要给予辅导与治疗。主要可以采取结构性的家庭治疗，改善其结构上的问题。

（三）家庭次系统里人际关系上的问题　有时候，家庭的心理问题并没有牵涉到整体性的群体问题，没有直接地包括全家成员，而只牵涉到某次系统里的两个人关系上的问题，间接地影响到全家情况时，我们可以从次系统上的角度去把握，也把其辅导的着眼点放在次系统里的成员。譬如，主要问题是夫妻两个人间的情感关系（而间接地影响子女的生活），或者是同胞间的矛盾（而牵涉到父母如何处理他们的烦恼），以及媳妇与婆婆的不和谐（引来丈夫难于应对的困难），祖父母过分溺爱孙子（而父母难于劝告或阻挡而引起矛盾）等（吕秋云，1997）。出现这种问题时，可以考虑采取针对有关的人员而进行人际关系为主的辅导模式；但必要时，也需要给予家庭集体辅导。

（四）家庭发展阶段上的问题 家庭是随着夫妻年龄的增加，子女的生育与养育的职责变化，以及夫妻本身的工作情况而按阶段性发展的；而家庭的心理问题，有时候是与这样的家庭发展阶段有关。即在某个家庭发展阶段可能没问题，但进入另一家庭发展阶段，问题却出现，表示与家庭的发展过程本身有关。这种问题，通常是一过性或阶段性的。这种问题是随着家庭演变发展而产生，而到另一阶段可能就自然消失。具体说来，一对夫妻可能面对的问题，如生育孩子而带来的困扰、为了孩子的养育与管教而发生的问题、难于应付与适应青少年阶段的子女、孩子成长为成人而对孩子独立离家的情况要面对的困难、夫妻自己退休后所产生的问题、年老后如何照顾自己生活的问题、对丧偶后的适应困难等，都是属于家庭发展阶段性的心理困难。而这些问题，可以从发展阶段的眼光去把握与处理。

（五）面对分居或离婚的家庭问题 一个家庭因夫妻的感情不好，包括婚外关系的发生而决定分居甚至是离婚，而可能带来个人、夫妻、及子女的各种心理问题，是比较严重的家庭心理困难。不管其发生的主要理由是什么，都要以特别的看法与方式，斟酌情况而提供所需的个人、夫妻或家庭辅导。

（六）再婚而重组的家庭问题 夫妻离婚后，考虑再找对象结婚，重组家庭时，可能会面对各种心理问题。假如有子女，那会牵涉到整个家人的适应问题。辅导要从全盘着眼，根据所需而提供适当的个人、夫妻、亲子、或家庭模式的辅导。

（七）家人患疾病而面临的家庭问题 假如家庭里有个成员患

了躯体或精神上的疾病，而间接地影响家庭的心理问题时，可以说是特殊的情况。问题可能是如何对待病人，如何由家人合作照顾病人，或者家人要如何统一地去面对与处理家里发生的各种情况。如何针对病人而给予个人性的辅导，如何给家属提供所需的咨询，或者包括全家的家庭辅导，是要斟酌具体情况而去决定选择进行辅导的方法。

（八）面对文化适应问题的家庭　在文化系统巨变的现代社会里，如何适当地去适应变化中的文化是每个人的职责，也是夫妻及家人的心理任务。这种文化上的问题，常以世代隔阂或代沟的方式而呈现。假如一个家庭迁移到文化系统不同的地区或社会时，如何适应新的文化环境，是全家的任务，也是容易发生适应困难的情况。从文化的层次，我们可以了解一个家庭在跨文化迁居以后，除了语言、职业、工作等具体而客观的条件需要去克服与适应以外，也有许多心理、情绪、观念、习惯、价值观等文化上的适应的课题（Tseng & Hsu，1991；曾文星，2006）。全家人在保持家庭系统的状态之下，做何种跨文化的适应，常容易发生困难而需要辅导。

以上所列举讨论的，是每个家庭都可能遭遇到的通常性的家庭心理问题。是根据若干不同的角度与层次而加以分别说明。但是我们要知道，这只是个概念上的区别，在实际上可能混合而发生。因此要以这样的看法去了解与运用。

第三节　特殊而异常的家庭病态问题

虽然家家有常见的家庭心理困难，也偶有日常所见的暂短感情冲突，这是普遍的家庭生活现象，不足为奇。但有时候，有些家庭里，难免产生较异常且严重的家庭心理问题，需以特殊的眼光去了解所发生的家庭病理，并以特别且专业性的辅导原则与技巧来处理。所以让我们在此章里，提出几种可能发生的异常的家庭行为问题。

(一) **家庭成员虐待** 如果家庭成员之间，习惯性地以躯体性或精神的方式去虐待或折磨另一成员，使躯体或心理上受到严重伤害，则称之为家庭成员虐待。依其被虐待成员对象之不同，习惯上分别称为夫妻虐待、子女虐待、父母虐待或老人虐待等。依其主要虐待的方式，又可分为躯体虐待、精神虐待、或者性虐待等。因各种虐待有各个不同的病理及心理动态，因此需要分别去了解与处理。

(二) **家庭暴力行为** 假如一个家庭成员向另外一个成员施与躯体性的攻击性暴力行为，就统称是"家庭暴力"。最常见的是丈夫殴打妻子，父亲或母亲拷打子女等。年纪大的子女偶尔也可发生同胞间的打斗。有时长大的子女也会对体力抵不过的父母施与暴力行为。这种家庭成员间发生的躯体性攻击暴力，可源之于各种理由。需要就各个不同情况而去了解其发生的原因与机制，并考虑应对的办法。家庭暴行是牵涉到（保护家人的）法律的问题，因此，辅导时要了解法律上的规定与处置办法。

(三) **家人乱伦关系** 丈夫与妻子两个人之间有性的关系，是自然的事情；可是如果父母跟其子女发生性的暧昧甚至是性的关系，那就是亲子间的乱伦。假如子女青春发育后，不同性别的同胞发生性的游戏，甚至是性的关系，那就是同胞间的乱伦。如果祖父母跟孙儿发生性的暧昧行为，也算是家人乱伦行为，都是严重的家庭心理问题。不但会影响情感上的问题，还会牵涉到法律法规上的问题。家庭辅导就要考虑如何按法律上的规定而进行。

(四) **家庭集体谋杀与自杀** 这是很特异的家庭行为，指的是一家人，包括父母及子女一起放弃自己的生命，共同自杀的特殊现象。可说是少见，但也有偶尔可见的家庭悲剧。在某些社会，如日本这种现象还常常发生，被日本人称为"一家心中"。严格说来，一家心中也好，家庭自杀也好，实际上是父母两个人决定双双自杀，同时也强迫他们的年幼子女一起参加自杀，或者父母杀害年幼子女后，自己再双双自杀。不用说，家庭集体自杀是与家庭的心理有密切关系的心理行为，包括全体家人的认同与重视血缘关系的心理（曾文星，2006）。

（五）感应性家族精神疾患 从精神医学的立场来说，有时候，精神上的病理状况，如精神恍惚、解离、恐慌、癔症（歇斯底里）、妄想症等，都会经过心理感应的方式，影响且感应到亲近的他人，产生类似的精神病理状态，在精神医学上称此为"感应性精神疾患"。这种感应性精神疾患，容易在家庭里发生，如家里的姐妹，或母女等很亲近的两个家人受相互感染，形成"（感应性）双人精神疾患"（folie a due）。有时，甚至全家人，包括成人与孩子们都各个感染上，结果一家人都经心理传染，而患有关联的精神疾患。这在精神医学上称之为"（感染性）家族精神疾患"（folie a famile）。这种稀有的家庭病理状态，可供我们去了解一家人的心理结构、关系与影响是如何（曾文星，2006）。

我们在此章里，很简要地说明了各种各样的家庭问题，包括比较通常性的，以及比较特殊而异常的家庭病态。我们在第四部里还要分章讨论，就各个问题做比较详细地分析与讨论，并说明辅导的基本要领，列举若干例子提供实际上的说明。

参考文献

1. 吕秋云．第十章：从临床实例透视华人亲子关系问题（193-215．曾文星：华人的心理与治疗．北京：北京医科大学．中国协和医科大学联合出版社，1997．
2. 曾文星．家庭的关系与家庭治疗．北京：北京医科大学出版社，2001．
3. 曾文星．文化精神医学：学理与运用．台北：水牛出版社，2006．
4. Tseng WS. Psychopathologic study of obsessive-compulsive neurosis

in Taiwan. *Comprehensive Psychiatry*, 1973, 14: 139-150.
5. Tseng WS, Hsu J. *Culture and family: Problems and therapy*. New York: The Haworth Press. 1991.

第七章　家庭问题的探讨、诊断与分类

要能彻底地把握家庭的行为及其病理，首先要能动态性地体会家庭问题到底与个人问题有何种关系；要能有系统地检查家庭的心理与行为，特别是有关家庭群体行为的表现；然后针对家庭的病理详细地进行审查并做出临床上的诊断。如此，才能有系统且全盘性地把握家庭的心理问题，进而帮助我们适当地决定要辅导的课题与方向。下面让我们就这些需要了解的家庭问题的各个层次做说明。

第一节　家庭问题与个人心理问题的各种关系

虽然家庭是个人生活的基础，个人的行为与家庭环境有密切关系，但究竟"个人"的心理问题与"家庭"的心理问题有何种关系，是值得我们动态性地去了解，并给予观念上的适当区别。有了这样的区别与了解，才能正确地判断要辅导的层次与方向。根据近年来有关家庭心理卫生专家的研究，我们知道两者间的关系，可能有几种可能性，让我们大致就 4 种情况而分别说明（Tseng, et al., 1979；曾文星，2001）。

一、个人心理问题是家庭问题的表现

我们看到一个人为了个人的心理、情绪或行为上的困难与障碍，而来接受辅导，但很快地会让辅导者发觉，这个人的心理问题的后面隐藏着家庭的心理问题。换句话说，个人的问题实际上是该个人的家庭问题的表现。譬如，一个家庭其生活环境乱糟糟，各种条件都很差，吃不饱，也穿不好，结果子女当中最小的小孩因受不了此情况，就患了营养不良症。那么，此小孩营养不良的问题，是此家

庭生活条件欠佳的表现。同样，一个孩子常闹情绪，或总是哭哭啼啼，不想上学校，这可能是家里的大人与小孩都情绪欠佳的关系。只是这个小孩的情绪与行为问题较显著，被人注意到了。

若以此观念去探讨的话，我们可以举出许多例子来证实此情况。譬如，一个18岁的男孩，铁汉（假名）总是诉说身体各处不适，腰酸、背疼、虚弱、没精神，时时疑虑自己患有什么严重的疾病。母亲很担心，到处带他去看病、吃药，但总是不见好。仔细分析其家庭环境，得知他的母亲是续弦，家里除了父亲之外，还有两个前妻的儿子，比铁汉年纪大，身体结实，个性也强。各自念完中学，就入军校去了。铁汉的母亲被父亲续弦后，只生铁汉一个孩子，再加上铁汉自小多病，母亲更是爱护照顾。铁汉的父亲性格很强，看不惯自己的小么总是没勇气，躲躲藏藏的，而且一碰到小困难就找妈妈哭啼，要母亲替他解决困难。因此父亲对铁汉特别凶，常教训他，叫他吃苦，想锻炼他。铁汉受不了父亲的严厉对待，就找妈妈。母亲看了此情形，就与父亲吵架，说他做父亲的不体会铁汉身体虚弱，还要折磨他，欺负她唯一的心肝。父亲看母亲不但袒护老么还说自己，更是恼怒。而父亲越恼怒，铁汉就越诉说自己身体不适，好让母亲有借口骂父亲。所以，铁汉的疑病心理趋向，可以说是父母亲及铁汉一家人的关系问题的结果与表现。要治疗铁汉的多样躯体不适，或虑病问题，除了要改正他与父亲及母亲的关系，也得调整父母彼此的夫妻关系。换句话说，得在家庭关系问题上去下工夫，才是针对问题下药了。

让我们再换个例子看看。淑贞（假名）是17岁的女孩。最近常常外宿不回家，且跟一些男孩子跳舞、抽烟、干些不正经的事，终而被警察发觉逮捕拘留。调查一下淑贞的家庭，发现淑贞的父亲颇有金钱，且有要职，只是**常常忙**于应酬，很少按时下班回家。而且，常常背着妻子交女朋友，**偶尔被**妻子发现了，就吵吵闹闹一阵子，全家都遭殃。淑贞的母亲因心情不好，也常到处跑，与朋友混、喝酒、赌博、消遣，很少管家里事。淑贞在此家庭环境里觉得生活没兴趣，也没有重心，只好也学着父母往外跑，在外面寻求乐趣。所以淑贞的行为问题，只不过是整个家庭问题的一种表现而已。不称职的父母影响了孩子才是实质问题。

有时候，个人的心理或行为问题，却有特殊的功能，可以很巧妙地来解救整个家庭的问题，不至于使有问题的家庭崩溃解离。譬如，有个小女孩叫小珍（假名）最近常闹情绪，哭哭啼啼，不稳定，也不敢上幼儿园，白天要母亲在家陪伴着她，夜晚也要父亲来哄哄她，说故事，才能入睡。原来最近在家里，父母闹感情问题，彼此不欢，甚至谈到以分居来解决婚姻问题。可是自从小女儿闹情绪，日夜要父母来照顾她以来，夫妻两个人都不敢再提分居的事，为了孩子只好把此事搁置。所以，在某角度看来，小女儿是因父母闹感情问题，而发生了情绪不稳定；但同时也产生了另外一种作用，即把父母的关系拉住，不让他们产生婚姻破裂。可以说是以个人的心理问题来补救家庭的心理问题。这种现象偶尔可见。

以上这些例子，是个人心理问题的后面，藏着家庭的心理问题的例子。可以说，个人的问题只不过是家庭问题的一种表现而已。遇到这种情况，其辅导要点在于针对全家的心理问题去改善补救，而不应只针对个人的心理问题去处理；否则是治标不治本。

二、过去家庭环境是个人目前心理问题的摇篮

个人的心理问题乃渊源于家庭的过去环境情况。虽然从目前的家庭环境或情况可能看不出直接关系，但仔细分析，便可以发现个人心理问题与过去的家庭环境或曾发生过的事实有关联。且让我们举些例子来说明。

譬如说，陈家18岁的女孩，惠安（假名），最近几个月以来忽然闹情绪，夜晚常被噩梦惊醒，白天也为了些琐事发脾气，并且吵着不想离家到外地住宿念大学。仔细研究惠安的过去情况，发现原来当惠安两三岁的时候，她的父母曾经闹感情不好，夫妻常日夜发脾气，大声吵架，摔东西，如此有半年之久，使得惠安天天胆战心惊，日夜不安。后来，父母甚至分居数个月，惠安更是反应很大，看着母亲天天哭泣、发脾气，自己也受影响，跟着哭泣，闹情绪。如此痛苦且不宁地过了几乎一年的岁月后，惠安的父母又和好，且住在一起，重过一家人的生活。此后的家庭生活过得还可以，可算是恢复了普通的家庭环境。只是，惠安因过去的心情受到打击，偶尔仍是被噩梦惊醒，害怕被父母遗弃。父母看到惠安心情不稳定，也想办法对她好，无微不至地关心照顾她，以弥补过去曾让她遭遇到的心理创伤。惠安也就如此长大，没发生什么特别的事，在学校也念完高中。可是最近考上一所大学，需要与父母分别，离家到远地去住校念书。因此，在惠安的心灵里，触发了过去年幼时父母闹分别的痛苦害怕的回忆，无形中产生了一连串的，与幼孩当时类似的心理反应。如害怕、闹情绪或做噩梦等。此情绪问题与目前还算圆满的家庭生活环境无关，可是却与过去年幼时所发生过的家庭遭遇有关。可以说，家庭过去的环境曾是目前心理问题的摇篮。

江家的大少爷，安宗（假名），虽然年纪只有16岁，但却大胆横行，自己找些坏朋友，结党作领头，在外打人滋事，不听父母管训。原来江家是地方上世代相传有名的世家，可是安宗的祖父家只有女孩，乃招安宗的父亲为婿。因此，当安宗生下来时，举家高兴。祖父给孙子特别起名为安宗，并且格外宠爱。祖父常带他外出，买好东西给他，并且到处夸耀是他们江家的传家宝。安宗自小被如此宠爱，无形中养成自己是小霸王的心理，常指使家里佣人，并且虐待不听他话的小孩。安宗的父母看到自己的孩子如此坏的性格，想加以管教，但祖父却不让安宗的父母管训，说这是江家的血统，怎可以对他严厉管教。结果，安宗更是目中无人，养成横行霸道的习性。虽然目前安宗的祖父已经去世好几年，安宗的父母也想办法好好养育管教孩子，但已经很困难，还得努力好几年，才有希望纠正过来。这也是过去的家庭环境造成目前个人的心理问题的来源。

遇到这种情况时，过去的家庭历史可以帮助我们去了解问题的来龙去脉，但不宜专心去追究过去已发生的问题，而应注重目前的家庭情况，如何能去补救当前的情形。

三、家庭整体问题的产生是对个人问题的反应

另外一种情况是，家庭的心理问题是由个人的心理问题而产生的，是继发性地反应。假如个人的心理问题解除了，家庭的心理问题照理也可能就跟着消失。

譬如，郭家最近全家都心神不定，父亲常发脾气，母亲也常哭泣，3岁的男孩又重新开始尿床、口吃，并且吵着不愿意上幼儿园。原来，他们6岁的男孩，顺光（假名），在放学回家的路上不幸被车子压伤，不但头部受伤，脚部也弄断了，目前正在住院治疗。所以，很明显，全家的情绪问题是因顺光的意外受伤而带来的家庭心理风波。假如顺光的手术能顺利，一家人的情绪也会渐渐随着平息些。可以说，家庭的急性心理问题是因个人问题而反应的。

梁家的祖母最近患了中风，因脑部出血而瘫痪，且意识不清。因整天躺在床上，日夜都需要别人来照顾如喂食、换衣服、换尿布、翻身、做身体的清洁工作，很是吃力。因家里经济不容许长期住院治疗，只好躺在家里。但家里只有两间卧室，除了夫妻及子女各需一卧室之外没有多余的，只好把夫妻的卧室让给祖母用，结果夫妻天天在客厅搭临时卧铺睡。这种安置办法不但天天如此，月月如此，无形中拖了半年。结果，家里生活不像个家，好似是临时的疗养所，不但没有地方可以好好睡觉，没有家庭活动，而且大家都因护理瘫痪的祖母而心身疲倦。不用说，大家不但没有家里的感情上的兴趣，还产生了一大堆怨言怒气，彼此常闹不愉快，且不知还得维持多久。

孙先生（假名）最近患了妄想精神病，失去了理智性地判断，心理上认为四周的人都想危害他。在马路上走路，常回头看看是否有人在跟踪他，在家就怀疑邻居是否在监视他，要把窗户关得紧紧的。听到邻居收音机声音很大，就猜疑是否故意在扰乱他，让他不能安睡，破坏他精神上的安宁；因此心里很气，就去告警察，甚至跟邻居大吵大骂。家里的妻子跟孩子想劝他，说别人并无意陷害他，

他就很生气，气家人不但不与他站在同一战线上，跟他合作去应付"敌人"，反而跟他敌对，很是不高兴。不但常跟妻子与子女吵架，把家里搞得团团转，不得安宁，最后甚至还怀疑家人已受"敌人"利用，气得动手殴打家里人。可见孙先生的精神病态不但影响他个人的生活，也破坏了全家的心理情况。

这些例子，不难说明一个家庭全体性的心理或情绪问题乃是因家里某成员的问题而影响且带来的结果。假如个人的问题解决了，家庭的情绪与心理问题也就很可能随着消失，可以说其预后还算好。碰到此情况，其要领在于协助家人如何去接受、应付、处理个人的病情或问题，由适当地护理、协助、处理来减轻该个人的心理困难，接着也解除了家里群体成员的问题与负担。

四、家庭问题与个人心理问题是共发现象

这种情况是：个人的心理问题与家庭的心理问题并发，而彼此之间并无相互且直接性的因果关系，只不过是两者刚巧都发生，是共发并存的两种问题，没有因果上的关系。

比如，萧家的女儿，明凤（假名），最近恋爱不顺利，心情闷闷不乐，夜晚想到跟她闹翻的男朋友就生气，气得睡不着觉。而此时刚好他们家的男孩被有名的大学接受入学，而且还可以拿到奖学金，因此男孩心里很高兴且愉快。同时，母亲因近来月经不顺，怀疑可能是癌症，经妇科医生作切片检查后，正在等结果，父亲跟母亲因此而心情紧张，无暇注意女儿因失恋而情绪不佳之事，也无法为儿子的喜事去庆祝。全家有苦、有喜，也有紧张，各个同时发生，结果一家人有说不出的微妙心理状况。但这些事都是各自单独发生，少有因果或连带性关系。可以说是几种问题刚好同时发生且共存罢了。其处理的方式，也是各个去应付与击破。

邓家十几岁的女儿，秋月（假名），最近呈现语无伦次，行为奇异，有自言自语的现象。经精神科医师诊断为，青春期精神分裂症。当精神科医师与秋月及其父母会谈时，发现全家的谈话与来往关系有特异的现象。即父亲说父亲的话,母亲说母亲的话,彼此不直接沟通。表面上看来,母亲跟秋月很接近,父亲跟秋月很疏远,很少有言语上的往来。但仔细观察母亲与秋月的谈话,却可感到彼此间讲的话常没有针对话题,而母女却丝毫不在乎。这种特异的家庭关系反应方式,过去曾被研究家庭心理反应的专家很注意,况且一度曾被怀疑是否产生精神分裂症的心理原因。但近来的精神医学家及家庭心理学家开始认为,这可能是另外一回事。即精神分裂症主要是与遗传因素有关。病人的父母可能也有精神分裂的遗传因子。所以,既使其父母没发病,但可能仍有与精神分裂症有关的心理特质,特别是在思维及认知方面呈现潜在性精神分裂症的特点。换句话说,在思维及认知方面有轻微障碍的父母,与临床上患有精神分裂症的子女在一起谈话反应时,可能会呈现特异的沟通与关系上的障碍表现。但并非是父母的行为导致该子女生病的"原因",而是亲子共有病的倾向的"结果"。

总之,我们把各种可能发生的"个人"的心理问题与"家庭"的心理问题两者之间的各种关系,分类并举例说明;如此,我们能了解其间的各种情况,不会否认或忽视两者之间的可能关系,也不会把个人的心理问题,都样样归罪到家庭背景的问题,或者把家庭的问题只就个人的层次去处理;而能够确实地了解且把握其间的关系,朝较正确的方向去进行补救工作。特别是能洞察一个家庭的家庭问题是如何表现,是经过怎样的过程而呈现出来,那么作为心理卫生工作的辅导者就能比较机警地发觉,并随时去供给所需的辅导。至于家庭的成员们也要能根据这些知识去了解自己的问题是哪个层次的困难,要从哪个角度与途径去把握,好能得到适当的专业辅导。

第二节 家庭问题的表现与适应方式

根据上面的分析,我们了解到家庭问题的表现并不是那么单纯,而是会以各种层次表露出来的。关键的是要体会:家庭的心理问题,往往是因出现个人的心理问题而被发觉；或者可以说是个人问题的发生是家庭问题存在的诱因。所以面对个人的心理问题时，同时要考察家庭的情况如何，是否潜伏着家庭的心理困难。

有时是全家人因共同遭遇外来因素的干扰而发生家庭心理状况的不稳定，甚至是全家的心理困难。譬如一家人因遭遇火灾或其他天灾而影响全家生活的稳定性，间接地引来全家人的情绪混乱问题。假如家庭中一个成员发生了特别的、重大的严重事故，如受外伤需要手术，或者患了心脏病或中风，而导致全家人生活上的混乱。假如是患了长期性的、颓丧性的慢性疾病，有时也会间接地影响家庭的生活情况与情绪问题。由于外在因素的影响，容易被了解及发觉，只要外在因素被解除，全家的困难也往往随着而消除。

有时家庭问题的出现是跟家庭本身的变化有关。如夫妻发现对方有婚外情的事情而闹矛盾，决定要离婚，而带来全家人的情绪上的困难。这种问题往往是很激烈，富于情感的问题，其后果难于想象与推测。即使问题的性质并没有那么严重，譬如父母决定把全家人迁移到另外一个截然不同的生活环境，也可能就招来全家人的适应困难问题。这种情况往往是一过性的，随着家人迁移以后的适应，而可能随时改善。

值得一提的是，家庭遭遇心理上的困难，随着家人各自不同的性格、面对困难的处理方式，以及所面对的问题的性质与严重程度，而会有不同的家庭反应结果。有的会闹哄哄的，吵来吵去，闹脾气，甚至发生相互殴打等行为问题，连外面人都会知晓；有的却很平静，只是彼此少讲话，家人间相互少来往；或者只是往外面跑或躲避，好像没什么问题似的，外人不去特别注意，就不太能被别人发觉；但是注意观察他们家人的沟通交往与情感的表现，或者对事情的处理方式，就可以感到家庭的功能发生了问题。

第三节　动态性深入了解家庭的心理问题

从临床的角度说来,辅导者要动态性地去了解家庭里成员之间所发生的关系上的表现,能以比较有深度的层次去分析与把握。所谓动态性地了解,是指能去就各种因素相互的关系而去把握事情发生的来龙去脉,包括深层次的心理表现。也就是说,不要单纯地就表面上所表现的行为反应去判断,还得去了解潜意识层次的意义何在,是采用何种防御机制(defense mechanism)去处理挫折或困难。这样就能在比较不同的层次去了解其心理与行为的真相。

譬如,表面上看来,父亲对青春发育的女儿总是很凶,并常对她发脾气,而且管教很严格;可是仔细探讨,或许会了解,并不见得就是父亲讨厌女儿,而有时可能是相反,是父亲对自己的女儿有特别想亲近的欲望,而觉得这样的特殊感情与欲望是不可以、是伦理上不可接受的;结果,就以反向作用(reaction formation)的方式,对自己女儿很凶,而防御性地去避免跟自己女儿发生不适当的、乱伦的结果。

又比如,本来从小是被母亲体贴照顾的男孩,进入青春期以后,就不跟自己的母亲亲近要好;反而要回避母亲,而且有时甚至跟自己母亲发脾气,严重时,还动手打自己母亲,发生虐待母亲的暴力行为。看来这是很不孝顺的儿子,是很糟糕的行为;可是仔细研究,或许可以发现,此男孩如此对待自己的母亲,可能是回避过分亲近自己异性父母的防御机制,也是采用反向作用的结果。

又如再婚的家庭里,继父虽然很想与妻子带来的十多岁的女儿接近友好,试图重建家庭的好关系,可是无论继父怎么努力,越是想跟女儿要好,女儿却越躲避,让继父觉得莫名其妙。可是仔细探听女儿的过去才发现,原来她的生父过去跟母亲在一起时,常酗酒,而酒醉后,不是要去打女儿就是想跟女儿发生暧昧的行为。所以让女儿很害怕跟自己的父亲亲近。虽然现在母亲跟父亲已经离了婚而跟继父结婚住在一起，可是女儿还是害怕父亲似的男人，总是要预防性地保持距离，不让继父对她好，过分地亲近。这可以说是女儿针对自己生父所发生的惧怕心理，经过转移关系（transference）而表现对继父的害怕行为。这是跟继父本身的为人与其行为无关，因此会让继父感到莫名其妙地被排斥。

以上这些例子都表明，家庭里的人际关系与情感的表现，不能单就其表面上的现象来看，必要时，还得经过深刻地分析去探讨潜意识层次的欲望或情结，才能有意识地体会其问题。而且值得提的是，当我们辅导家庭时，常会发现问题的后面还另有问题，会体验到问题是层层存在的。把一个问题解除了以后，还会面对另一问题需要去处理，是多层面的问题，是动态性地存在，而辅导工作也就得一步一步地去进行。

第四节　对家庭有系统地"临床检查"

根据临床医学的训练与要求，我们都知道：当内科医师看一个病人时，要有系统地去询问病人、观察病人，以及给予所需的临床检测（包括各种化验及进行躯体检查等）；以便完成有系统性的临床检查。这样才能整体性地获得有关主诉、过去史、现病史、躯体状况、精神状态等临床资料，全面地了解病人的病情，避免任何的遗漏；最后才能完成临床上的诊断及治疗的计划。同样，当精神科医师或家庭治疗者面对求医的家庭时，也要进行有系统地、全面性地临床检查，详细收集所需要的临床资料，探讨家庭的过去，观察家人目前的人际关系与群体行为。就一般情况来说，对一个家庭要进行系统地临床检查可包括下列诸项目（Tseng & Hsu, 1991。178-187页）：

（一）**基本家庭资料**　包括上下三代的家庭组成人员；当前家庭各个成员的年龄、性别、教育水平、职业；全家遵守的家庭制度、特别习惯与信仰背景等；也要包括家庭成员是否有特殊的躯体与精神方面的疾患或缺陷等。

（二）**主要问题** 目前家人所关心的问题；问题发生的可能诱因；家人对问题发生的了解与解释；家人对问题曾如何尝试去应对；家人对处理与解决问题的期待。

（三）**家庭发展阶段史** 包括结婚成家、生育及养育子女、子女成熟长大、成人子女离家、丧失配偶等各个发展阶段的回顾；并叙述有何发展过程的变异，包括分居、离婚或再婚等。

（四）**当前家庭功能表现** 目前家庭的经济情况、亲戚及朋友的来往、社会化的情况；包括对重大事情的决定能力与处理方式等。

（五）**家庭群体行为的表现** 家庭群体的结构与界限、凝结及联盟情况、相互沟通交流的情形与效果、权势的主宰与权力的分配、角色的扮演与分配、情感气氛及其表现、各个成员间的来往关系、群体的组织与认同等。

（六）**家庭面对的挫折与困难** 目前家庭所遭遇的挫折与困难的性质；问题发生的来源等。

（七）**家庭适应问题的模式** 针对所面对的挫折与困难，家人采用何种方式去处理与适应其效果如何。

（八）**家庭具有的长处** 全体家人所具备的长处，如团结力强、相互地关心、保持正性的看法、善用外在的资源与支持、对自己家庭的正性认同与忠心等。

（九）**家庭问题的动态性了解与诊断** 利用动态性的观点去了解并把握家庭问题的性质，以便给予适当的诊断。

（十）**改善问题的提议及辅导的方向** 对处理及解决家庭问题的提议及计划。

虽然在实际的辅导工作里，针对每个家庭，并不都是要很刻板地去就上述各个项目去进行全盘性的审查与检验的操作，可以就问题的情况而做机动性的、选择性地给予适当的检查。但是要知道，必要时可以就上面所描述的诸项而进行完整而有系统的审查。

第五节　家庭群体行为的检查与审核

针对单人而给予的个人辅导，或者就夫妻二人而提供的夫妻辅导比较起来，对父母与子女进行家庭辅导时，其特殊的课题是如何进行家庭群体行为的观察与审核。要评审一个家庭的群体行为，可简单透过临床上的观察，或者经过量表的检查或群体行为的实验性观察而做判断。让我们就这些不同的途径而做个别描述与说明。

一、家庭群体行为的临床观察

针对一个家庭成员间的人际关系以及他们群体所表现的行为与功能，辅导者通常可依靠父母或子女的各个自述，根据他们家人主观性的描述，再加上辅导者临床上的实际观察而做判断。譬如，一家人一起来参加家庭会谈时，在会谈室里各个家人如何选择座位而坐，谁靠近谁而坐或离开远远地坐；反映他们家人彼此的关系如何。也可以观察，他们如何开始叙述他们的问题，是谁开始申诉，而当一个人叙述时，别人是否在阻挡或支持与赞同；可体会家庭里的主人是谁，谁在把握权势；而同时也可以判断家人他们沟通的技术与能力如何，对问题的看法如何等。换句话说，可依靠辅导者的实际观察，并善用临床能力与经验而进行审评与判断。

二、家庭群体行为与功能的量表审查

为了了解家庭的心理、家庭成员间的人际关系、情感的满意情况，或者是家庭整体的结构与功能，心理学家制定了各种家庭量表来审查。让我们介绍其一二。

（一）家庭功能量表（FACE）　此量表称是 FACE，是 Family Adaptation Cohesion Examination（家庭适应与结合检验）的缩写，是由美国明尼苏达大学家庭研究所的学者们所制订（Olson et al. 1982）。此量表由家庭各个成员分别去填写，用于测量各个家庭成

员(即父母及各个青少年或成人子女)针对他们自己的家庭而所感受与观察到的家庭的功能。量表所得结果就凝聚力(或结合力)(cohesion)及适应性(adaptation)两个轴而进行分析。所谓凝聚力指的是家庭成员有如何密切而合作的关系,依靠结合或凝聚(bond)的力量去应对他们所面对的课题或困难。至于适应性,指的是家人能如何采用比较适当的方法去处理他们所需完成的课题或面对的问题,达到适应的目的。被测者要根据两种情况而填写,一是就他们家庭里目前的"实际情况"而回答;另一是就"所期望的情况"而回答。所得结果,可就实际情况与期望情形而相比,好了解他们实际的情况与期望的状态有多少差距。

(二) 家庭群体行为审核表 (Breavers-Timberlawn Family Evaluation Scale)

此量表是由美国德州南海边精神医学中心的 Milton Berger 等(Lewis et al. 1976)为了测量健康家庭而制定的家庭审核量表。量表里,包含6个项目,即:

1. 家庭结构 (Family Structure) 审核全家的结构与功能状态。包括领导的表现与执行、父母(家长)的联盟、成员结合与亲密性、权力的分配与操纵。

2. 共同保守信念 (Mythology) 审查全家人是否有共同持有的向往与期待,包括不宣而知且保守(秘密性)的想法与信念。

3. 目标性妥协 (Goal Directed Negotiation) 检验家庭成员是否能针对目标而进行有效地讨论与妥协而处理问题。

4. 自主独立性 (Autonomy) 审查家庭成员是否能保持各自的自主与独立性。包括自我意见与观念的表达、对自己的行为表现负责、是否会侵入他人的想法与意见、成员间表达思考与意见的透明性。

5. 家庭情感 (Family Affect) 审核整体家庭所持有的情感状态。包括情绪状态、表达情况与程度、矛盾存在性、同理心能力的发挥等。

6. 健康-病态总评（Global Health-Pathology Scale） 就所得观察而评审全家的健康与病态程度。

此量表是由专业人员来填表，而各个测量项目是根据谱带性的差异，从最没有到最明显的程度而去给分数。使用此量表的专业人员要经过训练制定统一的测量标准，以提高其测量的可靠性。

以上所列举的这些量表，主要运用在科研上，针对一群不同的对象去使用并测量，以决定是否有何差异。譬如，正常而健康的家庭跟有问题的或有病理的家庭有何种差异；有不同家庭问题的家庭彼此有何差异；或者不同社会、民族或文化背景的家庭里，他们的家庭行为与功能是否有差异等。当然也可以用来测量一批接受辅导的家庭，比较其接受辅导前与辅导后的结构与功能是否会有显著改善，可以帮助我们判断辅导的效果如何。

我们要注意的是，量表上所填写的资料，假如是由家人本身所填写的话，往往是意识性的、对外公开性的资料，会受各种因素影响，无法很真实地表达内心里的，包括潜意识的感觉与理由。假如是由一群专业人员们凭靠观察的资料而主观地判断填写，就容易发生专业人员间是否有其统一性的情况。因此，无论如何，量表调查在临床上的使用有其限制；主要是运用于科研上的研究，针对大量的对象做评审与比较而使用。

三、家庭群体行为的实验性研究与评审方法

为了有系统且客观地去观察并评审一个家庭的群体行为，许多家庭学者，曾尝试各种研究与评审的方法。为了观察家庭的群体行为，所有家里成员都被要求参加实验性研究；而且为了控制其家庭行为，使其客观化，参加评审而相聚的家庭成员，将由研究人员要求从事被指定的某种活动，然后由研究人员单靠临床经验去观察与评判，或者使用既有的量表去评审。让我们介绍一两种研究方法，可大略知道其研究的途径。

（一）看图讲故事而测验家庭成员的群体行为 这是一家人，包

括父母与孩童阶段的子女一起,叫他们做两个课题,即讨论周末想想全家做什么活动;然后,叫他们看儿童感知测验(Children Apperception Test,CAT)里所使用的卡通图片,并叫全家人一起去讨论图片上的卡通动物在干什么。讨论周末的家庭活动,或者看卡通片而讲故事,是孩童阶段的孩子都会感兴趣而可以跟父母全家人一起进行的活动。经过这样的测试,可以观察全家人如何进行会谈与讨论,让辅导者观察到全家人的沟通、角色的表现、父母如何引导孩子进行课题等的表现。假如把此群体行为经过录像而做记录,还可以给不同的检验者去看录像记录,并做评论,得到比较客观性的结论(Tseng et al.,1982)。

(二)就指定谈话课题而由家庭成员一起讨论　这是针对父母包括青少年阶段的子女的家庭而实行的实验性检查。让全家人在一起,讨论三个话题。即面对不高兴的情形,家里各个成员如何表现他们的反应;他们家所遭遇的问题是什么;如何去处理所面对的问题。根据全家人的讨论活动,使用既有的家庭群体行为审核表而就量表上各种项目去审核家庭群体行为(Lewis et al. 1976)。假如把此群体行为录像,还可以给不同的检验者去看并做评论。由于量表是使用评分的,可依统计上的数目而分析与比较,得到比较客观性的数据资料与结果。不用说,这种实验性的评审家庭群体行为,可以使用于跨民族的比较研究,了解不同民族的家人是否有何种群体行为上的差异(Hsu et al. 1984,1985)。

四、家庭群体行为的跨民族比较

我们已经说过,上面所描述的家庭群体行为的实验性研究与评审方法,不但可运用于临床上的审核,还可以用于科研,特别是关于跨民族比较。即针对不同民族背景的家庭给予评审,看到底有何差异。在美国夏威夷,利用多民族社会的环境,曾针对正常的家庭(即没有家庭问题的通常家庭群体人员)进行这样的跨民族比较科研(Hsu et al. 1984)。

经过这样的跨民族家庭群体行为的研究，学者们发现东方的家庭与西方的家庭有若干差异与特性。经过专业人员主观性地观察，所得的印象是：亚裔的家庭（如日本、朝鲜或华人的家庭），比较在意他们是被观察而比较谨慎表现他们在公众场合（被观察）的行为；而欧裔的家庭（即美国白人），则不在乎是被实验观察，能自然表现他们的反应。亚裔的家庭比较注意阶级性的差异，考虑子女要尊重父母；而欧裔的家庭则不在乎亲子阶级性的差别，父母跟子女的差距比较少，能平等性地参与讨论。

关于被指定进行课题的操作（被要求就卡通图片而讨论故事），虽然是被要求"由全家人一起讨论"，但是，亚裔的家庭往往只由其中一个成员去执行其课题（即一人去叙述故事）很少牵涉到全家人的参与；与此相比，欧裔的家庭喜欢全家人参与而讲故事，采取群体性的合作行为。换句话说，亚裔的家庭比较注重如何去完成被指定的课题；而欧裔的家庭比较喜欢群体性的活动与讨论。

当他们被要求讨论家里有何问题时，亚裔的家庭不容易表达，甚至否定他们家里有任何问题或矛盾的存在；而且有时还相反，费心夸张他们的家庭如何好（家人从来没有矛盾或吵架；父母都很好等）。与此相比，欧裔的家庭能比较随意地提出他们的家庭有何困难，甚至也能由子女轻易地描述他们父母如何表现不悦的反应。

特别使用"就指定谈话课题而由家庭成员一起讨论"的研究方法，并采用"家庭群体行为审核表"而进行客观性的审查正常家庭群体行为时，发现在夏威夷里的欧裔的美国人（白人）、日裔的美国人、华裔的美国人、本地的夏威夷人都各自有若干的差异，但以欧裔的美国人（白人）跟日裔的美国人间的差异比较显著（Hsu et al., 1984）。因此，就此两个研究组而进行比较详细的分析与比较时，得到下列的结果（Hsu et al. 1985）。

从家庭结构的项目说来，日裔家庭里的夫妻比较考虑丈夫与妻子的强势与随从的趋向；欧裔家庭比较平等对待，而夫妻有比较明显的联盟表现。

就向往信念的层次说来，日裔家庭跟欧裔家庭比较起来，没有共同保持的向往与期待；而欧裔家庭比较有意识性地持有全家共有的信念。

从自主独立性的角度看来，日裔家庭的成员比较缺少自我意志的明显表达，而欧裔家庭的成员对自己的行为表现负责，很少会去侵入他人的想法与意见，而且成员间表达思考与意见有其公开性与透明性（较少保持秘密的趋势）。

就健康-病态总评而说，欧裔家庭跟日裔家庭比较起来，欧裔家庭被专业人员评论为比较健康。当然，我们要注意，这是根据美国制定的量表而审核，而美国的量表是反映美国文化里对健康家庭的看法与要求，有文化上价值观的因素的影响。可是，无论如何，就其美国的评论水准而说，日裔家庭的家庭行为比较逊色。

五、文化因素对家庭行为审核的影响

上面所说明的，"看图讲故事而测验家庭成员的群体行为"的方法，曾被学者应用于子女有行为问题的家庭而进行检查，并把其检查家庭群体行为做录像，使用于跨民族的比较研究。即选择若干美国人的家庭及日本人的家庭而接受看图讲故事的实验，然后把其录像记录给在美国的精神科医师及在日本的精神科医师分别去观察与评审。结果发现不但日本与美国的家庭行为有若干群体行为上的表现差异，还发现日本与美国的精神科医师，对家庭行为的表现也有不同的评审与解释趋向。

让我们详细说明其情形。在被选择采用的家庭群体行为里，有些女孩不喜欢参加全家的讨论，可是父亲并不关心这样不合作的女儿，而只由母亲来劝说女儿。看了这样的情形，美国的精神科医师大部分会评论日本的父亲不关心子女的行为，没有发挥父亲的职责去参与管束家里的人际活动。可是对此，日本的精神科医师却保持不同的看法与意见。他们认为，在家里，管教子女是母亲的职责，特别是已经到青少年时期的女儿，该由母亲去负责管教。假如父亲跟青少年时期的女儿有直接的来往与管教，则被看成是不适当的父亲的行为，是（性别上）越轨的亲子间来往。换句话说，日本的精神科医师，是根据他们对日本家庭里所期待的父母的行为为准绳去评审，而对不跟自己女儿直接谈话与管教的父亲不看成是有问题，即不执行管教职责的父亲；而是文化上表现适当且正确行为的父亲（Tseng et al. 1982）。

这个研究很明显地提醒我们，专业人员针对不同民族或文化背景的人进行审查时，不但要有足够的专业知识与经验，还得具有文化精神医学的了解与注意，才能避免文化上的疏忽或错误（Tseng，1985；曾文星，2006）。特别是牵涉到人际关系及其行为的评审时，要注意什么是文化上的准绳，避免受辅导者或专业人员本身的文化价值观的左右与偏见。

第六节　家庭病理的诊断与分类

精神科医师习惯于针对个人精神疾患进行检查与诊断。但跟其他情况相比，对家庭的心理问题的审查与诊断，却有本质上的不同。因为当精神科医师对病人进行精神上的检查与评审时，所关心与牵涉到的是病态性的精神症状，要诊断的是精神疾患。精神疾患有各个特殊的征候，而且有明确的疾病分类系统可循用。可是针对家庭的心理问题时，却全然不同。我们所面对的，不是"疾病"，而是"通常的心理问题"，顶多是比较奇异的病态性的行为表现。而这些通常性的家庭心理问题并没有明确且特定的"征候"，而是以千变万化的方式而表现的。

针对个人的诊断与检查，所注重的是个人，最多附带性地探讨跟个人有关的家庭背景或家庭史。可是对家庭的审查，却除了要面对各个成员以外，还要以群体的眼光去了解与审查群体性的行为。群体性的行为，要以不同的角度与层次去了解与把握。即以群体的眼光与准绳去检查群体的行为与心理。辅导者要具备有关群体的知识与经验。

再者，我们在开头就已经说明，个人与家庭有各种不同的相互关系，要适当且动态性地去区别个人的心理问题与家庭心理问题的相互关系。一般说来，要对家庭进行审查与诊断时，至少要从三个角度去进行探讨。即各个成员的过去史、家庭整体的成长史以及目前牵涉到的家人的情况。针对这三种情况依不同层次与角度去探讨与把握，以便做适当的了解与判断（Tseng et al.，1979）。

最后要提醒的是，针对家庭的心理问题，并没有确定的病理分类系统，只有观念上的划分各种问题的性质，如家庭制度有关的问题、家庭群体行为上的问题、家庭成员相互关系上的问题、与家庭发展阶段有关的问题、或者是比较特殊而奇异的家庭问题等。从临床运用的立场说来，我们只能就这些分类的构架做观念上的探讨与运用（Tseng et al.，1976）。家庭的问题是多样性、层次性的。越是进行辅导的工作，就会越了解家庭的问题。因此，也就要适当地判断要探讨到何种层次，并辅导到哪个程度与境界，要能懂得适可而止。

参考文献

1. 曾文星．家庭的关系与家庭治疗．北京：北京医科大学出版社，2001.
2. 曾文星．文化精神医学：学理与运用．台北：水牛出版社，2006.
3. Hsu J，Tseng WS，Ashton G，McDermott JF，Jr，Char W，Cross-ethnic study of normal family interaction in Hawaii. International Journal of Family Psychiatry，1984，8（4），349－361.
4. Hsu J，Tseng WS，Ashton G，McDermott JF，Jr，Char W. Family interaction pattern among Japanese-American and Caucasian-American in Hawaii. American Journal of Psychiatry，1985，142：577－581.
5. Lewis JM，Beavers WR，Gossett JT，Phillips VA. *No single*

thread: *Psychological health in family systems*. New York: Bruner/Mazel, 1976.
6. Olson HD. (Ed). Family inventory. St. Paul: Family Social Science, University of Minnesota, 1982.
7. Tseng WS. Cultural aspects of family assessment. International Journal of Family Psychiatry, 1985, 6: 19 - 31.
8. Tseng WS, Arensdorf AM, McDermott JF, Hansen, JJ. Fukunaga C, Family Diagnosis and Classification. Journal of American Academy of Child Psychiatry, 1976, 15: 15 - 35.
9. Tseng WS, Hsu J, *Culture and family: Problems and therapy*. New York: The Haworth Press. 1991.
10. Tseng WS, McDermott JF. Triaxial family classification: A proposal. Journal of the American Academy of Child Psychiatry, 1979, 18: 22 - 43.
11. Tseng WS, McDermott JF Jr, Ogino K, Ebata K., Cross-cultural differences in parent-child assessment: USA and Japan. International Journal of Social Psychiatry, 1982, 28: 305 - 317.

第三部
家庭辅导的原则与方法

我们把家庭的各种心理问题了解与把握以后,接着就要考虑与研究如何提供适当的辅导与治疗。因此,在第三部里,我们将分章说明:家庭辅导的基本概念与原则、辅导上可采用的各种治疗模式、在实际辅导上可运用的各种治疗技术与要领以及如何进行辅导,了解治疗的过程并判断辅导的效果。这部分可以说是辅导的整个核心内容。

第八章　家庭治疗的基本概念与原则

第一节　家庭辅导的定义与目标

家庭治疗（family therapy）或家庭辅导（family counseling），是以家庭的心理问题为其着眼点而实行的心理治疗或辅导工作。一个家庭的心理功能，应从其结构、组织、沟通、情感、权力分配、角色扮演、成员间联盟、家庭认同与界限等各层次去了解。假如这些家庭的心理功能有非适当地表现，影响其家庭人员间的来往与相处问题，左右成员的心理或行为状态，而难由家人自行改善或纠正时，需由专业人员协助辅导，给予治疗工作来改进其家庭心理功能。

当家庭治疗刚被开创的时候，曾强调并坚持家庭治疗时，需全家人同时参与会谈，以家庭群体的方式进行治疗工作，好能观察全家人的行为反应与关系，并能就地给予辅导与纠正。可是经过实际的临床经验，以及现实上的考虑，近年来的家庭辅导者并不强调一定要这样举行全家且群体性的会谈。只是随情况的需要，由有关的主要家人参与治疗会谈，并非时时都需以全家参与的方式进行；而且随治疗的需要，可随时变更参与的家人。换句话说，家庭治疗乃是一种治疗的观念，只是以"全家"为其治疗的着眼点。例如辅导者只是跟家里其中一人接触，但其辅导的重心乃在透过此成员去改善全家的心理状态与关系。也就是说，只要关注家庭的情况，而并非只注意个人的情形，也可以广义地说是实行家庭治疗。

从专业的立场说来，家庭治疗是半世纪前才被开展，是近年来才通行的心理治疗模式之一。因其实行时间尚短，在学理及治疗技术方面都还处在萌芽、修正与发展阶段。可是，家庭治疗的重要性已是被公认的事。特别是有些心理问题直接与家庭的心理环境有密切关联，给予家庭治疗才是其捷径。我们华人素来很注重家庭，如何维持并发挥家庭的功能是很重要的心理要求，也是社会的课题（徐静，1997）。特别是在现代化、都市化且工业化的社会，其家庭的结构及心理功能常受到严重影响；相对地，对家庭的心理辅导与治疗变得更重要。因此，凡是从事心理卫生工作的人员，都应了解家庭治疗的基本知识，并且拥有家庭治疗的能力与经验，以符合进化中的社会需要。

家庭治疗是注重一个家庭里的群体家人，因此，从广义的角度说来，可以说是团体治疗的一种，但事实上是很特殊的团体治疗，因为其对象是一家人，有特殊的关系，并非如普通的团体治疗是针对一群毫无相关的陌生人为治疗的对象。家人有长年而且亲近的情感与相处的关系，除了接受辅导会谈以外，他们平时还生活在一起，而且日后，就算是治疗停止，他们还会继续相互影响过他们的生活，因此是很特别的小团体。有些学者把夫妻（或婚姻）治疗与家庭治疗区别。因为夫妻是特别的一对男女，有其特殊的配偶关系，有特别的感情关系与相互扮演的角色并经营生育及养育子女的功能。可是有些学者却认为夫妻只不过是家庭人员中的主要成员而已，生育子女之前，可就夫妻而看待，如果生育了子女，夫妻加上子女，就形成家庭，因此不加区别。

为了施行家庭治疗，要了解家庭的结构、功能、发展等，以及各成员间的关系、权力分配、角色扮演、成员间的联盟及全家人的凝聚、认同、与界限等。同时也要了解各种家庭病理，及治疗的学术上根据。这些知识、观念与要领是跟个人心理治疗有所不同的。因此，给予家庭辅导，要针对家庭的心理与功能有所了解，并且要熟悉有关辅导上的技术与策略才可以。随着文化背景的不同，家庭也有比较常见的不同的家庭心理问题，也需要配合其文化环境而提供适当的家庭辅导（徐静，1997）。

第二节　家庭治疗的对象及其适用性

原则上说来，每个人都有个家，而家庭很深切地影响个人的心理。因此，从广义的角度说来，许多个人的心理问题都要从家庭着手，家庭治疗的适用性也很广。但从较狭义的角度来说，下列情况特别宜采用家庭治疗。

（一）家庭的结构、系统与功能有缺陷　任何一群人要长期相处，要有组织与结构，才能施展其功能，家庭也不例外。一个家庭在其结构、组织与系统上说来，若有明显的非功能病态，就需要以家庭治疗来纠正修改其家庭结构、组织与关系。譬如说，一家里，常无一家之主，无人执行管理督促的功能；一家人分不出上上下下应有的阶级，成人与子女分不出亲子不同的角色与关系；家人之中无法执行适当的沟通交流，也缺乏家庭认同，家庭不像个家庭时，需依赖家庭治疗来补建家庭的组织与结构。用通俗话说来，一家团团糟，不像个"家"的时候，要靠家庭治疗来重建"家"的样子。

（二）家庭成员间的人际关系有困难　假如夫妻间有关系上的问题，就要施行以夫妻关系为主要着眼点的婚姻治疗。例如一个家庭在亲子关系上有明显的困难，特别牵涉到父母与子女的管教问题，或亲子三角关系的冲突时，则需要依靠家庭治疗来解决。特别是子女的年岁渐长，进入青春期，有他们的主见，而且他们的一举一动会很严重影响全家的心理状况时，常需要以家庭会议的方式进行辅导工作。即会谈要包括父母及年轻子女参与，大家共同讨论彼此不同的观点，好相互妥协，求得亲子间的协调关系。特别是当父母与年轻的子女之间，有明显的"世代隔阂"或"代沟"，有不同的价值观念与看法，你争我论，相互坚持不让的情况，举行家庭治疗性的会谈，相当有帮助。

假如同胞间有困难，不容易合作，发生嫉妒或争夺的问题，常牵涉到父母的管教与养育问题，也是接受家庭辅导的理由之一。假如是公婆与媳妇，或者岳父母跟女婿有相处上的问题，也可以靠家庭辅导来处理与解决。

（三）面对全家群体性的困难　　当一家人共同遇到严重的事故，难于应付，或者全家需作重大决定，但在情感上家人有不同的反应，难于处理时，都适合作家庭治疗，商讨共同应付的方针或方向。譬如，当全家要搬移到不同的社会与文化环境去，对全家人有不同的作用与影响时；有家人患严重且慢性疾病，或残废情况，一家人不知如何处理时，以家人会谈来先处理彼此的情感，再作全家的决定，常是接受家庭治疗的适当时候。

不用说，家庭治疗的主要目的，乃在得到直接观察一家人的互应关系的机会，帮助我们能了解家庭的功能与病情，作为治疗的决定根据。同时，靠全家人的参与，可促成家人的关心与合作，以便能动用家庭的力量、资源与影响力，以求较快速地解决有关问题。

换句话说，家庭治疗的适用性很广，包括父母对小孩的养育或管教有困难的情形；成人子女跟父母相处上有困难的情形；夫妻跟自己的上辈父母有应对上的困难情形；成人同胞有相处上的矛盾情况；全家人跟外面亲友相处有问题的情形；一家人应对家里重大事情或事故处理上有困难的情形等。

反过来，有些问题较纯粹是属于个人的心理问题，或者是以个人心理治疗来进行辅导比较合适，不用考虑家人如何反应的情况。特别是有些人顾虑自己问题的隐私性，不愿意家人都知道，或者所面对的是自己内在精神的困扰时，仍采取个人心理治疗比较妥当。换句话说，即使个人的心理困难跟全家人有关系，也不一定非要进行家庭治疗。如何判断采取个人的心理治疗或家庭治疗的模式，可说是临床上的判断，需要依靠临床经验而决定。

第三节 家庭治疗的基本观念

所谓家庭治疗与个人的心理治疗,在学理上有基本不同的立足点,因而导致其治疗技术与方法上的不同(徐静,1990)。简单说来,个人的心理治疗常把焦点放在个人的内心精神状态及其深层心理问题;而家庭治疗比较注重人际关系及现实生活里需要实际改善的相处问题(Jacobson & Margolin, 1979)。现在且让我们就各种要点来分述。

一、是以"家庭"为主要着眼点的辅导

家庭心理治疗与个人的心理治疗区别在于不以"个人"的心理为着眼点,不太去考虑个人的内在心理结构与行为动机,个人的潜意识、个人的欲望、性格或情感等,而把其焦点放大,放在不同的层次,专心注意"一家"的总结构与组织,家庭的发展阶段,全家的沟通与交流,家里成员间的关系、角色与情感,全家人对外所持的家庭界线与家庭认同,研讨家庭的功能、问题与适应等。换句话说,我们所注意的是一个家庭里发生什么事,家里遇到什么困难,要靠家人如何一起去处理。譬如,父亲与母亲争吵,影响子女的心情;大孩子面临大学考试,紧紧张张的,一家人都不敢大声讲话,唯恐影响孩子念书,搞得全家人也神经兮兮的;或者女儿常三更半夜才回来,常惹起父母轮流地大声训骂,快到天亮都无法平息等,这些例子都显示并非是一个人的问题,而是一家人的问题。当然,我们仍很注意家庭里每个成员的心理状况,但这仅是以家庭成员的眼光来看待与关心,而不是以单一的个人为着眼点。这好比婚姻治疗时,其着眼点乃是一对夫妻,是"婚姻"的关系似的,家庭治疗乃专注"家庭"整体的心理状况。这是家庭治疗的第一个基本观念。

二、要以"群体"的眼光分析与了解家庭的行为

按定义,一个"家庭"是由三个人以上的一群家人所形成,因此,要以"群体"(group)的眼光来了解并分析家庭行为。不管其家庭成员的年龄多老或多幼小,都是直接或间接地影响整个家的心理情况,且参与群体的综合行为。以"群体"的眼光来体会家庭,是很重要的基本观点。

为了了解一家的群体行为,我们要透过群体的结构、成员的角色与关系、群体内的沟通、群体的团结等各种层次来了解一家的心理与行为;也要研讨在群体里其权威如何分配使用,是独裁式或民主式,谁扮演明显的领导者,谁是幕后的策划人等;以便注意全家人的凝聚或结合的情况,次系统里的联盟,全体的认同等。

让我们举个例子来说明:譬如,在晚饭桌上,父亲宣称明天是清明节前的周末,全家人应一起来打扫屋子。大女儿听了,撅个大嘴说,她已跟朋友约好,周末要到郊外去游玩;而儿子听了,也接腔说,他也想跟朋友去打球,跟姐姐站在同一阵线,联合反对父亲的建议。结果,双方坚持不让,还得靠母亲出面从中协调,建议这个周末由父母二人打扫一部分,下周由孩子打扫其余的部分,总算解决了这场局面。这一小段里,我们就可讨论父亲如何执行他的群体领导职权,两个孩子,以成员的身份联盟起来,反对领导的决定,而母亲扮演协调者的身份,来解决双方的冲突等,可以用群体的眼光来分析了解。

三、要靠"系统"的观念来体会家庭的群体现象

夫妻也好,家人也好,只要牵涉到两个人以上的群体,就要以"系统学"的眼光来观察且了解其行为反应。所谓系统(system),是指有相互关系的一整体依循某种关系而维持其功能,并相互影响。一个整体的一部分受了变化,便会牵连性地影响所联系的其他部分,以一波接一波地影响下去,最终影响全局。譬如,一个

第八章　家庭治疗的基本概念与原则

孩子咳嗽一声，就引起母亲的注意，开口问怎么了；而在旁边用心做功课的另一孩子就可能嫌大家太吵，骂一声不要吵；而这样骂人的话，可能惹起父亲的反应，训斥孩子不礼貌等。一个孩子的咳嗽声就可牵动全家的连锁性反应。我们的家庭行为，常是这样发生的。要了解我们家里的行为反应，就得以"系统"的观念去了解，否则，只看到后面的行为反应，而没注意前面的起因，失掉全盘性地领会。这是第三个很重要的基本观点与看法。

当然，个人的心理与行为也是遵循"系统"的道理而进行。即一个人的"内在精神"（intrapsychic）里的各种心理因素常牵连性地相互影响而发生。但是，通常能主观地描述出来。譬如，因为肚子饿了，就心情不好，急躁，结果跟别人说话就很粗心；喝了酒，就失掉理智性地控制，开口说些平时不会说出的话等。这种情况可说明生理因素影响心理状况，而心理状况影响了对人关系。可是，在群体的家庭行为里，不特别去追踪，常常不会去探讨与发觉事情的来龙去脉，因而要特别去体会这种不同的辅导要领。

用"系统"的眼光来看一个家庭的动态情况时，有其特别的看法。譬如：任何成员的心理与行为变成病态时，就要去了解：个人的病态的变化将对整个大系统的"家庭"产生一连串的作用；相反，假如成员的行为变好，要改善，也同样会面对整个"家庭"一连串的反应。换句话说，不只考虑对个人的心理与行为有何变化，即是变坏或变好之外，也得考虑对整个"家庭系统"引起何种作用与反应。

譬如，先生的信心增强了，对妻子跟孩子会有何影响；妻子的情绪坏了，会如何影响丈夫与子女的精神与行为等。再者，假如一个成员好转很快时，相对地，其他成员能不能接受？是否有其他成员会替代性地变坏？假如丈夫好了，妻子会不会受不了，而反而坏了？这些都是从系统的眼光与立场而应发问的问题。在辅导的经验里，我们常发觉一个家人想改变其行为时，即使是很好的改变，也常会受其他家人的有意或无意地阻碍，不容易发生"改善"。从个人的立场说来,精神分析学家认为是"阻碍现象"(resistance)。对一个家庭说来,这种"阻碍"现象就是系统上的阻碍(resistance of system);局部的变化,受其他部分的阻碍,不容易发生整体的变更,需要特别费力去处理。

四、要以"家庭发展"的观念了解家庭问题

一个家庭并不是静止不变的状态,而是随年岁与子女的长大,而随时经历不同性质的家庭阶段,称之为"家庭发展"(family development)。在每个发展阶段,有其特别的心理课题去面对且完成,也常有特殊的心理问题要去解决应付。能以此"家庭发展"的观念来审查家庭的状况,并以发展阶段所面临的课题与困难,来了解一家所处的境界,是另一重要观点。

关于家庭的发展,我们在第四章曾经说明过,习惯上常利用子女的出生、养育、管教与抚养而区别,包括子女离开家庭,父母退休等因素而加以划分阶段。每个家庭在各个阶段都要去面对处理该阶段的心理课题,也容易遭遇该阶段常会发生的心理困难。

让我们举个比较显著的例子来说明。如家里唯一的独生女儿将离家,到远地去住校念大学,家里将只剩下一对中年父母,开始过"空巢期"的夫妻生活。这对很多人说来是开始享受"第二次"蜜婚的阶段,即无子女在旁纠缠之下,可过两个人的清静幽闲的夫妻生活。可是对这对夫妻来说,却是开始不安的阶段。因为,这对夫妻两个人之间的感情向来不佳,做妻子的,全靠尽母亲的责任(照顾女儿)来满足自己的心理要求。现在女儿长大,离开家庭,她再也做不上"母亲",而又难做"妻子",所以近来心里沉默,提议是否与丈夫离婚或分居较好;而丈夫听到这样的提议,心里很不高兴,认为夫妻已熬过大半人生,到这时还提什么分居或离婚的主意。这样的家庭问题,最好以"家庭发展"的眼光来体会其问题发生的本质,了解是"子女养育阶段"之后,转入

"空巢阶段"时,有些夫妻可能面临的家庭问题。从治疗的立场说来,这对夫妻还得练习他们如何两个人过夫妻生活,没有子女也可以经营他们夫妇的生活。也就是说,要去弥补他们在结婚初期以来还没有处理好的心理课题。

五、要以动态眼光了解"个人"与"家庭"之病理关系

我们在第七章里已经提到,个人的心理问题与家庭的心理问题有各种不同的相互关系。譬如说,家庭是个人问题发生的摇篮;家庭问题是对个人问题的反应;个人问题是家庭问题的表现;或者个人问题与家庭问题两者是无关的共存现象等。换句话来说,我们要能以动态的眼光,灵活且确实地了解,到底"个人的心理问题"与"家庭心理问题"有何种关系。能正确认识清楚之后,我们才能进一步决定如何处理个人与家庭的心理问题。

譬如说,假如一个小孩常无缘无故地闹情绪,害得将快分居或离婚的父母因非得照顾孩子,再也不谈分居或离婚,夫妻二人继续跟孩子住在一起。对于这样的情况,我们仔细思考便知晓,这个小孩的"个人问题"是被用来"黏住"家庭,使快分解的家庭不至于破裂的话,我们便不能轻易地去改善个人的问题,而得先去解决父母的婚姻问题;假如个人的问题,只是"戴罪羔羊"的性质,是全家问题的表现而已,那么,就不宜只针对戴罪的羔羊而处理其问题,而忽略了问题后面的全家问题。所以,能以动态性的想法来了解并洞察个人与家庭问题的性质,是最后一件要注意的观点。

第四节 家庭治疗之目的与结果

我们把家庭治疗的定义说明,也把家庭治疗所需的基本观点分析之后,我们接着在此讨论家庭治疗的目标。个人心理治疗的目标是把一个人辅导向健康的状态去发展。因此谈家庭治疗的目标,

也可以同样地说明，是帮助全家人去经营心理健康的家庭（Nichols & Schwartz，2004）。但是我们要认清什么是健康且富有功能性的正常家庭。

我们已经说过，无论从家庭研究的角度，还是从家庭治疗的立场，我们认为"家庭"的本质含有好几样层次。此乃包括家庭的结构、发展，以及各种群体性的功能，如沟通、联盟、适应等。要谈论家庭治疗的目标，最好就这些家庭的层次来叙述说明。

一、协助建立应有的"家庭结构"，以便发挥家庭功能

家庭是个群体，因此，一个健康且能发挥功能的家庭，一定要有健全的结构与组织。因此，假如一个家庭有这方面的障碍，便是家庭治疗的目标之一。所谓家庭的结构与组织，又可大体从两个方面来说。第一，乃关系到一个家庭里，如何分配权威及担任领导之事。权威是指使别人受影响，以改变其决定方向的力量。譬如，今天想吃什么菜，在家吃，还是出去，到饭馆吃；今天是否可懒洋洋地躺在家休息，或是该趁着好天气，打扫全家卫生等，都是家庭里日常要决定的事。为了这些，谁能说服谁，谁能指使谁、影响谁，由谁来做最后的决定，乃是家庭里的权威分配与执行的现象。

就我们掌握的常识所知，有些家庭里，其组织散漫，权威的分配无一定的模式，混乱不清楚；有的有明确且固定不易变动的组织，其权威集中在单人，行使独权，别人毫不能参与意见；而有些家庭，采用灵活的组织，虽然平时有明确的带头人，但一遇到问题时，可由别人相互替代，且采用民主形式，听取众人意见，并适当地作决定。假如一个家庭，其权威的分配是过分地专权，或者混乱不定，都无法适当地发挥其功能。家庭治疗的目标，就在于协助家人建立适当的家庭结构，特别是关于权威的分配及行使问题。

家庭结构的另一方面，乃关系到家里成员间如何扮演角色、形

成联盟与关系的问题。假如这些方面有了问题，也是家庭治疗的目标。通常说来，一个家庭里，其各个成员应能扮演与其身份相配的角色，所以父亲像父亲，母亲像母亲，哥哥像哥哥，妹妹像妹妹，这样一家人才能表现各个的本分，才能合适地执行其功能。但假如家庭成员在角色扮演上有异样，便是家庭治疗所关心的地方。譬如，一个家庭里，某个孩子常被家人指为有问题的人，只要家里发生问题，就被认为是该成员的缘故，让某成员扮演"戴罪羔羊"的特别角色，以此面对全家的问题；或者，与此相对的，让另一成员扮演所谓的"家庭天使"，家里有任何好处，都让该成员去沾荣耀。这都是家庭成员关系上的毛病。有了这种现象，便需经过家庭治疗来纠正。

一个家庭里，其成员之间常形成特殊的接近关系，联合应付其他成员，如父亲与母亲联盟，以共同管教子女；兄弟姐妹联盟，以对付权威大的父母等，是常见的正常现象。但是，有时某父母与孩子联盟，以对抗另一父母，称之"超代联盟"（cross-generation collision），是非功能性甚至是违常的现象。有时，一家的父母与子女，结成特殊的联盟关系，相互对抗或冲突，很是厉害，乃是家庭内争的问题。最常见的，是母亲跟儿子联盟，与父亲对抗；或者父亲偷偷地同情或宠爱女儿，使母亲生气。这是所谓的"亲子三角冲突"（parent-child triangular conflict）；是家庭里常见的心理问题，也是家庭里闹情绪的主要理由之一。假如这种成员间的联盟关系有过分的程度，便是家庭治疗的目标。经过家庭治疗，来纠正及改善家庭的结构与组织。

二、促进良好的"家庭人际关系"，免除关系上的冲突

整个家庭形成一个全体性的系统（system），而在其大系统之内，通常再包含各种"次系统"（subsystem）的关系，如夫妻的次系统关系，兄弟姐妹的同胞次系统关系，父子、父女、母子、母女的各亲子次系统关系。这些次系统，各个有其不同的本质与关

系性质。假如这些成员间次系统里的关系不良好，有误解、纠纷、冲突，就影响一家人的心理状态。因此也需通过家庭治疗来协助改善。

在所有关系当中，夫妻的关系是主轴（axis），是最主要的。万一夫妻二人感情不好，明争暗斗，一定会带来全家的情绪风波。父亲与儿子间的关系，也常是影响全家平安的问题来源，特别是儿子已经长大，跟父亲的意见不同，而亲子之间又不懂、也不肯折中相让，常会引起家庭的内战，影响全家的心情。

当一个家庭里有强烈的成员关系冲突，别的成员也无法帮助他们解决问题，他们本身也难于获得和解的结果时，常需依靠家庭治疗来改善其问题。譬如，儿子认为被父亲无理管教，父亲则认为孩子长大，心目中就没长辈，对父母毫无孝敬时，即使母亲想从中插入而调解父子间的紧张，有时处理不当，多说一句话，偏袒哪一方，常会火上加油，越帮越糟糕。因此，在这样的情况发生时，最好找中立的家庭治疗者来尝试调解。

三、促进应有的"家庭沟通"，维持交流功效

一群人要相处，要生活在一起，就要能相互沟通与交流。假如一个家庭里的父母与子女们不能相互讲话，传达意见且沟通情感，是件很糟糕的事。明天开始上学，可否买些铅笔和本子到学校去用，孩子问了父母，但只得到含糊不清的回答；年轻的子女，在外面逛，过了半夜才回来，父母问他们到哪里去了，他们却把肩膀一缩，表示不知道的反应；妻子问丈夫，后天是结婚纪念日，要不要一起出去到外面吃饭，庆祝庆祝，却得到丈夫无言的回答。这些都是家庭里的沟通发生了故障；也反映彼此的情感有问题。不用说，这样的情况不但生活得不愉快，也难于过日子。

所谓沟通，牵涉到是**否能轻易地讲话沟通**、谈话所表达的内容的深度问题、沟通的技巧等。通常说来，家庭里发生的沟通困难，常源于几种理由。有时是性格上的问题，不善于开口讲话，内向

或害羞而寡言，特别是有关情感的事，更难于开口表达。另外一种理由是没有常常相互讲话的习惯，认为家里自己人，何必相互夸奖、说好话、表达情爱，只要有心意就好，不用讲肉麻的话，像是外人似的，相互客套。最后的理由是，彼此没感情，不想谈吐沟通内心的真意，甚至故意不说话，保持冷战的局势。

不管其理由是什么，一家人不相互讲话，不能轻易地沟通，不但不能交换情报资料、表达意见或决定事情，更不能体会彼此的情感，难于同乐共苦，相互帮助，并建立浓厚的情感，可说是很大的问题。当然，沟通的问题后面，常隐藏着情感的冲突、人际关系的困扰，或者角色扮演的问题等，需直接处理其核心问题。但有时也可随着沟通交流层次的改善，其他问题也随着改进。因此，家庭治疗有时把其治疗的着眼点专放在改善一家的沟通方式。

四、帮助顺利渡过"家庭发展"的阶段，能按步适应成长

我们已经说明过：家庭是按阶段发展的，而且，在不同的发展阶段，各有其特殊的课题去解决。假如一家人在发展过程上面临新问题，无法轻易解决，有时得依赖家庭治疗来处理。譬如，一个家庭在前几年一直都过得好好的，但最近生下婴孩，添了家庭成员之后，不但要忙于照顾此婴孩，还产生因新添的家庭成员而带来的心理困难；本来太平无事，乐融融的家庭，因其孩子各个进入青春期，亲子关系改变，因子女的管教而常发生亲子间的吵闹；或者，因子女一个个地开始离家独立，本来好似没问题的父母，突然夫妻之间常闹意见，显出情感冷淡，并提出离婚的想法，这些都是与家庭发展阶段有关的家庭问题。

家庭治疗要帮助许多家庭，去事先预料可能在新阶段所遭遇的心理课题，也准备去接受且适应这些问题，以便能按步发展，渡过各个的发展阶段。以免在新的发展阶段，碰到毫无预料的困难，而不知所措。

五、鼓励适当的"家庭团结",相互供给妥当情感支持

正常的家庭,全家人之间应有适当的情感关系,能团结如一体,不但家人之间能共苦共乐,当遇到困难时,能提供情感的支持与鼓励,碰到外来的刺激,能合作去共同应付。这乃是"家庭团结",也可以说家人有足够的凝聚或结合力量(cohesion)。可是,有些病态的家庭,过分地黏在一起,在情感上不许任何成员与家人分离,也不容许家人成长独立,自行发展,被称是缺乏个人界限而过分黏密的家庭(enmeshed family)。有的,刚好相反,一家人像是一盘散沙,各自干自己的,不管别人,对自己的家人彼此毫无关心,也无情感,一点也不团结,不像是一家人,缺少凝聚或结合力。这两种极端都是病态且是非功能的家庭,是家庭治疗所关心且尝试去修改的目标。

所谓的健康家庭,一方面成员之间有浓厚的情感,相互关心与体贴,一旦遇到什么困难或挫折时,能伸出同情的手,提供支持与关怀,使大家共同感觉到彼此是属于一个团结的家;但一方面容许每个成员能保持一点自己的私人天地,也鼓励个人往各自的长处方向去发展,并不用总是紧密地在一起;而且,必要时能鼓励往外发展,在适当时机离家他走,只保持间歇性地接触来往。这样可密也可分的家庭关系,才是心理健康的家庭团结,才适合工业社会的现代生活方式。

六、促进树立适当"家庭界线",建立"家庭认同感"

一个健康而有功能的群体,对内要有认同感,而对外能保持适当的界线。同样,一个家庭不管多大或多小,也是个群体,是一个家庭的单位,是日日生活的场所,也是情感寄托的群体。这个家庭单位跟外界要保持如何的界线,是各家不同的事。有些家跟亲戚、朋友、邻居之间保持很松的界线,谁都可以随时出入,可借走东西,也可同享私人秘密,毫无明显的"家庭界线"。自己的

孩子也可随时到别人家去住，过夜、吃饭，没人很在乎。相反，有些家庭则要求树立很明显的"家庭界线"，有朋友、亲戚来，还得仔细考虑，不愿花费精力去迎接。且不轻易与外人有来往，也不能同享私人事，更不随便借金钱等，可说是另一极端。有时，一家人对于自己的家庭要建立何种程度的"家庭界线"有不同的看法，也产生争论。如何树立适当且不极端的家庭界线，而各个成员都能舒适地接受，是家庭心理卫生课题之一，也是家庭治疗时，可能要关心的事。

与此很接近而且相关的便是"家庭认同"。即一家人有没有对自己的家认同，产生并建立一种心理，喜爱自己的家庭，袒护自己的家，能为自己的家人挺身而出，有自己的家的感觉。这好比个人对自己要有自我的认识，一对夫妻对自己的婚姻有认同感，扩张到自己的家庭时，也有家庭认同感，才是通常的心理现象。有时，有些家庭就缺乏这种家庭的认同感；而有的却相反，过分且强烈地对自己的家庭认同，无法与外人或别的家庭适当往来及保持关系。这也是家庭治疗上有时要去修正的目标。

七、协助发挥有效"家庭适应"，能处理解除面临困难

每个人都有其个人的特性，并以特殊的方式去解决所面对的困难，每个家庭也常采用其习用的适应模式，来处理所出现的问题。譬如，有些家庭喜欢以刻苦耐劳的方式，来面对任何困难；而有些家庭则喜用顺其自然，能过一天就且过一天的松懈态度来渡过难关。有的家庭喜欢动用所有资源，尝试各种方式，以变通的方法来处理困难；而有些家庭则运用以不变应万变的原则，以固定的老方式来渡过危机。还有的家庭，面对困难，就要求全家团结，听从家长的指挥，严格地执行规矩，刻板性地去努力与处理困难；相反，有些家庭就比较轻松且机动性地去应对所面对的困难，有各个的家庭性格上的区别。

当然各种适应模式都有各自的长处，也可能有其短处，随情况

而不一样。但从家庭的眼光说来，一家人要能知晓，用什么共同方式来面对困难，不要各自采取不同且相互干扰的方式，否则不但无济于事，反而妨碍自己家人。如何共同采取相同的适应方式，共同协助，来面对困难，是家庭心理卫生的要素，也是家庭治疗所要观察且协助的目标。心理健康的家庭，要能时时检讨自己家庭适应困难的模式，要能认识自己家庭应付问题的通常方式，也能随时随机而作适当的变更调整，有其灵活机警性。

八、协助树立"家庭规范"，促使家庭生活有重心与方向

一个团体要有群体共同遵守的规则与追求的理想，而一个社会要有共同遵循的礼节与习俗，并有大家共同了解且注重的文化与价值观念。同样，一个小小的家庭，虽然人数少，仍应有全家人都应遵行的家庭仪式和家庭规矩，以及大人小孩都了解的家庭生活方向与所重视的价值观，树立并遵循的家庭文化（family culture），这样一个家庭才过得像是个家庭。

有些家庭则丧失这些与家庭规范、礼节、理想有关的层次，家庭生活过得虚而不实。就像是没有文化或传统的社会，或者是没个性或理想的个人似的，是空虚无内在精神生活的家庭。家庭治疗有时也需注意这个层次，而给予适当地协助，帮助家庭树立生活的规范与重心。

总之，家庭治疗的着眼点与目标很广泛，应从家庭的各个心理层次去了解、关注、并着手协助，希望一个家庭在结构、组织、关系、发展、团结、认同、适应等各方面都健全，且能发挥其家庭的功能，供家人过舒适且健康的心理生活。

参考文献

1. 徐静. 家庭治疗：一般原则与策略. 中国心理卫生杂志，4（2）：56-59，1990.
2. Jacobson NS, Margolin G. *Marital therapy*: *Strategies based on*

social learning and behavior exchange principles. New York: Brunner/Mazel. 1979.
3. Nichols MP, Schwartz RC. *Family therapy: Concepts and method*. 6th Ed. Boston: Pearson Education, Inc. 2004.

第九章 家庭治疗可采用的各种模式

第一节 家庭治疗的开创及其历史背景

虽然以精神分析为开头而创立的个人心理治疗，早在 20 世纪的初期就开始，并且逐渐推广，但家庭治疗却是等到半世纪，即 50 年代才逐渐萌芽。除了学者针对精神病患者与家属的行为表现感兴趣而进行许多研究，并发表学说以外（参阅第五章），家庭辅导的兴起，还有其现实上的特别理由。即当时第二次世界大战开始，许多精神科医师被征调到战场去替需要精神医疗的士兵服务，而在本国却极端地缺少精神科医师。面对这样的情况，在美国医学界就开始新的医疗办法，即由精神科医师专门去看病人，而采用社会工作者（social worker）去辅导病人的家属。由于这样分业性地执行精神科的医疗，社会工作者的功能与职责就被医疗界所认定，他们专注于家族的咨询与辅导，可说是开始家庭辅导的专业。这也是当前的家庭辅导，由许多社会工作者继续给予的趋势与来源。

把家庭治疗扩展为精神医学医疗的范围，还得提到美国的纳杉·阿克曼（Nathan Ackerman）。阿克曼是有精神分析训练背景的儿童精神医学家。开始时，以当时精神分析为基础的方式而施行治疗。即由儿童精神医学家，诊治"有问题"的孩子，而社会工作者看家属，透过家属来协助解决孩子的问题。后来，阿克曼尝试自己分别看孩子与孩子的父母，最后干脆就全家一起看，开始了跟全家一起会谈与辅导的作风与辅导方法。

阿克曼的主要贡献是正式地建立家庭治疗中心，并且创办家庭治疗的杂志，并出版他的书，如：《治疗有困扰的家庭》（Treating the Troubled Family）（Ackerman，1966）等，来向社会及学术界推广家庭治疗的观念。可说是推行家庭治疗，并使其普遍化的功臣（Gladding，2002）。

从 20 世纪 50 年代到 80 年代当中，依据不同的观点与学说，有几个比较特殊的治疗模式被创立，并且被跟随者学习与标榜。现在让我们先从最基本的支持性家庭治疗模式开始叙述，然后选择比较有代表性的特殊性模式，而分别作说明（曾文星，2001）。

第二节　支持性家庭治疗

一、定义与适用

所谓支持性家庭治疗（supportive family therapy），与个人的支持性辅导的原则与方法是一样的，其主要着重点放在针对遭遇困难的家庭给予适当的心理支持，以方便渡过所面对的困难。这可说是最基本而普通的家庭辅导，并没有特殊的理论或学说上的依据，只运用处理挫折的原则而给予支持与辅导。

需要支持性的家庭治疗，通常可归属为下面几类：

（一）家庭正处于严重的心理打击或创伤，需要特别的支持。譬如：一个家庭的成员生了病、受了伤、被强暴，甚至去世，给家里带来许多精神上的打击，需要外人给予适当的情绪上的支持与安慰，并给予所需的帮助。一家人遭遇火灾、水灾或地震等外来灾祸，也是要即刻给予支持的时候。

（二）家庭面对过渡性的困难，如父母决定要离婚，子女要离家出国，或者家里因增添家里成员，而一家人不知所措时，可能需要他人的暂时性辅助与帮忙来渡过发展阶段上的危机。全家搬迁到环境很不同的生活环境而面对过渡性适应上的困难时，也可能需要支持性的帮助。

（三）家里有慢性的心理负担，家庭功能受到影响，无法发挥家庭的功能时，需要外来的辅导与协助。譬如，家里成员得了慢性且残废性的躯体或精神上的疾病，或者有智能上的障碍者，受到长久的折磨，家里人不知如何是好时，可能需要辅导者的支持，并寻找适当的外来支持资源，减轻家里人的精神与体力负担。

（四）家庭本身有功能上的缺陷，经过积极地辅导只能稍有进展，基本上还是有困难，需要长期性被支持与辅导的家庭。这种家庭通常是父母本身有精神方面的问题，如患有边缘型性格障碍，或者边缘程度的智能，所经营的家庭很不稳定，需要他人随时地支持。

二、实行要领

根据与个人的支持性辅导一样的原则与方法，供给所需的情绪上的支持与安慰，而且提供所需要的知识，寻找适当的应付方式，充分应用外来的资源，想办法帮助他们渡过危机，克服困难。对于面对困难而不知所措的家庭，可能要帮助他们冷静下来，思考如何动用他们本身的长处与资源，必要时，提供他们所需的休息与恢复等。督促家人相互沟通，彼此安慰，也是很重要的事情。提供希望，并鼓励他们想改善变好的动机，许多家庭就能自然而然地面对困难，恢复他们原来的家庭功能。

第三节 认知行为家庭治疗

一、定义与原则

认知-行为家庭治疗（cognitive-behavior family therapy）是由认知-行为治疗者，如詹孔生（N. E. Jacobson）与玛格林（G. Margolin）等，将认知的学理以及行为与学习的学理运用在夫妻治疗，并推广和运用于家庭治疗（Jacobson & Margolin, 1979）。认知-行为家庭治疗实际上包含两个层次，即认知性治疗及行为治疗。认知治疗者认为，许多心理与行为问题是根源于非功能性的认知，即对事情有不合适的看法与信仰。因此，治疗的着眼点是去更改其非功能性的看法与认知。至于行为治疗者所依据的观点与学说是依靠学习的基本学说（theory of learning），认为任何行为都受条件化的影响而继续发生；而非功能性行为也是受条件化而维持。因此，要依靠学习的基本原理，来改变行为。这种行为家庭治疗模式，乃依据个人的行为治疗模式，其着眼点在于可观察到的家庭成员非功能性的具体行为表现，利用学习的原理来督促改善其行为的功能性。从治疗的策略与技巧上说来，其主要出发点是去分析并发觉问题行为是如何开始，受何种因素而被"条件化"，让其继续发生。然后注重如何去加强正性的行为，或处罚负性的行为，经过学习的基本原则来改变与塑建功能性的行为。这种治疗常可运用于改善父母对子女的管教行为，或者是夫妻间的相处行为问题。

譬如，一家人在一起，不到几分钟就开始吵闹起来，争执不停；行为治疗的重心就让大家有意识地认识并想去更改此行为反应，并决定嘉奖、处罚的条件，定时操作。成功时，得嘉奖，否则处罚，以促成全家人共同努力更改他们一家的非适应行为。也就是说，其特点在于认清且决定想要改善的行为单位，筹划具体的改善方法，运用学习的原则给予嘉奖及处罚，实际促进改善。

二、提高认知的具体技巧

家庭治疗者从临床经验认识到，单靠口头上的解释，无法改变一家人对人对事的行为模式，特别是针对他们自己家庭的情况，是不足够的。因此，为了帮助家人切实地"认知"他们的人际关系的非功能性行为或家庭结构的毛病，治疗者常运用一些具体的方法，让家人去实际认识体会，进而可去更改。

最常用的方法之一，乃更换座位。当一家人进来会诊室时，家里各个成员通常会依其自己的个性、成员之间人际关系及与治疗者的关系，而选自己的座位。如：关系不太亲近的父母，可能坐得远远的，不想靠近；被母亲宠护的小孩，大概会靠近母亲而坐，甚至想跟母亲坐在同一个椅子上。身体虚弱，常受父母保护的孩子，可能坐在父母两个人之间，被左右保护着。假如家人的选座有特殊的模式与意义，不但可用来具体性地指出给家人看，让他们目视并体会他们的人际关系常态；还可用来请家人当场更换座位，象征性地更改人际关系。

譬如，请坐得很远的夫妻，换个座位，让夫妻坐在一起；很怕父亲而坐得远远的孩子，可请他坐过来，跟父亲临近而坐；或让黏在母亲身旁的男孩，叫他离开母亲，而跟父亲坐等，以具体的座位提醒他们宜保持的人际关系与角色。当然，只更换座位是毫无作用的，但以具体的座位选择来时时提醒彼此的关系，是可以帮助家人去改善关系的。

有时，父母亲，特别是母亲仍常把孩子当做是"小孩"，时时很宠，这时可叫孩子站在母亲旁边，比身高，帮助母亲去体会认识孩子已经不是仍需抱在身上的"小孩"，而是与成人同高的小"大人"，不能再像对待婴儿那样去宠惯。

有些家人过分接近，不分你我，彼此过分地黏在一起，被形容是"混在一团"而黏密不分化的家庭（enmeshed family），治疗上需帮助他们认识各个的存在，尊敬个人的界线与独立。对于这样的家人，治疗者有时实验性的，去捏其中一个成员的手脚，然后故意问问别人有何感觉。假如有人回答说会感到疼，治疗者就可问此人，被捏的并不是你，你怎会感到疼？以如此具体的情况，说明他们太过分接近不分离，犹如黏在一起的一团物体，或者是"阿米巴"（英文称 ameba，指原始没分化的细胞）。一个人被捏了，其余的人还会觉得疼！不用说，这也是以具体的方法，象征性地来提醒家人，体会家人的关系与结构上的毛病，经过认知而能更改。

有时家庭治疗者要特别注意家庭的结构，并谈论家庭结构需要治疗的方向时，会要求家庭做"家庭形象雕塑"（family sculpture）的活动。所谓"家庭形象雕塑"是请家人在纸上画出全家人的所在关系，以表现一家人各成员所扮演的关系、地位与角色。

比如，由小孩所绘画的家人图形，可能是以一个很大的圆圈表示很重要的母亲，而两三个小圆圈附在此大圆圈附近，表示家里两三个孩子都跟母亲很接近，而代表父亲的中等圆圈却远远在一角落，表示父亲很少在家，或即使在家，却跟家人的来往较少，只是边缘性地存在。将此小孩所绘画出来的家庭关系的形象，摆在家人面前，用来讨论他们一家的关系表现，并讨论他们想如何更改其关系形象。当然，每个成员所绘画或雕塑出来的家庭形象，不尽相同。治疗者可让家人拿这些不同的雕塑形象来讨论，作为讨论并治疗家庭关系与结构的好材料。有时，可不用在纸上绘画，而摆动每人的座位，以实际的坐法与距离来代表关系，也作为治疗目标之用。

总之，辅导者在施行认知性的家庭治疗时，费尽心思，想尽办法，让家人能深切地体会认知他们的家庭行为与关系上的特点，进而讨论如何进行实际行为上的更改。

三、改善行为的关键

行为治疗的关键之一，是如何适当地选认要改良的行为单位。当然，有时乃由治疗者观察发现之后才提出来；有时是由家人自行提出，看看他们目前最关心的是什么。有时，家里人所提出的期待很抽象，不具体，如："希望改善成为好家庭"或"要大家彼此关心"等，对于这种行为单位难于从事改正并适当地嘉奖或惩罚。假如能改成为"希望一个礼拜内，家人都不要大声吵架"或"每天晚上吃饭时，大家彼此要关心问这一天过得如何"等，则其想改变的行为单位较具体且可行。

不用说，一个家庭能一一改良各自的行为单位，就可改善整个的家庭关系与生活方式。不过，重要的是，选择要改善的行为单位,要从简单易行开始,逐渐往难的进行;否则,一开始就着手较难的,不容易进行,容易灰心,失掉继续尝试的信心了。还有,最好先进行家人当前感到最需要的,能充分利用全家人的热心与动机为宜。

行为治疗之成功与否,其关键之二,为能明智地了解并选择宜纠正的行为。千万不要本末倒置,只费心纠正表面的问题,而始终没碰到问题的核心。譬如,小孩子担心自己的父母会突然离他而去,乃心理焦虑,常从幼儿园逃回家来,可是假如辅导把重心放在如何不让孩子发生逃学回家的行为,而没处理父母的情感问题,则一定治疗不好问题。同样,假如年轻女孩,近来总是要离家不回来,因在家里害怕自己的父亲对她过分亲热,以逃离家的方式躲避问题的发生,如果治疗只注意少女逃家的行为,而忽略了问题的核心,那只是隔靴搔痒,没治疗到关键的问题。所以,行为家庭治疗者,要能以动态的眼光来了解家庭病理,然后以行为治疗的原则进行行为的改善。

通常说来,行为家庭治疗较适合于家庭里有许多年幼小孩者,因具体的计划与嘉奖惩罚容易被家庭年幼成员接受。或者,一家人不习惯于谈论内心的问题,以外在的行为来着手,较易于被接受。

第四节　结构性家庭治疗

一、开创背景、定义与适用

结构性家庭治疗(Structural Family Therapy)是由出生于南美洲的精神医学家,萨尔瓦多·米纽秦(Salvador Minuchin)所创导的治疗模式。米纽秦具有特殊的性格、能力与技巧,临床上很有办法迫使被治疗的家庭人员去改变他们的关系。他来美国定居以后,曾经针对居住于都市里贫穷地区的家庭做辅导工作,而这些

第九章 家庭治疗可采用的各种模式

贫穷家庭不是缺少一方父母，人员不齐，便是没有经济后盾来发挥家庭功能，是结构不健全的家庭，因此督促米纽秦对家庭结构方面特别注意，开创其以家庭结构为主要焦点的家庭治疗模式。他所依据的观点与学说认为，健康的家庭要能有功能性的组织与结构，表现在人际关系上的阶级性组织、父母权力的分配与角色上的搭档与配合、成员间的个人界限的树立、联盟的建立、家庭对内的认同与对外的界限形成等。如果家庭结构上有毛病，就需要去纠正。

由于米纽秦所依据的看法与学说很简单而能具体说明，而且其治疗的方向就是根据其观点而施行，比较容易被治疗者所了解与接受，因此被广泛应用。特别是初学者比较容易学习的模式。这种治疗模式，其着重点放在家庭的结构、组织、角色与关系上；而其治疗的重点乃摆在纠正家庭结构上的问题。对于家庭结构有明显障碍的家庭，特别是贫穷而父母缺失的家庭，发生家庭结构上明显障碍时，特别适用。

从临床的经验说来，家庭治疗者对各种家庭给予辅导之后，往往会发觉有问题的家庭，基本上常有结构上的毛病，乃专心于这方面的治疗，也就采用这种以结构为重心的治疗模式。

这种以结构为主要焦点的治疗模式，特别适合辅导结构上有问题的家庭。这些家庭不是经济背景比较不佳，或居住条件较差的家庭；就是家庭里常缺少父亲，或父亲只偶尔回来，很少发生父亲的功能，要依靠母亲单亲来维持家庭、管教子女时，因其客观条件，已使一个家庭在结构上及组织功能上有缺陷；假如母亲无能为力，较大的孩子就取代父母的职权，或母亲过分依赖或宠爱孩子。结果，一个家不像家，没有家庭应有的父父、母母、子子、女女的阶级与职务分配，需努力来帮助这样的家庭，重建起家庭的结构。

假如经过支持性地辅导或认知与行为性地治疗而仍不容易改善的家庭，就要重新评估，研究家庭是否患有基本上的结构与功能上的毛病，而适当地尝试结构性的家庭治疗。

二、辅导方向与方式

从治疗的策略与技巧上说来，结构性家庭辅导的重心乃在针对家庭里的结构上问题而去给予矫正工作，包括阶段性权力分配的调整，家人关系上的改变，如沟通与角色的扮演、联盟的形成与人际间的界限等。治疗者可使用特殊的技巧，去迫使家人更改他们的关系与行为。如上述的"家庭塑像"（family sculpturing），或者"角色扮演"（role playing），即让家人去扮演其他家人的角色，好让各自去认识自己与其他家人的相互关系与行为，包括所扮演的角色等，并且获得提示，需如何扮演自己的健康角色。

在治疗结构上有障碍的家庭时，在实际的治疗技术上，治疗者常采用许多方法来帮助家人去"认识"他们非功能性的角色扮演、权利的分配与实行、沟通交流的发生或人际上的关系。在上面谈到认知性辅导时，所列举的一些技巧，如让孩子与母亲站在一起，比身高，让母亲体会孩子已长大，不能再以对待小孩的方式来对待；或让一家人排座位，就座位的位置，具体看出一家人的亲近疏远关系，以便研讨如何改变全家的关系与结构。换句话说，治疗的方法并不只是提高他们的认知，而在透过这些辅导上的操作来具体地改变家庭结构与功能。根据家庭结构上的不同性质及问题的根源，辅导者应针对特别的方向去尝试其辅导工作。

（一）角色扮演的混乱问题　假如辅导者发现家里人的角色执行有毛病，就应针对此问题去纠正。比如，受宠的小孩，其言行不像"家里的小孩"，常出言批评父母，并让父母做这个，做那个，治疗者则要直接告诉小孩，大人的事应由大人自己来管，做"小孩的"不宜管到大人的事；或协助父母能阻止孩子言行，要孩子能学习尊重大人的权威及尊严。反过来，有些父母，特别是母亲，遇到困难就不知所措，还要年幼的子女来给她安慰，是亲子角色颠倒的例子，不是健康的亲子关系与角色扮演；这样的母亲还得接受辅导，帮助自己成长。

（二）**权威功能的发挥与分配问题**　有不少家庭里，父亲不是不常在家，就是不太关心家里的事，养育子女、管教孩子都交给母亲去做，没有发挥父亲的功能。要不就是相反，只会以严肃的方法来权威性地管制家人，很霸道，让家人透不出气来，不像个温暖的家庭。

有时是父母两个人的意见总是无法协调一致，彼此相争，让孩子感到很矛盾，不知如何随从。严重时，还闹得很厉害，影响全家的情绪。做父母的如何相补相助，是需要有要领与技巧，需要靠辅导来学习与纠正。

假如家里没有父亲，是单亲的家庭，只有母亲一人来管教孩子，而又管教得不适当，治疗者就得协助母亲何时扮演父亲的角色，何时扮演母亲的角色，能一人执行严父慈母的双重角色与职务。

（三）**性别角色的认同问题**　若是一个家庭里的孩子性别角色的认同不适当，辅导者就要帮助他们去纠正此问题。比如，哥哥不像男孩，总是躲躲藏藏，或躲藏在母亲的裙子后面，对这样的孩子就得想办法把他诱出来，使他大大方方像个男孩子；反过来，假如妹妹不像女孩，倒像男孩，总跟父亲到外去钓鱼、打猎、爬山，则应帮助她多跟母亲学做小姑娘的事。

（四）**沟通交流的困难**　如何能适当地沟通交流是家庭功能之一。假如一个家庭的成员间无法畅通交流，有沟通方面的障碍，也得就此问题而给予辅导。我们在讨论家庭的群体行为时（第二章）曾经说明，一家人的沟通问题要从几个层次去探讨与发觉。即家里人的沟通交流的量的层次（即：谈话多或少的问题）；沟通路线的交往方向与情况（即：只是父母向子女"单向"、"专线"的谈话或亲子"双线"的相互交流）；沟通的内容与形式问题（即：只是严肃的"训导"或可以随便轻松地"聊天"；是很开放地谈或总有保密隐蔽的趋势）。

作为辅导者,发现家里的人有沟通上的毛病,就要帮助家人就此层次去纠正。我们东方的家庭有时有个倾向,即:按着传统权威的旧观念,亲子间的沟通谈话常采取单方向地说话,只有父母在谈、教、训,而子女在听、被教、被训,没达到彼此沟通且"交流"的效果。有效地交流沟通是一来一往,相互表达,听取对方的想法与感觉,说明自己的意见及感触,促进"彼此"的了解。在一个家庭里,有孩子时,要注意每个人都能参与谈话,形成多方向的沟通,以达到家人交流的目的。

(五)家庭的联盟与认同 一个家庭对自己的家庭要能建立起一个认同,对自己的家有爱心,也有忠诚的感觉,一遇到外来的欺负,就能共同团结去应付外面的压力。假如一家人缺乏这种情况,一家人不团结,而且很分散,甚至不合作,不能去面对全家的共同困难,就是缺少家庭联盟的心理功能。也是需要去注意并纠正改善的一项辅导课题。

总之,结构性家庭治疗的着眼点是注重家庭的结构与功能,观察家庭的群体行为,就群体所需的各种机能而去改善。结构性的家庭治疗有个基本的假设,即,一个家庭要像家庭的样子,父母像父母,子女像子女,各个有该表现的角色与功能,综合形成家庭的结构与机能;否则,家庭的表现乃非功能,有毛病,应想办法修正弥补,使其像个家。

我国的家庭观念里,比较注重一个家的结构与适当的角色分配,只是什么是健康的家庭结构、权威的分配与角色的扮演,不能完全依循过去传统的观念,而需要根据目前的现代趋势而做适当地调整。假如能认识到这个要点,这是结构性的家庭治疗方法。

第五节　策略性家庭治疗

一、历史环境、定义与适用

在美国加州的帕罗尔妥（Palo Alto）的精神科医院里，葛列格里·贝特森（Gregory Bateson）是领导者，曾提出一些家庭学说，包括双重束缚（double bind）的见解。而当时在贝特森底下有几位同事，包括唐·杰克逊（Don Jackson）与杰伊·黑理（Jay Haley），他们从事家庭治疗的临床工作，同时也提出了一些他们的学说与看法。杰克逊曾提出家庭稳定律、行为累积（behavioral redundancy），以及两人间的相补性与对称性关系的说法。黑理也提出三角结盟的见解，包括跨世代结盟及病态性三角结盟等现象，而在辅导技术上曾采用矛盾性奇异技巧（paradox technique）（见第五章）。

杰伊·黑理（Jay Haley）是比较关心如何有策略性地去进行家庭的治疗，并以主要的提倡者的角色提倡策略性家庭治疗（Strategic Family Therapy）。

这种以策略为重心的治疗模式，主要认为一个家庭常形成重复性与病态性的行为模式，而构成家庭的问题，并且经过此重复性行为来维持症状。而且所表现的症状往往有其作用，经过"家庭稳定律"而不容易改变。因此，治疗的要点是去探讨并采用特殊的方法，针对其问题而采取有策略性地治疗。其所强调的基本精神是，少做解释，而帮助病人多采取实际"行动"去处理问题。由于其治疗上常依靠治疗者本身的特殊个性，有时难被别的治疗者所模仿。而且其所采用的治疗技术是奇异或反常，如以"矛盾性奇异技巧"为例，有些家属不了解，也无法接受。因此，不是很普遍化的治疗模式。

二、治疗的策略与技巧

采用这种策略性家庭治疗模式的辅导者,在辅导的技术上,常采用"环绕性提问"(circular questioning)的技巧,把针对个人问题的看法淡化,改而培养家人间的群体关系是以环绕性的性质而发生的想法。如治疗者可以针对某个孩子(如:女孩)提问:"你的父亲会如何说你妈妈跟弟弟的关系?"即把父亲、母亲与儿子间的环绕性关系显露、表明化出来。这与另外方式而直接且单向性地提问,如:"妈妈如何对待弟弟?"有本质上的差别,即放开直线关系与因果,而进入环绕性关系的想法。换句话说,靠提问的方式来帮助全家人去认识家人小团体里的反应性质,而且不会只是去关心弟弟单独的个人问题。

接着,辅导者常运用各种实际的动作,阻止重复性的、病态性行为模式的发生,包括使用矛盾性奇异技巧(paradox technique)、假装技术(pretend techniques)、严酷考验法(ordeals)等治疗上的特殊技巧,来攻破家庭对治疗上的变化所发生的阻抗(或者是家庭稳定律,或群体的阻抗)。"矛盾性奇异技巧"是令病人去做刚好相反而矛盾性的事情,结果,病人反而会好转起来。"假装技术"是令家庭一个成员去假装有问题,让全家去应付并针对该问题。经过这样的操作,让家人体会他们对问题是如何反应,接着而改变并放弃他们对原来问题的重复性反应模式。至于"严酷考验法"是故意让有问题的人去把自己的问题特别夸大表现,或者在没有家人在旁时,去特别表现。经过这样特异的表现,间接地产生对问题的表现发生反感而消除。总之,治疗者策略性地研究各种特殊而可能是反常的方法,想办法来消除所存在的问题。

假如采用认知行为性的家庭辅导,或者结构性的家庭辅导,而仍无法达到所预期的辅导效果时,辅导者可能就需要考虑策略性的家庭治疗了。策略性家庭治疗的模式特点,乃认为家庭病理是复杂的层次;在家庭的系统里,各因素相互影响而表现出来家庭的毛病。因此,家庭的治疗不但要能以此系统的眼光了解,治疗时还要能建立一套全盘的治疗策略,依序按步进行,想办法去攻破其不更改的群体阻力。换句话说,要推测哪个问题需要先处理,哪个困难要以后才去应付,依动态的想法去先后进行。比如,要先理好彼此的关系,进而认识全家的角色扮演,最终间接地改变全家的结构与组织等。

三、策略性了解病情:举例说明

因为如何以策略性的观点而去把握家庭里的病情,有点抽象,现在让我们以具体的例子来说明。譬如,米家有两个成长的女儿。大女儿大秀已是26岁,但至今仍在学校就读,尚未出嫁。因大秀自从高中前后,十七八岁时,不知怎的,会突然有极端恐惧且紧张的情况,常叫父亲送她到急诊就医,看了医生之后,稍微打针或吃药,也就很快好转无事,但也常无缘无故再发作。由于大秀有此毛病,所以外出时,常要母亲待在家里,以便万一紧急情况发生,母亲马上可以打电话叫父亲来急救。二女儿,次秀,与姐姐只差3岁,已念完大学,刚开始到外就职,并已交了男朋友,事情还很顺利。大秀的问题倒是一直没好,最近因暑假需到另一远地的大学念暑期班,自己一人不能去,父亲便请假,陪她一起到远地的大学那里,在学校的近处租个公寓,以保护大秀,使她能念好暑期班。

当这位大秀被介绍来看病时,从家庭治疗者的立场看来,问题并不在大秀的恐惧发作,也不是大秀的依赖性格,而是大秀如何长年"运用"她的恐惧发作的病情,来黏住父亲。其实问题并不是女儿黏住父亲,而是父亲让已长大的女儿一直黏在他的身上,甚至还肯休假,远地陪女儿念书。而且,更重要的,便是母亲好似不存在一样的,一直由自己的丈夫来照顾女儿,而母亲毫无反应与作用。针对这样的"家庭"病理,策略治疗者要了解此家的主要问题,乃在于父亲与母亲之间有情感上的间隙,父亲转移情感，以自己的大女儿为情感的重心，而女儿在情感上也完全依赖着自己的父亲，没法（向妹妹似的）往外发展。因此，从治疗的方式上，要先建立父亲与母亲间的健全夫妻感情，让父亲的精力放在自己的妻子身上，然后鼓励女儿与父亲在心理上渐渐脱离，不再依赖父亲为情感的来源，改而向妹妹似的，以外面的同辈异性朋友为精神的重点。

针对这样有病态关系的全家人要给予辅导时，最感到头疼的是全家人所表现的家庭群体性阻力。母亲根本没有意思想跟自己的丈夫亲近，从他那里把自己的女儿拉开；父亲根本就不想跟有恐惧发作的女儿逐渐疏远并跟他脱离关系，让她自己独立并照顾她自己；而女儿根本不想放开自己长年来所依赖的父亲。至于第二个女儿却犹如幸灾乐祸似的，不想伸出援助的手去帮助有问题的大姐。可说是一家人保持其长期性固定下来的"行为累积"，不愿去瓦解其问题。

这样的家庭就得施展各种特殊技巧，去帮助他们更改目前的局势与病态的关系。譬如，采用"假装技术"让母亲假装发生心脏病，看父亲是否会放弃照顾女儿而改去护理自己的妻子；或者采用"酷考验法"，让大女儿在父亲不在的情况去夸大自己恐慌的情况，并探讨自己如何处理自己的恐慌情况。

经过这些策略性地采用各种技巧，这个家庭就逐渐改变了他们长年维持的病态关系与状态。即，女儿的恐惧发作，不用由父亲来专心保护，而由长大的女儿自行照顾。父亲不再专心担心自己女儿，而去关照自己的妻子。经过这样的逐渐辅导，女儿的发作也就逐渐减少，不用父亲去慌张照顾。所以，治疗的程度与"策略"不在专心如何照料恐惧的发作，而先改善父母之间应有的情感关系；并帮助父亲建立与女儿保持宜有的距离与隔阂的理念。这就是策略家庭治疗的基本观点与尝试的辅导策略。

第六节　分析性家庭治疗

一、历史背景、定义与适用

分析性家庭治疗（Analytic Family Therapy）是由精神分析家兼儿童精神医学家，纳杉·阿克曼（Nathan Ackerman）所提倡的家庭治疗，也是历史上最早的家庭治疗的模式。我们（在本章开头）已经说明过，从20世纪初以来，心理治疗工作开始以后，便以分析取向的心理治疗为其主干。而此时家庭治疗的模式还没有开始，一直到50年代，即第二次世界大战开始的前后才发展。当时阿克曼以精神分析为基础的方式而实行治疗。即由儿童精神医学家，以分析的方式诊治"有问题"的孩子，而社会工作者看家属，透过家属来协助解决孩子的问题。后来，阿克曼尝试自己分别看孩子与孩子的父母，最后干脆就全家一起看，开始了与全家一起会谈与辅导的作风与辅导方法，成为推动家庭治疗的重要人物。

可是基于阿克曼本身的职业背景，他所依据的观点与学说是与精神分析的学理相连接的。即虽然一个家庭有家庭（小团体）的本质、结构与机能，但仍深受各个成员的个人心理的相互影响。不论是功能或非功能性的家庭，虽然表面上看来，可能是个整体的单位，可是，实际上是由各个成员的个性、心理相互作用而总体表现家庭的行为。各个成员有他（或她）各个不同的情感与欲望，经常以相争性的性质而存在。根据这样的学理出发点，阿克曼当时所遵循的治疗上的策略与技巧是透过分析的观念与技巧，来探讨影响与左右全家人相互反应的过程，受何种潜意识性情感与动机的影响，经过其意识化而让全家人去面对与处理。

不用说，分析家庭治疗的模式乃渊源于个人的心理分析治疗的观念与学理。即，以动态心理学眼光了解个人深层心理、行为动机与人际关系的本质;并且以人格发展的理论来分析个人的心理及亲子关系的发展关系。精神分析的学理与观念,原本是就个人的精神病理及针对内在精神状态而建立的。可是用在家庭治疗时,可以帮助治疗者较有深度地体会成员的个人心理,了解个人的内在心理如何影响到父母、夫妻、亲子及兄弟姐妹之间的关系。可是另一方面说来,假如太注重个人的内心精神状况,有时会相对地忽略了成员间的互应关系,也淡视了一个家庭群体的行为现象。因此,要适可而止,否则会失掉家庭治疗的基本观念与原则,只做一家人的个人心理治疗。一般说来,近来的家庭治疗专家,其趋势是只采用分析的学理,帮助家庭行为的了解,但在方法上较少实行纯粹地分析治疗上的技巧。

二、观念上的运用

精神分析所建立的学说,强调一个人的精神活动包含意识及潜意识的层次。运用到家庭治疗时,可提醒治疗者注意去发掘不仅是家人所说的意识层次的精神材料,还要关心家人的潜在动机、感情与思考,比较有深度地了解全盘的情况。其实,这也是家庭治疗的基本出发点。

精神分析的学说里,注重个人的心理发展,并且认为幼小时的经验会影响日后的思考、行为与感情。换句话说,其基本出发点是认为现在的情况跟过去的背景有关。这一点虽然符合家庭病理学家的看法,认为现在的家庭间的人际关系,往往来源于各个成员本身的幼小经验,但从辅导的立场却不鼓励过分去挖掘过去的经验,而要注意当前的行为情况。只是把个人发展阶段的观念推广到家庭的发展阶段的看法,有其特别的贡献。

从动态学的学理说来,我们认为一个人的行为也好,思考也好,都是循着动态的原则,相互影响而发生,不会突然且单独地产生;而且一件事情的发生,会影响其他的情况,是以物理动态的原则而继续发生变化,也可能发生阻抗的现象。这种看法,与家庭治疗里所采用的系统学的看法一致,只是使用不同的词句来表达其意思而已。

最后要提的是,精神分析的观点是,一个个体是采用各种防御机制来适应所面对的困难。这种观念也可以应用到家庭中。即整个家庭是采取各种方式来适应所面对的处境与困难。因此,分析性的原则适合用于家庭的层次。只是不采用同样的辅导技巧罢了。

总之,与其他治疗模式比较起来,分析性家庭治疗的特点,可以说其治疗的关键是主要着重感情的表达、处理动机与欲望的满足。同时,因所注重的是内心的审查与分析,因此,要选择适当的家族对象,才能好好适用并进行此治疗模式。

第七节 鲍恩式家庭系统治疗

一、创造背景及建立的学说

这是默里·鲍恩(Murray Bowen)所提倡的治疗模式,被其跟随者把它称为鲍恩式的治疗模式。我们已经在第五章提过,以精神医学家为背景的鲍恩与别的家庭治疗的先驱者们相同,也是针对精神分裂症的家庭为主要对象而做探讨;可是他的研究多半是基于他的实际临床工作。在他的研究工作里,最有创造性的莫过于让精神分裂症的全部家属一起住到特别设计的病房,在医院的环境里(实验性地)观察与探讨他们家里人员的人际关系与行为。

在这样的实验性观察环境里,探讨精神分裂症患者家属的行为时,鲍恩特别注意母亲与儿子的关系。他发现,患有精神分裂症的儿子,跟母亲的关系很接近,情感上不划分,两个人之间缺乏你我之心理界限,犹如是共生的一体,被称是"母子共生"(mother-child symbiosis)。这样的观察,让他建立了自我的分化(self differentiation)的见解。

鲍恩针对家里的人际关系,从一方的父母与子女的"双人"关系扩张，而注意研究双方父母与一个子女所形成的"三角"关系。他注意到不健康的父母，当他们夫妻两个人之间发生矛盾而无法自行解决时，往往会把他们的某个子女拉进来，建立亲子联盟，来击败对方。这种情形在实行家庭治疗时，也会出现，即把治疗者卷进他们夫妻间的矛盾，要治疗者偏袒一方。把一个人拉进两个人之间，形成含有三个人的冲突或矛盾，就被称是"三角化"（triangulation）。

二、所依据的观点与学说

自我的分化（self differentiation）是鲍恩学说的核心。认为一个家庭里，各个成员都应能达到自我心理分化的情况，能成熟性地自我思考与反应，不受内在与外来的情感压力，而面对挫折时，能机动地且聪慧地反应与处理。非成熟的人，容易跟别人发生情感上的"融合"（fusion），受他人的影响，缺乏自己情感的独立性。另外，家庭里许多闹情绪的问题，多半是"三角化"（triangulation）的结果，把第三者拉进来，让关系复杂并严重化。有情感融合性问题的家庭里，有些成员为了处理其融合的问题，会戏剧性地跟家人隔离，企图达到"情感上的裁断"（emotional cutoff）。可是尽管跟家人发生距离上的分离，其情感仍是融合，不容易裁断。

鲍恩还提出，许多家庭里的情感问题，会一代接一代地传递影响下去，左右下一代的情感生活，称为"多世代传递程序"（multigenerational transmission process）。譬如，某人的父母双亲对自我的分化"稍有"点问题，就影响到他做子女的"中度"程度的分化问题。而且这样的人，往往会找个跟他一样的自我不太分化的配偶。婚后，这样的夫妻所生的孩子，经过分化程度中等度问题的父母所养育，就会产生分化问题比较"严重"的下一代，经过三代的传递而逐渐严重化。精神分裂症是被解释为经过三代的病态传递而形成的疾病。由于上一代里还没解决的情结，会流传到下一代，继续影响其情感生活，因此需要去追溯与解决。

三、治疗的策略与技巧

在实际的辅导过程中，根据"多世代传递程序"的看法，而采用"家系表"（genogram）来审查各代家人的人际与情感关系，追溯过去家庭里各代曾经发生的重大而未曾解决的情结，以便通过治疗来解决。

在治疗过程中，尽量让治疗者加入家庭三角关系里去，形成"治疗性三角"（therapy triangle），然后，让治疗者以稳定的情绪与其他两个人发生功能性的三角关系，协助他们脱离非功能性、病理性的三角性问题。

鼓励家人采取"我"的位置（I-position），即尽量站在"我"的立场而做正性而可行的建议，而不去批评或责备他人。比如说："我希望你帮助我"而不要说："你好偷懒，不帮我做事"。或者说："我认为我们对儿子的管教要开始严格些"，而不说："你总是把我们儿子惯坏了"。提高比较成熟而又分化的我的功能。

第八节　解决问题式的家庭治疗

这是由一些临床家，以斯提夫·沙哲（Steve de Shazer）及银素·金·柏格（Insoo Kim Berg）为代表开始并推动的治疗模式。问题解决家庭治疗（Solution-Focused Family Therapy）是注重实际，从认知的角度，着重问题的消除而推行的治疗方式。由于方法简单，容易被初学者掌握，是目前比较普遍的治疗模式之一。

一、所依据的观点与学说

基本上不去考虑家庭问题的根源是什么，过去如何发生，而且不认为症状与问题的发生有何特别的作用，也没有经过稳定律去维持的趋向，认为家人是想改善他们的问题的。理论上认为，主要让家人去探讨与回顾他们过去情况曾经良好时,是如何状况,而跟目前相比较,"缺少"着什么,帮助他们去恢复其原有的、良好的、功能性状态。至于所缺少的,被称为是:"缺除"(exception)。

另外一个见解是,"语言"塑造"事实"。因此,改变语言表达方式,就可改变家庭里所发生的事实。训练家人不讲或申诉问题是什么("谈问题的话")(problem-talk),而只讨论"如何解决问题"(solution-talk)。这样,经过谈话的方式,可改变他们的行为,解除所存在的问题。

二、治疗的策略与技巧

经过"公式课题"(formula tasks),要求家人去回顾他们所经历与面对的家庭生活,认定他们去想将继续发生的、良好的、期待性的家庭生活。帮助家人把他们的着重点从"不好"的事情,转移到"好"的方向去关心与期待。然后去讨论两个题目,即缺除问题与奇迹问题。所谓"缺除提问"(exception question),是要求家人去回想过去家庭还没发生问题时的良好状态,探讨与回答当时"缺少"什么因素或状况(而家庭没有问题,生活过得良好)。现在想办法除去哪些因素或状况(好恢复过去良好的状态)。

至于"奇迹提问"(miracle questions),是要求家人去幻想,如果家里问题在一夜之间忽然消失,家庭生活将会是如此。这样帮助家人去开始过他们想要的家庭生活,把"问题"抛弃,专心去表现他们认为是良好的家庭行为,经营他们想要过的家庭生活。换句话说,把着重点放在将来,并注重正性的希望,来诱导家人心理的改善。

第九节　体验性家庭治疗

这是欧美的先驱家庭治疗者们曾推行的家庭治疗模式。主要的是随着 20 世纪 60 年代的人性与存在哲学的思潮而兴起的治疗模式，因此，也被称是存在（主义）家庭治疗（Existential Family Therapy）。此模式并没有讲究的学理，只认为家庭的成员往往不明显意识到人生的存在意义，而且把自己的情感忽略，只忙于从事工作或其他事情，不注重与家人间应有的感情生活与关系；因此，经营没有感情，或者"感情死亡"（emotional deadness）的家庭，也表现为各种家庭的病理。因此，辅导的目标就在于提高家庭成员间对相互情感的敏感性与各个成员对情感的表现与表达。在某些方面说来，这是反映欧美社会与文化价值系统所注重的人生观。

从辅导的技术讲，他们有两种不同的途径。有的，主张使用各种特别而具体的技术，包括家庭调塑（family sculpture）或编导故事（choreography）等来操作，试图改善家族间的关系与感情。这种方式以美国的弗吉尼娅·萨提亚（Virginia Satir）为例（李静与孙鸿平，2006）。至于另外的途径是不考虑采用什么特殊而具体的技术，而尽量依靠辅导者本身的个性特点去改善家族的关系，这以卡尔·惠特克（Cal Whitaker）为例。

由于这样的辅导模式，并没有特殊、详细、有系统性的学理依据，只是善用辅导者本身的性格优点而发生辅导作用，不容易被他人去依随与学习，目前也就并不那么流行。

第十节　系统性家庭治疗

这是在 20 世纪 50 年代以来发展的家庭治疗，主要重点是强调以系统（system）的观念去了解并把握家庭。即在大系统里的家庭里，每个成员都是一个子系统。家庭系统中成员间的互动方式构成的家庭模式与规则是个人患者症状发生的主要原因。因而治疗的重点就在于围绕症状而找出家庭规则中的"问题系统"，加以扰动，从而促成症状的消失。在方法上注重系统论、控制论、信息论等。在技术上采用循环提问（circular questioning）、差异性提问

(difference-making questioning)、假设式提问（hypothesis questioning）等技巧来探讨问题系统的存在，并加以纠正（杨眉，1995）。

这种家庭治疗的模式于20世纪70年代由美国传入德国，然后于80年代经过中德讲习班而被介绍到中国，因此是中国同道们比较熟悉且采用的模式（杨等，2000）。

第十一节　评论与建议

一、打消标榜学派的风气

当家庭治疗在欧美初创时，常被创立者或跟随者标榜成各种模式或派别，而且这些不同的治疗模式被介绍到中国以后，就特别保持其模式或派别的风气。这是学术界历史发展中常见的通常现象。如精神分析在其初期，就依跟随者而区别传统或典型的精神分析与其他各个模式的学派。可是，时间一久，这种学派的区别也就消失。同样，目前在欧美的学界里，对家庭治疗的学派或模式的区别，已经不那么关心。那些当时各个派别或模式的创始者，经历数十年的临床运用，已经不那么忠心地强调自己的派别，反而常向其他的模式学习，并比较注意实际上的运用。

虽然，在理论上说来，家庭治疗有各种不同模式，但实际上执行时，并不一定要硬性地遵循某种模式来操作，更不宜死板地尊奉一种学派，而应该灵活应用。因家庭的心理与行为可在不同层次上去把握，而且各家有不同的客观情况。在实际的治疗时，应该综合使用各种学理与模式。只是在说明时或做训练时，可以就治疗模式的不同而给予分别说明、讲解或学习。从临床上的角度说来，我们只要了解其基本的学理，至于技术给予的各种辅导，只要体会其道理与意义，适当地去采用就可，而不要拘泥于特殊的技巧。

二、机动性地适当选择而先后采用

从临床的经验来看,任何家庭有困难时,要多采用支持性的方式去开始辅导,供给支持与协助,去面对他们当前所处的困难。等到严重问题稍微减轻以后,要尝试以认知行为的方式去辅导所发觉的心理及行为上的问题。假如问题还不容易改善,就要以结构性的眼光来重新估计情况,采用各种技巧来督促家庭结构与功能的改善;甚至以策略性的想法,考虑辅导的顺序与重点的选择。如果家庭问题仍无法消失,就要应用分析性的观点去研究及分析家庭的情结,试图做根本的纠正。这只是一个笼统的建议,也是使用另外一种方法来说明各种治疗模式的特点与功效。总而言之,成功的治疗者应懂得结合自己的专长,按各个家庭的需要,随机采用合适的治疗策略与方法,而不应该固守一个模式而呆板地使用。

最后一点需要提出的是,精神疾患与心理问题要有所区别。前者,与生物性病因有关,需依靠精神药物及精神医学的一般性治疗原则而给予治疗,而家庭辅导只能当做是其中的一种辅助性工作。至于心理问题指的是个人的心理困扰或人际间相处上的矛盾,是与心理性病因有关,需要依靠心理治疗的原则与方法去辅导。家庭里有问题,要看哪种性质,而不能全部当做是心理问题,透过系统的观点去尝试更改。这是临床上要注意的一点。

三、采取综合运用的趋势

虽然从历史的眼光看,家庭治疗可以就各种不同的模式进行讨论,但是,这只是方便用来说明家庭治疗可以就哪些不同的角度来了解与探讨,包括对病理的解释,以及如何就其学理所提示进行治疗而已。跟个人心理治疗一样的,当前大家的共识是:家庭的心理治疗与辅导要机动性、运用性、综合性地去实行。也就是说,要看所存在的、所表现的病理与问题如何去了解比较方便,而且针对其所出现的困难,如何去进行辅导与矫正比较合适与有效,而不能固定地以特别标榜的模式去应付千头万绪的家庭问题(曾文星,2004)。

参考文献

1. 李静,孙鸿平.萨提尔模式在婚姻治疗中的运用.湖北经济学院学报(人文社会科学版),2006,3(8):24-26.
2. 杨眉.系统家庭治疗家的提问技术.中国心理卫生杂志,1995,9(4):183-185.
3. 杨昆,汤宇,许秀峰,赵旭东.系统家庭治疗技术的临床运用(一).中国心理卫生杂志,2000,14(3):167-170.
4. 曾文星.家庭的关系与家庭治疗.北京:北京医科大学出版社,2001.
5. 曾文星.心理治疗:学理与研究.北京:北京医科大学出版社,2004.
6. Gladding S T. Family therapy: History, theory, and practice. 3rd Ed. Upper Saddle River, NJ: Merrill Prentice Hall, 2002.

第十章　家庭治疗的技巧与要领

我们已经在第八章说明过家庭治疗的基本概念，也在第九章谈过家庭治疗的各种学理上的模式与治疗的目标，现在接着在本章谈论家庭治疗会诊时应注意的各种技术上的要领。

我们首先要解释的是，以家庭为着眼点而进行的治疗，都可以广泛地称是家庭的辅导，并不需像早期的家庭治疗，要把所有的家人都邀请在一起而进行家庭群体性的会谈。家庭治疗只是个观念上的辅导模式，可以针对某个人或家里有关的若干成员而进行辅导。这是比较新的看法与运用。这好比早期的精神分析，一定要病人躺在沙发上（脸不对着分析者），进行自由联想等的分析操作，而且还得实行长时间的治疗工作；而现代的分析性心理治疗，不再用那种传统或典型的操作，而只进行面对面的短期性的辅导，运用了从精神分析而得来的学理与观念去给予辅导，被称是进行了分析性取向的心理辅导，或者是动态性的心理治疗。

可是话说回来，给予家庭治疗时，有时还得请家里人都来参加会谈，进行群体性的会谈与辅导工作。包含所有家人的群体性会谈有其优点，即可以直接观察到家庭成员的相互来往关系，做诊断性的会谈；同时可以就地而帮助家人改善他们彼此相处的关系。特别是父母针对儿童或青少年子女有相处与管教方面的困难时，可以考虑进行群体性的家庭会谈。

如果进行全家人的会谈时，就需要采用特别的技术，并考虑各种要领。从某种角度来说，这是群体性的辅导，因此，要运用团体心理治疗时所需考虑的要领与技术。可是家族是比较特殊的私人性的小群体，有父母与子女，由不同的年龄与阶级的成员而组成，并且有长期的亲人关系与背景。因此，不能单纯地认为是团体会谈与辅导。所以，在本章里，我们具体地介绍举行家庭群体会谈时要考虑的技巧与要领（曾文星，2001；Gladding，2002）。

第一节　家庭治疗会诊的实行要诀

一、治疗者要能与家人"结合"，能被家庭接受，成为圈内人员

不管是个人的心理治疗，还是团体心理治疗，治疗者与患者的关系是很重要的。如何建立良好的治疗关系，是心理治疗的头一个课题。家庭治疗也不例外，更应注重治疗者与家人的关系。因为对于一个家庭来说，治疗者毕竟是外人，不属于他们家里人，况且是单人对众人的"少数者"。因此，从开始就要努力，能被家人接受，不被他们以"外人"对待，否则无法进行会谈，更谈不上做什么治疗工作。因此如何与家人"结合"（joining），是治疗者应考虑的首要工作。

为了被家人接受，并得到家人的合作，治疗者要注意一些细节。譬如，治疗者的穿着得跟家人较接近，不要穿制服或医护人员的白大衣，显得是"工作人员"。如果穿西装不用打领带，因为不带领带会显得随便一点，让家人觉得自己是跟他们一样的"普通家人"。

最好与家人一起围坐起来，像是在家里的客厅跟客人聊天似的；最好不要隔着办公桌而坐，与家人制造距离与界限。总之，其目的是让一家人觉得你也是他们圈内人，是值得信任的。

二、治疗者要能以"内人"及"外人"的双重眼光来处理问题

不但穿着或座位安排要注意，在心理上也得更注意。在心理上，治疗者不但要能进入家人的圈子里，以自己人或"内人"的立场主观性地体会家人的情况，运用"同理心"（empathy）来体会一家大小的处境，同时还得时能以客观的"外人"立场，在另

一层次里去分析情景，并作出冷静的客观性判断。换句话说，不但要进入家庭的里面，但也能跳出家庭的外面，如此，能一里一外地，以两种立场与角度同时来了解全家情况，是治疗者应掌握的要诀。

譬如，单就座位的安排来讲，治疗者要到家人的群体里去坐，以便能体会在家人的圈内是何种感觉；同时，在另外一个层次里，要用眼睛来观察，去看看一家人如何坐下来，谁跟谁坐，谁故意坐的远远的，不愿亲近。即以座位情况判断一家人的结构与关系。如果夫妻两个人不但不靠近坐在一起，还背对背地坐，不用说，两个人不亲近。假如小的孩子跟父亲靠近得很，而不坐在母亲身边，便表示与母亲的关系不亲等。

假如家里人都在谈些开玩笑的话题，辅导者要能一起参与，但同时要从另一层次去思考，为何在此时此刻，为了何种动态理由，全家人谈起开玩笑的话题来，去把握群体的心理状态与机制。

三、要尊重家庭里原有的权力领导者，不要轻易冒犯其威严与结构

成功的家庭治疗者，要能及早发觉一家的权威者是谁，权力的分配情况如何、谁是主要带头人、是一家之主或幕后人，而去尊敬其原有的权威与阶级，不要冒犯，更不能草率敌对，否则引起强烈的反应，无法继续治疗工作。特别要遵循文化习惯，尊重父亲、丈夫，也要看重母亲、妻子，不可冒犯原有的权威结构。

比如说，在注重男人地位，讲究丈夫的权威的社会里，不管实际上是否女人或妻子在管实权，在会谈刚开始的时候，治疗者还是礼貌上要尊敬丈夫为一家之主，先请他讲开场白或发表意见；假如他表示没意见，经过他的许可与同意，再让妻子或其他人讲话。否则得罪了先生，有时就难继续会谈，下次的会谈也就不会再来了。

有些家庭，一家之长并非是丈夫，而是老祖母。她虽然坐在那

里，可能一句话也不说，但却是主要的关键人物。治疗者要观察眼神，明了是否老祖母在垂帘听政。否则，大家归大家，老祖母摇头说不行，什么也没用。

假如治疗者想让一家的领导者发表看法，并提供意见时，千万不能随便地批评，让家里的领导者觉得被批评有损其尊严。必要时，可以先从家里的小人物着手，试探他们有何意见，并向他们提供见解，而后逐渐转向比较有权威的家庭成员，而不要马上草率地评论先生或老祖母所提的建议。要等到彼此熟悉，建立了关系之后，再慢慢下工夫，引进治疗者的意见，改变一家的看法。

四、治疗者要积极，能控制场面，活跃处理冷场或热场

家庭治疗与团体治疗一样，是治疗者单人去应对群体众人。治疗者要应付一家大小，应具有相当积极且活跃的能力。比如，一家的会谈冷静下来，长久没人说话，变得有点尴尬不自然时，治疗者要能想办法找话题，让大家开口谈论；相反，会谈热化起来，争论吵闹很厉害，治疗者要能及时处理，控制局面，使大家能平心静气地商讨，是治疗者应有的能力与技巧。

治疗者好比交响乐团的指挥，拿指挥棒指向某成员要他（她）大声点说话，向大家表白自己的意见；或用手势暗示某成员，请他（她）小声点，或暂停不说话，让其他人能有机会讲话等，要如指挥交响乐的演奏似的，能比较积极地指挥全家的会谈情况。

在特殊情况，如某成员开口骂别人，甚至发起火来，想动手打人时，治疗者要马上采取行动，请该成员暂时离开会场，等冷静以后再回来，以免会诊室变成是骂人打架的地方。

五、注重群体的多方参与，不能忽略被冷落成员；并适当控制强人，辅佐弱人

就如同团体心理治疗时一样，治疗者要随时注意让所有成员都参与，不让任何成员被冷落或疏忽。此包括成年父母，也包括年

幼的小孩，要让老老少少都感到参与了会谈的活动，没被遗漏才可以。假如父亲说得少，都是母亲在滔滔不绝地讲，治疗者要适当地找机会去中断，询问父亲的意见，帮助父亲有机会表达他的想法；相反，如果父亲说得多，那就得找机会让母亲表达她的见解。假如都是成人在讨论，孩子们被冷落了，治疗者可随时说：让我们来问问孩子们的意见，创造孩子参与的机会。就是连年龄最小的孩子，也得有点机会说说话，讲讲意见，否则坐在那里闷得想早点回家了。

其实，会谈里有年岁幼小的孩子在场，可有几种作用及好处。年幼的孩子，思想比较单纯，没有心眼，常能把家里发生的事一五一十地说出来，如揭穿父亲常在家乱发脾气，大哥常挨母亲骂，小妹常偷懒不做家务事，是真实的资料与情报的提供者，可被治疗者善用。再者，年幼的孩子思考靠直觉，常有直接且坦率有效的建议，可帮助问题的解决。而且童心可爱，所言真诚，可打破成人的墨守成规的规矩，也可引来家人的会心微笑，是值得被治疗者拉拢的小伙伴。

与一般的团体心理治疗时一样，假如家里成员有人过分说话，强调自己个人的意见，治疗者要适当地给予控制，不要让一个人过分操纵了全家。同时看到有些成员被别人欺负，不被重视时，治疗者要扶助这样的弱者，以便平衡局势与权力，维持一家人整体的作风。

六、促进沟通交流，让各成员能表达自己的看法、感觉与价值观念

家庭治疗的最终目的之一，就是要使各个成员都能表达自己的见解，沟通交流，促进一家人的彼此谅解、合作。治疗者要时时诱导成员能进入此境况。

我们都知道沟通的目的与作用，乃在于表达彼此的心思，交换意见，不但能促进彼此的了解，也能共同协调商议，并策划对问题的处理原则。而且，最重要的还是能在情感上彼此安慰、鼓励

与支持,并让对方了解情意,取得喜爱,这可以说是一个家庭的最基本所需。可是有不少家庭却没有这样彼此经常沟通的习惯,或者因种种顾虑而不敢轻易交流表达思想,影响家庭的基本机能。家庭治疗者要善于辅导,使一家人能轻松地谈话,适当地表达自己的思想情意,也习于听取他人的想法,获得沟通交流的状态。

假如一个家庭能如此沟通,有什么误解也比较容易化解,有何困难,也能想出应付的办法,而家庭里的各个成员也能团结,有情感,像是个家庭。

第二节 家庭治疗的常用技巧

在实行家庭治疗时,治疗者常会采用各种技巧,配合机会及所需而适当地使用来促进治疗工作。如果使用恰当可获得好的效果。现在让我们列举一些例子,供作参考。

一、运用家庭成员,侧面性地提供隐闭性的家庭资料

当家人描述家里的情况与问题时,常受描述者的个人主观印象及判断,考虑与决定是否可向(外来的)治疗者描述,让外人知晓家丑与秘密。特别由父母成人描述时,这种考虑与顾虑特别浓厚。因此,家庭治疗者除了让父母叙述他们所认为的问题之外,也应让每个家人都叙述他们所认为的问题。在技巧上,特别是对较少有戒心的子女,让他们说说家里的情况。这样,一方面趁孩子们无防备之际,可侧面地获得真实的家庭资料,以帮助治疗者来了解家庭的内情。这样的技术,不但能无意中去探测被隐蔽的资料,还可以帮助成人去听一听孩子心目中的家庭,到底是怎样一回事,有助于沟通了解。

"小妹妹,你在家里过得好不好?有没有谁对你不好?"像这样的提示,说不定小妹就会开口说:"没人欺负我,但是爸爸总要叫我把小狗送掉,说小狗常吵了他……"就这样,毫无顾忌地揭开

序幕,让我们去面对家里的日常生活,描述讨论家人所关心的事,总比在兜圈子,谁都很客套,不肯开门见山地谈论家里的问题为妙。

我们都熟悉"没穿衣服的国王"的故事。虽然国王没穿衣服,出来街上游走,大人们看了都不敢说实话,只会很尊敬地假装看见国王穿着很漂亮华丽的衣服,并拼命开口称赞;当天真无邪的小孩看了,指出国王怎么没穿衣服时,国王才体会到自己确实是没穿衣服。在家庭治疗的门诊,有时要依靠天真无邪的小孩来提供情报,描述被成人隐闭、封锁、伪装的资料。可是,运用此技巧,让小孩子描述家里的真实情况时,要考虑父母成人的心理反应。千万不要让他们觉得很难为情,对透露消息的孩子非常气愤,回家后还痛骂孩子,甚至不再来接受治疗。因此,还得小心适可而止地运用。

不过家庭治疗的会谈跟团体治疗的会谈一样,治疗者可利用成员间的相互刺激与对论,在你说一样,我也谈一样,相互回响反应情况下,声东击西,把话题引入正轨,包括谈论家庭秘密。比如,小妹说爸爸不让她养狗,父亲听了,可能会接腔说,你常不负责按时喂狗,让小狗哇哇叫,所以不能让你继续养下去;而哥哥听了,可能会加上一句,小妹被你们宠坏了,什么家事都不肯做;妈妈也发言说,哥哥总想整妹妹,上次还被你父亲大骂了一顿等。如此,一样接一样,你说,引我说,我一说,也引起他的意见,如此话题也就接上了,而谈论的内容也就更丰富,可提供我们向所需的方向去探索,了解家里的困难焦点在哪里。

虽然治疗者可利用此群体心理反应,来探索家里情况,但是家庭治疗者可引用"瞎子摸象"的故事,来说明家人各个成员所描述的事情,虽然内容与观感相异,但在某种意义上各位所说的都是对的,是根据自己个人的经验、立场与感觉而得到的印象与看法。如此,可以避免彼此争论谁"对"或谁"不对",引起不必要的责怪及推卸责任的现象。同时也可以帮助家人多听听彼此的看法，充分启发同理心，促进了解彼此的想法与见解，有助于家庭更好地沟通。

家庭治疗者，还常用一种技术，称是循环性探问（circular interview），即叫某个成员去谈他（她）对别的成员的观察与看法如何。譬如：叫弟弟说哥哥如何，而如何被父亲对待；请妹妹说出父亲与母亲的关系如何，是如何影响孩子的心情等，这样不但可以探出家里的各种秘密，还可以让家人体会与认识，在一个小团体里，是各个彼此相关的，是以循环的方式而相互影响；而且每个人都有各自的看法与感受，需要提高对彼此的同理心。

二、使用具体方法，以显现家庭结构关系，帮助家人认知

为了帮助家人认识并了解他们的人际关系或家庭结构，治疗者有时可以使用一些具体的方法，让家人去认识体会，进而可去更改。譬如，在会诊的场所里，要家人看看自己相互坐的情况，并给他们"更换座位"。即利用家人选择座位的特殊模式，让家人了解他们家里的结构与关系，以利于更改彼此的人际关系。

要求家庭全体成员去做"家庭形象雕塑"（family sculpture）的活动，用来讨论他们一家的关系与结构上的表现，并讨论他们想如何更改其结构形象。当场摆动每人的座位，以实际座位的位置与距离来代表家庭的结构形象，是帮家人认知并改变家庭人际关系的治疗方式。

"比身高"是另外一个技巧。即当父母亲把已经长大的孩子仍看做是"小孩"时，就叫孩子站在父母亲的面前跟父母比身高，帮助他们去体会孩子已经是与成人同高的小"大人"，不应该再像对待小宝贝那样去宠爱。

"用手去捏家人"而去问别的家人痛不痛，是另外一种技巧。此方法用在过分接近，不分个人的存在，缺少个人的心理界线，而彼此都过分黏在一起的家庭。其目的是帮助他们认识各个的存在，尊敬个人的界线与相互独立的关系。

总之，利用具体的行动或行为表现来讨论家人的相互关系，是客观而又有效的技术，常被家庭辅导者运用，也是结构性家庭辅导的特点。

三、善用适当家庭成员来做"副辅导者"，间接提供治疗的意见

当实行家庭治疗时，治疗者会发现在一家人之中，有时会有一两位成员较成熟、稳重或有良好意见，能看得出问题的性质，也能提供改善的方法或方向，他的想法或建议可被治疗者间接地采纳并作为"副治疗者"（co-therapist）来辅助治疗工作的进行。副治疗者并不一定是父母，而可能是小孩，也不一定是固定的某人，可随情况而更换。

因治疗者毕竟是外人，其提供的看法或建议，不容易被采纳。可是自己家人的看法或建议，其意义就有所不同，影响也不一样。譬如，在会谈过程中出现冷场，谈话不能继续进行，治疗者可以请所谓的"副治疗者"发表意见，协助会谈的进展。或者两个人争执不下时，也可请"副治疗者"提出建议，打破僵局。这是家庭治疗时可以采纳的方式和方法。

有时还可以利用小孩子的天真与爽直性的观感化解问题，找到解决问题的门路。譬如，有一家人正在讨论，如何帮助父亲多了解已长大的孩子的想法，而又如何叫青春期的大孩子能多体谅父亲的苦心，在谈话毫无进展时，可请7岁多的小弟去模仿爸爸的动作或讲话方式，让爸爸去体验，在小孩眼光里，自己到底扮演何种角色与行为方式，帮助父亲去改变对待青少年子女的行为，可以说是善用了小孩担任副辅导者协助治疗者解决问题。

四、"改观重解"，转负为正，更改认知上看法，维护家人亲热的情感

就如婚姻辅导时一样，家庭治疗时，治疗者可常用"改观重解"（reframing），替家人作转负为正的解释，更改对事情的看法，以维护家人彼此的观感及情感。关于"改观重解"的技巧，在婚

姻辅导时常使用，而在家庭治疗时也可多多善用。其要领是针对一件事情，不从负性的角度去看，而改用比较正性的、另一角度去解释，以改变对该事情的看法与感觉。由于任何事情都可从各种角度去看，辅导的要领就是鼓励家人放弃比较负性的看法，而采用比较正性的态度来观察事情，改善对自己亲人的看法与态度。在此让我们举些例子来实际说明。

譬如，父亲本来责骂大孩子整天跟弟弟"吵闹"，治疗者可解释为：孩子能"活跃讲话"很好，不用担心其没有自信心；母亲嫌女孩子太注重穿着，爱漂亮，可另解释为女儿懂得修饰外表，将来不用担心找不到男朋友等。因为每样事情都可以从不同角度来看、去解释，来"改观重解"。家人之间总是批评，说短说坏，还不如能转负为正，这对改善彼此的感情是有帮助的。这也是家庭治疗者常采用的技巧之一。

五、现场角色排演，具体练习纠正反应行为

心理治疗感到最困难的，莫过于患者心里知道某件事情该如何去做，而却难于付之于实际行为去改变；所谓知易行难的情况。如先生心里知道要对自己的妻子体贴些，但跟妻子在一起，却不知如何在言行上表达；妻子心里很明白不要过分向自己的丈夫太啰嗦，但见到丈夫一开口，又啰嗦起来；或者，夫妻很了解配偶之一在管教孩子时，另一个配偶不宜插嘴干扰或反对其管教，但一到时候，却又忘掉，又开口替孩子说好说情，阻碍了管教的作用，更引起夫妻两个人当着孩子面前吵起来的结局。

在个人心理治疗时，是利用治疗者来跟病人排演角色（role playing），练习行为反应的更改；而家庭治疗时却有实际的对象在场，可就地排演、练习。如丈夫不知如何体贴妻子，就让夫妻两个人当场表演如何亲热，让丈夫向妻子表达体贴的言行，而由治疗者做导演，指导丈夫如何说，如何举动可表达其情感。当场也可获得妻子的反应，让她提供意见，诱导丈夫如何去体贴。有时，

我们会出乎意外地发现，丈夫不会向妻子体贴，并不是丈夫不会体贴，而是妻子本身有心理困难，不让丈夫向她亲热接近；只要丈夫向她体贴，表示要好，做妻子的，马上找各种理由不让丈夫向她表示体贴，也不容许丈夫跟她亲近。所以，我们能当场看到两个人的实际行为反应，才能发觉此事，才能要夫妻双方共同努力去共同更改，而不会只单方地要求丈夫去努力更改。

同样，妻子对丈夫过分啰嗦的事，说不定是因丈夫一直不愿与妻子多说话，也不懂得好好处理（去哄妻子），让妻子一直火气上升，越讲越啰嗦起来呢！这种情形，不但要妻子练习少啰嗦，少拼命挖苦丈夫，还得帮助丈夫如何及早对妻子有反应，使妻子满意，而不再啰嗦起来。换句话说，家庭治疗的好处乃在能请有关的当事人，在场实际表演反应，让我们去观察行为反应的本质；同时，也能实际更改，练习扮演新的角色，尝试实行新的行为反应。可以说是家庭治疗的一大好处，是治疗者需好好利用的技巧。

六、安排家庭作业，促进实际且时时的改变

家庭治疗的最后一样技巧，是让家人做家庭作业（homework），要求家人从会诊结束回家后，得做些在家的功课，如复习在会诊时排演的行为变化，或讨论未曾讨论的话题，到下次来会诊时做报告。这样安排家庭作业的目的，不外是扩张家人练习的机会，也让他们做做，学学，看看治疗者不在时，家人自己会如何反应，其差别在哪里，以便将来治疗结束后，家里人仍能继续实行且保持新改的行为反应。这样更能保证治疗效果的长期作用。

所安排的家庭作业可以有多种，最简单的，莫过于教他们讨论计划一家人的周末活动要干什么。这样的通俗话题，每个家庭都可以讨论。而这样的家庭作业，叫他们去讨论，不但可无形中让他们去沟通交流，也可让他们实际去计划他们的家庭活动。而治疗者从中可观察他们的家庭行为如何在演变。

以上所描述的，便是家庭治疗者常采用的一些普通治疗技巧。

虽然普通且平凡，用起来却蛮有用的。接着让我们看看治疗上宜考虑的技术上若干问题。

第三节　技术上的一些考虑

我们已经说明且强调过，家庭是私人性的群体。因此，当我们实行家庭治疗时，在技术上有各种事情需要我们特别去考虑与注意。现在让我们就一些事项而讨论与说明。

一、有关家庭隐秘的合约与遵行

实行个人心理治疗时，比较容易处理隐秘的保护（confidentiality）。只要不把会谈里所揭露的私人性资料向他人（包括家人）泄漏即可。而做婚姻治疗时，就比较复杂些，要注意一方配偶向辅导者透露的个人资料，是否要向另一配偶揭露，是要很小心处理的事情。事先要针对每样资料而讨论，并获得当事人的同意而遵守并履行。可是家庭治疗时，其情况就变得更复杂。父亲没来参加会诊，母亲对父亲的批评或孩子对父亲的不满，是否向父亲透露说明，父亲跟辅导者单独会谈时，所提供的私人性资料，是否要向妻子及子女说出，这是一连串的事情，要事事澄清，并且依所同意而遵行。因此，就从这点说来，最好是全家人都一起来参加会诊，都是在大家面前说出的事，也就不必担心这些家事隐秘的问题。只要遵守家庭会谈里所透露的家事，不向家里以外的外人披露就是。

否则，父亲发觉趁他不在时，儿子批评他是个"呆板的老头"，或者妻子曾向辅导者提起曾有过离婚再嫁的念头等时，可能会发生怎样的反应。或者倒过来，妻子发现自己的丈夫居然向辅导者透露曾经有婚外情，而辅导者却没有告诉她时，妻子会如何反应。这些都是辅导家庭时，没有好好处理隐秘的情况而发生的毛病，要时时小心去处理。如何鼓励家人透露他们心情上的烦恼，而又如何替他们适当地去保密，是心理辅导者的职业习惯与职责，也是辅导上的技巧。实行家庭辅导时，是要非常注意的要紧事。

二、有关"系统阻力"的处理

从系统学的观点说来，我们知道一个"系统"要发生变化时，要面对一些变化的阻抗（resistance）。如何去认识并处理这种系统性的阻力是很要紧的技巧问题。换句话说，辅导者要随时注意，一个成员想更改行为的方式，而难于更改时，可能是家里人不协助，甚至于在阻挡其更改，是群体性阻抗（group resistance）。这种阻抗作用有时是被意识到的，但有时是意识不到的。虽然嘴里说得很合作，但行为上却并非如此的情况是常可见到的。譬如，做祖母的，嘴里说得很明白，孙子不要宠，但实际的行为里，却继续偷偷给孙子零用钱，说是怕孙子在外肚子饿了；但潜意识却是惟恐会失掉孙子对她的情感。或者，做丈夫的，明明脑子里同意要鼓励妻子变得比较独立些，但实际上妻子开始表现独立自主时，做丈夫的心理上却不是很高兴，惟恐丧失他做大丈夫的权威。假如没有好好去处理这些来自于其他家人的阻挠因素，就无法帮助孙子不被过宠，或妻子变得比较独立可靠。作为辅导者，不仅要看"看得到的地方"，还得看到"看不到的地方"才可以，否则功夫就不到家。

从临床的经验说来，特别还要注意不同成员的进展步骤，及因不同进展步骤而产生的"跷跷板现象"。即有些人变得较成熟些，对家里其他人发生不同的看法；而同时，引起别人因跟不上其好转而发生的相对反应，而带来"一个变得好，但另一个变得不好"的全家上上下下不稳定的现象。辅导上的要领就是要注意让家人尽量保持一样的步骤与进度而"进步"或"改善"，以便减少这种跷跷板现象的麻烦。

三、有关"共同治疗者"的运用

有些家庭治疗者，当给予家庭群体性会谈与辅导时，除了本身担任辅导者以外,还安排另外一位"共同治疗者"(co-therapist)来参加会谈,并共同执行治疗工作。特别是在教学系统的机构里,除了已经有临床经验的家庭辅导者以外,可让还没有经验的辅导者担任副治疗者而参加,可获得临床上学习与训练的好处。

采用共同治疗者的好处有若干,即:因有主副两个治疗者,可共同执行治疗工作,分担责任,相互弥补。特别是一男一女的共同治疗者,犹如是一对双双的家庭父母,可让家人认同模仿,另有其功效。不用说,有共同治疗者,即可以减少偏袒一方的可能性,也可以减少病人向治疗者发生浓厚的"转移关系"的可能性。

采用共同治疗者,有其好处,但若配合不当,也可能附带产生困难。采用共同治疗者的可能缺点,在于万一共同治疗者两个人之间协调与默契不足够时,可能发生各走各的,背道而行,失去统一的治疗策略,混乱了被辅导的家人。所以,假如要采用共同治疗者的方式来实行家庭治疗的话,在会诊之前,共同治疗者两个人要先商讨好治疗的方向,并随时分开于暗地里协助,求得治疗步伐的一致。会诊结束后,两个治疗者应重温检讨治疗的进行过程,讨论两个人的合作情况,以便继续共同治疗的步骤。

假如以"共同治疗"的方式来实行治疗时,共同治疗者可采取"主副治疗者"或"共同治疗者"两种模式来进行。假如共同治疗者之一,其治疗经验较少,仍在学习或实习阶段时,可跟随"主治疗者"而共同实行治疗。即:在会诊的开始与结束,或重要的治疗决定乃由主治疗者来掌握,副治疗者乃提供协助。假若共同治疗者的经验相似,则尽量由两个人以平等搭档的形式来进行,两个人尽量以相补的角色平行参与治疗工作。因后者较似家庭里的父母家长应有的模式,对家庭治疗较合适。

四、有关辅导者本身的性别问题

不管是单独的辅导者来实行家庭辅导,还是共同辅导者来一起执行家庭治疗,辅导者本身的男女性别(gender of therapist)是否会影响家庭辅导的工作,是值得提醒与注意的事情。辅导者的性别因素在个人心理辅导时,或婚姻辅导时,都可能间接或直接地发生影响,是不能否认的情况。实行家庭治疗时,也是如此。

譬如是男性的辅导者,跟家庭里掌握权力的父亲的关系要注意不发生敌对;而也要注意:不要过分同情母亲,而让做父亲的发生不满,甚至于嫉妒。反过来说,女性的辅导者,不要跟做母亲的发生对抗或冲突的情况,尽量要保护女性的母亲;而对父亲,不要让富于男性主义的父亲感到被女性威胁。总之,不要跟家庭里的夫妻发生三角关系似的矛盾现象,而把辅导过程复杂化了。

必要时,辅导者可以提供给"男人"的看法,或者是"女人"的想法,帮助夫妻(或父母)得到同性与异性的观点,对治疗上有帮助。但是原则上,辅导者应保持"中性"的立场,来避免上述的因性别而带来的副作用。

五、有关家庭重大事情的决定

我们都知道,实行个人辅导或婚姻治疗时,辅导者不能替病人本身或夫妻做有关人生里重大事情的决定。包括孩子是否要退学、要换工作、是否要结婚,或者夫妻是否要和好、是否要分离等,这种有关一生重大事情只能由当事人自己去决定,不能、也不该由治疗者来替他们做决定。治疗者只能替当事人解释分析问题的本质,并说明各种情况的选择有何可推测的结果,好处与坏处在哪里,帮当事人充分了解后,较易做妥当的抉择。否则,日后的结局不好时,他们会来责怪辅导者严重错误的指示,医疗上也好,法律上也好会招来许多麻烦。同样,家庭辅导时,辅导者也不能直接地替家人做重大事情的决定,如是否购买房子、是否该迁移搬家、是否要抱养孩子等。跟婚姻治疗一样,家庭辅导的实行,从始至终都要以这样的精神与原则来执行,而且从开始就应向接受辅导的家人清楚说明。只能提供专业上的意见,供参考而已。否则就牵涉到医德的问题。

总结说来，我们把家庭治疗工作上应知晓的各种技术及其要诀，大略说明如上。不管是任何模式的治疗，不应过分地被学理所局限，也不应拘泥于技巧上。成功的治疗，要能很机智地判断治疗所需，做适当地变化与创造。只要其治疗的方式合乎伦理的要求，对家人有所帮助，能重建健康的家庭心理生活为其最终目的就可。最主要的，治疗者要能熟悉家庭的心理构造、功能，及了解家庭的病理与适应能力，运用自己的热忱与经验，再配合家人的合作，许多家庭困难也就易于解决了。

参考文献

1. 曾文星. 家庭的关系与家庭治疗. 北京：北京医科大学出版社，2001.
2. Gladding ST. *Family therapy：History, theory, and practice*. 3rd Ed. Upper Saddle River, NJ：Merrill Prentice Hall, 2002.

第十一章 家庭治疗的实际运用、过程与疗效

第一节 家庭治疗的实际运用与治疗途径

我们已经说明过,家庭治疗是以改善家庭问题为主要目标,而运用家庭有关的学理与观念,以及可改善家人相处的各种技术去给予心理治疗。至于其实际运用时,可以经过某家人而给予个人的会谈,并针对家庭的改善而辅导;或者牵涉到若干成员,甚至全家成员而举行群体性的会谈。让我们简单说明这些不同的治疗途径。

一、通过家庭里某个成员而给予针对家庭的辅导

通常是某成人感到自己心情上有问题,而来接受心理辅导。在其辅导过程里,发现其心情或行为问题的来源与他(她)的家庭里存在的问题很有关系,需要把着眼点放在如何改善家庭的情况,包括夫妻的关系、亲子间的相处,或者是同胞们的矛盾。在这样的情况里,有两种不同的途径可循。即继续进行其个人会谈的方式,但把辅导的重心放在如何通过此人而去改善家庭的情况。这种途径的选择,可能是其他家庭成员不容易或不肯来参加,或者辅导者认为,被认定的病人(通常是做父母的成人),有其足够的影响力,能左右或改善全家人的家庭问题。另外一个途径,就是提议改为包括夫妻而进行婚姻的辅导,或者举行包括全家人的家庭辅导。

二、针对夫妻双双而进行有关他们家庭的辅导

假如家庭的问题是源于夫妻间的相处问题，或者跟养育与管教子女有关的问题，而引起全家的心理困难，就要建议夫妻双双来接受辅导，进行所谓的夫妻或婚姻辅导。而在这样的夫妻辅导里，要包括如何养育或管教他们子女的问题，或者如何对待他们上一代父母的情形。即以夫妇或婚姻辅导的形式，而进行夫妻与家庭的辅导。特别是他们的子女年龄还小，或者他们的父母年岁很大，不适合包含父母来参加会谈的情况时，就采取这样的辅导途径。

三、牵涉若干家庭成员而给予局部性家庭辅导

假如家庭的问题很明显地牵涉到家里某若干成员，如夫妻如何对待某个孩子，父亲难于应付青少年阶段的某个孩子或者母亲无法应付两个孩子时，可让这些牵涉到的主要家庭成员一起来接受局部性的家庭辅导。特别是某子女有个人的特殊疾患或心理困难时，可以考虑。这种模式可当做是个人心理辅导的扩充，或者是家庭群体性辅导的某阶段而暂时采取的辅导方式。其好处是能把问题的着眼点集中在直接牵涉到的成员；而缺点是忽略了其他有关的家人，影响了全家系统地把握与处理。

四、召集全体家人而进行家庭会谈，给予整体性家庭辅导

假如一个家庭的问题是牵涉到整个家的结构与组织的群体性问题时，就考虑采用这种方式而进行辅导。这样可以比较直接且清楚地观察全家人相处与对待的情况，各个成员所扮演的角色、权势的分配的情况，成员们间的联盟与认同等群体性的问题，而且可以在场直接地提供干预或纠正的治疗性工作，有其好处。可是，有时不容易请来所有家庭成员，有现实上的限制；而且辅导者对这样的群体性家庭辅导要有充分的知识与经验，才能把握包括多数人的家庭群体性辅导工作。

第二节　筹划开始家庭会谈与治疗的要领

一、如何建议开始家庭会谈

虽然有些家人一开始就会全家一起来接受家庭辅导，但这样的情况毕竟比较少。最多的情况是有个家庭成员首先来就诊，与治疗者谈论后，同意辅导者的提议，才请家人来一起会谈，接受家庭辅导的工作。这与夫妻的婚姻辅导是一样的，如何请原先来的成员回家去，如何向家人说明，并如何劝导他们一起来会诊，往往是开始的关键。

让我们假设性地想象一位母亲来看精神科医生后，回家向家人宣布说："医生说我们家里有毛病，父亲跟孩子们都非去看精神科医生不可"；或者说"医生说你做父亲的没尽到父亲的责任，一家才会闹到这样的情形，医生要你下次跟我一起去看他！"那么你想象家人，特别是做父亲的，会以何种想法与态度来参加会诊；或者会不会想一起来看医生。因此，如何准备教导家人回去交代并劝导家人来会诊是很重要的。做得好，是成功的一半；否则，肯定从头就失败，没人肯一起来会诊，参加家庭会谈。

最好的要领是，教导成员回去向家人说明"家里有心理上的困难，要全家一起合作来解除；医生想要跟大家见面，看看如何充分利用我们各个的长处来面对问题。"主要把理由说得比较正性些，可鼓励他们的合作与兴趣。特别是做父亲的，以男人的心理而常具有戒心，内心里常惟恐做家长的他是否会被批评，是否被指责。因此，要说明父亲是很重要的家里的主人，特别需要父亲的协助；如此，可维护做父亲的威严，并鼓励他来参与家庭会谈。

二、如何决定哪些家人要参与会谈

原则上治疗者要请全家人至少来参与会诊一次，让治疗者有机会观察全家人相互来往及反映的情况。至于是否需全家人都继续来会诊，则根据家庭问题的性质而决定，不用硬性规定。假如问题主要是父母如何管教所有的子女，则应请全家人参与，包括大大小小的子女。若是主要牵涉到父母与某小孩的问题，则只请父母与该小孩参与就可以。但是，从理论上说来，一家的事，人人都会受影响。从系统的眼光说来，还是全家参与最好。可是从实际的因素，如孩子要上学或在外地求学，难于人人都参与的话，可斟酌情况而只请局部的家人参加。特别是年龄很小的孩子，不习于长期坐在会谈室里谈话，可让小孩在旁游戏，甚至不来参与。可是无论如何，还是争取父母两个人都要双双来参与；因家里的事，很难只由单亲就可策划且执行，还得靠双方的家长才可以。假如家里有祖父母或小姨等，对家里的心理与行为甚有关，则也应考虑请他们参加。就算是朋友，或佣人，若长居于家，对家里有相当影响，也得考虑是否当其为"家人"，而邀来参与。

换句话说，家庭治疗并非硬性地规定要全家人来。只要对所关心的家庭心理及行为问题有直接关系的人员参与就可以。最主要的，不仅是谁参与会谈，而是时时要以"家庭系统"为观点而进行治疗。这是最基本的要点与策略。

三、缺席不在，或不参与家庭辅导的成员的处理

由于某种原因，有些家人始终没来参与会诊，治疗者对这样的成员应如何处理？假如此缺席成员是很重要的关键人员，如是父亲，则应尽力去想办法邀请他参加。当然，最通常的办法是依靠家人传话，代为邀请为最顺其自然。但是，有时这些代邀的家人，内心不一定很想请缺席的成员来参加，所以采用邀请方法并非合适，或少功效。若有此情况，治疗者可尝试自己写信托家人带回去，或征得家人同意之后，自己打电话给缺席的家人，直接邀请。

对于缺席的成员，在治疗的会谈当中，应尽量少谈，特别不要趁其不在场而批评该缺席的成员。否则，话会传来传去，容易被

扭曲误解。特别是在人家背后说长说短，对当事人是不礼貌的。假如参与治疗的家庭成员因故而有时缺席，当下次再来时，应请其他成员向他简单说明上次所谈的事，一方面让大家有机会温习回顾上次的会谈与治疗重心，同时也帮缺席的成员能跟随补上，同大家继续参与治疗的过程。

四、对家事如何保持隐秘的合约

在上章里，讨论辅导的技巧与要领时，曾经谈论到家庭辅导时，要如何去保护家庭秘密（confidentiality）。每个家庭常保持某种程度的秘密，而如何去处理家庭里所保持的秘密是很复杂，但是很重要的事情，是辅导上要很小心的一件事。因此，在家庭辅导开始时，最好有个适当的说明，让家人了解，并且能同意及履行。最好在辅导的过程中，随着需要，还得随时针对各个不同的情况与资料而商讨，并且做适当的决定，这样才能比较有伸缩性而恰当地处理。最主要的，莫过于让家人了解辅导的基本精神与原则；即在可能的范围里，家庭成员最好能知道家里的事情，而少保持无谓的秘密。了解了这样的原则并去执行，就不会为了细小的事而发生问题或出错了。

从临床经验说来，在华人的家庭里，大家喜欢保持种种秘密，但实际上又喜欢在背后传话，把所谓的秘密都公开。因此，针对何种事情要不要保密，都要用心去讨论，并且要遵循所决定的原则而去实行。

五、家庭辅导的收费问题

给予家庭辅导而如何收费，是个很切实的问题，要从开始就跟接受辅导的家人说明并交代清楚。由于家庭辅导的会诊由多数的家人参与，通常比较费时间，也要多花费精力，不能跟个人辅导的会诊相比。如何增加收费，是个需要商讨的事情。

还有，有些医疗制度里，医疗保险只支付对"疾病"有关的治疗费用，而家庭问题却不属于"疾病"的种类或范围；换句话说，医疗保险只肯支付患某种精神疾患（如焦虑症、抑郁症等）的病人的治疗费，包括个人心理辅导的费用；而不肯支付为了心理问题而来接受家庭辅导的费用。假如是家人自己负担辅导费用时，问题就没有；但是要靠医疗保险的制度而去收费，情况就不同。因此，如何去考虑，并经过医疗保险的制度而收取辅导费，是需要看情况而去斟酌并做决定的事情。

第三节 家庭治疗的进行过程

由全家人参与而举行的家庭治疗，与婚姻治疗或个人心理治疗一样，都是要经历一个大致的程序而进行的。虽然根据每个家庭的治疗所需，其程序会有很多变化，让我们描述一下基本且通常（而比较理想）的进行过程，作为实际治疗实行的参考（曾文星，2001）。

一、早期阶段（开头三至五次的会诊）

1. 向家人解释家庭治疗的原则，建立大家要共同遵守的合同，包括如何保持隐私的情况。因一般人对家庭治疗尚无认识，在治疗开始时，要尽早找机会简单说明家庭治疗的原则，使参与的家人有个初步的了解；并且说明治疗上应遵守的条件及规则，以便能按规进行。

2. 尽量争取治疗者被家人接受，达到能与家人"结合"（joining）的状态。治疗者要与家人熟悉，并被容纳接受，能亲近跟家人谈论，但也保持治疗者应有的威信，以便发挥治疗者的功效。

3. 寻找并发觉问题的真相，以及改正的方向。经过家人描述的家庭生活情况，过去的背景与经历，目前所面对的困难，并参考治疗者观察家人行为反应所得印象，建立家庭问题的诊断；并与家人研讨治疗改正的方向。

二、中期阶段（中间五至十次左右的会诊）

1. 具体练习行为与关系的改善。不但继续增加家人对自己家庭问题的认识及改正的方向，更应着重心理与行为的更改。在家人相互反应过程中，练习新的适应模式，建立合适的处理方式。

2. 处理阻力，调整全体"系统"的平衡变化。时时处理因更改新的行为模式而产生的群体性阻力。

3. 处理及适应一层一层所发觉的问题。因家庭的生活及其问题是很复杂的。一样问题发觉并解决之后，随后又发觉问题后面还有一个层次的问题，又得去处理。因此，治疗工作也得一层一层地继续下去，直到大致的问题都解决之后，才能获得整体的改善效果。

三、终期阶段（结尾三至五次会诊）

1. 建立自行审查、改进家庭行为的能力与习惯。成功的治疗，就在于治疗结束之后，家人能运用治疗的经验，继续改善自己家庭的情况。因此，在治疗的终期，治疗者应协助家人，建立自己审查自己家庭情况的习惯，并养成能自行改进自己家庭问题的能力。

2. 归还领导权及恢复家庭秩序。与上述目的相配合而应进行的事，是把一家的领导权，由治疗者手中逐渐归还给其家庭领导者，让他们去自己执行其功能，恢复原秩序，发挥家庭的功能，能自主、自立，并且能自救。

3. 进行结尾与离别的手续。对治疗过程做摘要，提示一家人的本身潜在力量，预祝他们自己继续发挥其功能，并与家人做分别的交代，让治疗者退出家庭，结束工作。

第四节　家庭治疗的疗效：审查的途径与焦点

一、不同的审查途径

任何心理治疗的工作，要审查其效果如何时，首先要考虑是由谁来评审治疗的效果。针对家庭治疗说来，基本上，可有三种途径，即由家人本身来评价他们改善的情况。这要包括由成人的父母的观察与评判，或者子女他们的感受与反应。假如他们认为家庭的气氛有所改善，大家相处得比较好，没有什么不满意的情况，就是家庭改善的表现。除了主观性地描述与报告以外，有时可采用量表的测验，看辅导前与辅导后，是否有变化与改善。

其次的途径，是由辅导者根据其专业性地观察而判断家庭是否改善。由辅导者来评判，其好处是可以比较有深度地进行家庭行为的审核，而且可以就辅导的方向而做判断。但是，由辅导者本身来评审时，有时难免受其主观性因素的影响，是潜在性的缺点。因此，比较讲究的另外一个途径是由研究工作者，以第三者的立场而去评判。

二、不同的审查焦点

这是关系到凭什么观点与资料而进行审查。因为，家庭的心理与功能，包含很多层次，因此，可以从个人的角度而评审。即根据家庭成员的观察而审查家庭的气氛、各个家庭成员的心理状态、成员间的相处关系与情感等。假如是从家庭群体的角度而评审的话，就要注重各个成员所扮演的角色、权威的分配情况、各个成员的自主独立性、成员间联盟的形成、群体家人的凝结与结合的程度、家庭的认同与界限、适应困难的机制与模式等各种表现。从临床的角度说来，就要看是否有何病态性的家庭行为，包括发脾气、闹情绪的问题，是否有虐待或暴行等病态行为等。

不管是经过何种途径而审查,其审查的焦点是什么,还得考虑什么是健康的家庭,什么是有问题的家庭,要根据社会与文化因素而判断。因此,要考虑这种层次的价值观而进行适合社会与文化上的判断(Tseng & Hsu, 1991)。

三、审查的期间与阶段

最后要考虑的是,在哪个阶段去审核疗效的问题。任何心理治疗的疗效审核,都要考虑到审查的期间因素。包括治疗初期或终期的考核,或者是治疗结束后的追踪考核等。在刚开始辅导时,往往可以观察到初期的改善,被称是蜜月阶段的反应,是因为开始接受辅导而感到有解救的希望,而表现的短暂性的改善,但常不持久。最要紧的是,经过长期辅导后,被辅导者的心理与行为才会逐渐地改良,而且还得经历上下的起伏,而不会直线性地改进。当然辅导结束后,经过若干期间,如三个月、半年,甚至一两年后而追踪审核,就可以得到可靠的审查结果。可是,实际上,要如此长期性地追踪研究,不是很简单的事。

四、疗效的研究报告

由于实际情况与方法上的困难,关于一般心理治疗的疗效结果如何,其客观性的研究并不多;但对家庭治疗的疗效的研究报告却并不太少,可以做个一般性的结论。根据Glick(2005)就英文文献的研究报告而综合其疗效的大致情形如下:

家庭治疗的适合性与疗效　通常说来,以心理教导性的心理辅导,来辅导患精神分裂症的病人及其家属,有相当的疗效结果;当然对患者要给予抗精神病药物并同时提供包含家属的家庭心理辅导。其次是患抑郁症而又需要婚姻或家庭心理辅导的妇女,经过抗郁药物的治疗,并提供婚姻或家庭辅导,可以得到良好的效果。至于儿童或青少年有行为上的问题时,提供家庭辅导,也有客观的效果。对于有婚姻或家庭心理困难的通常人,给予家庭辅导，也可提供客观的疗效。

不同家庭治疗模式的疗效差异　许多研究结果显示，并没有充分且客观性的资料来证实不同的家庭治疗模式有不同的疗效。各种治疗模式只是针对某种治疗方式及机制来辅导家庭的问题，即分析性的家庭辅导，主要在于提高家人对他们自己家庭心理问题的了解，进而督促其改善；认知行为治疗模式，则在于帮助家人去改善非功能性的想法与行为；经验性家庭辅导，其要点是帮助家人去体验新的经验而改善自己的家庭。

共同性的治愈机制　不管采用哪种模式的家庭治疗，其共同的治疗机制被认为是辅导者能与家人建立良好的关系，协助家人沟通想法与感情，帮助改善非适应性的思考、观念、行为、角色扮演或联盟的问题，能成功地运用家人的潜在能力与动机去改善情况。

总之，我们要知道：治疗的过程，实际上会变化多端，比较复杂，并不会呆板地按序发生，这主要依靠通用性的治疗机制来辅导家庭。成功的治疗，要能很机智地判断治疗所需，做适当的变化与调节。只要其治疗的方式合乎伦理的要求，对家人有所帮助，能重建健康的家庭心理生活，就对了。最主要的，治疗者要能熟悉家庭的心理构造、功能，及了解家庭的病理与适应能力，运用自己的热忱与经验，再配合家人的合作，许多家庭困难也就易于解决。

参考文献

1. 曾文星. 家庭的关系与家庭治疗. 北京：北京医科大学出版社，2001.
2. Glick I D. Family therapies: Efficacy, indications, and treatment outcomes. In: Janowsky, D. S. (Ed.). Psychotherapy Indications and Outcomes. (303 - 321). Washington DC: American Psychiatric Press. 2005.
3. Tseng W S & Hsu J. *Culture and family: Problems and therapy*. New York: The Haworth Press. 1991.

第四部
家庭的各种问题与辅导

我们把家庭辅导的原则说明以后，接着我们将分章就各种家庭问题个别讨论如何给予辅导与治疗。在每章开头，首先简要说明问题的性质、病理的来源，接着说明针对其问题如何辅导，包括治疗的方向与要领，然后列举临床上实际的例案，仔细说明其病情或问题的发生、辅导的要点与技术，以及可能面对的困难，是辅导的实际运用与讨论，并提供临床上可参考的各种要点。

虽然为了方便阅读而就各种问题分章书写与讨论，但有一点要提醒的是，家庭问题并不是那么单纯，而往往是几个问题综合性的呈现，表现形式是比较复杂的。而且同样的问题，也可被归类于不同的性质与种类；因此，我们要了解这一点。

至于针对多种层次问题的家庭在给予辅导时，要有策略性的考虑哪些困难是要先去处理，而哪些问题是要等到后来再去解决，需要按辅导阶段而有个先后的顺序与策略去进行辅导。

第十二章 与家庭制度有关的问题

第一节 问题的分析

一、墨守传统家庭制度与规则

从社会的眼光看来,每个家庭都要遵循社会与文化所定的某种家庭制度与规则,好维持家庭的系统与规矩(Tseng & Hsu, 1991)。譬如,我们华人社会里,传统上就遵循父系传递系统,即由父亲把姓氏、财产、权势等传递给男孩(但不传给女孩);观念上大家认为传宗接代很重要,才能有后辈对前辈孝顺,并尊奉祖先(没有后代来祭祖先是很不好的,是"不孝有三"之一);而且不能跟同姓的异性对象结婚(否则犯了同姓通婚的禁忌),因此,虽然是同样的三等亲,却不能与(同家姓的)伯父或叔父的子女结婚,但却可以与(不同家姓的)姑妈、舅舅或姨妈的子女结婚。

这些社会遵循与强调的家庭制度与规则,其原本功能在于维持社会与家庭有关的秩序,可是也因此而带来有关心理与人际关系的矛盾,形成家庭问题的因素(曾,2006)。譬如,妻子没生育孩子,丈夫就想离婚再娶别的女人,或想办法娶妾,好有子女来传宗接代,没生育子女的妻子就受委屈;假如没有男孩,无法继承家业,就要想办法抱养男孩或招婿;如果喜欢上跟自己同姓的异性朋友,就算是没有直接血统关系,也不能结婚等。

二、利用家庭制度为借口而制造问题

在这样家庭制度下,我们得墨守成规,但也可以有各种通融的余地。譬如,虽然自己的妻子没生育子女,但是夫妻感情很好,就想办法抱孩子,免得去娶姨太太,伤害夫妻的情感。家里的财产,可以把一部分也分给女儿(或者在出嫁时,就以嫁妆的方式给女儿),好保持男孩与女孩间的平等对待,保持他们彼此间的良好关系。

可是,如果本来就存在人际关系上的问题,就会以这些既有的各种各样的家庭制度与规矩为借口而夸大问题,形成家庭问题的来源。譬如夫妻关系本来就不好,丈夫就以没生育子女而把妻子休掉,再娶新的太太,或姨太太。兄弟姐妹的关系不好,就利用家庭传递财产的规矩,不把财产分配给姐妹,只由兄弟继承。通常父母去世以后,如何分配财产,其问题不仅是金钱上的计较,还牵涉到兄弟姐妹间情感上的问题,是把他们幼小时跟他们父母的关系以及同胞间的相互嫉妒的情况重演出来,而闹情绪的。换句话说,受着背后既存因素的影响,而通过墨守家规的理由,把家庭问题显露,把矛盾夸大起来。

第二节 辅导的要点

一、分析制度的原本功用与对现在的意义及其适用性

在辅导过程中,首先跟家人探讨与分析原本家庭制度的意义与功用,并了解对当前家庭的实际影响及其作用。接着考虑是否有通融的余地或更改的可能性,也探讨对周围社会人士可能引起的反应,即亲戚与朋友将会如何看待,而决定应付的办法。譬如,某人想跟姑妈的子女结婚,虽然不犯同姓结婚的禁忌,但仍是三等亲的婚姻,其生物学上可能发生近亲结婚的问题还存在;因此,需考虑是否要跟这样亲近的异性对象结婚。或者,反过来,虽然是同姓的异性对象,但是其家属是来自于别的省份,毫无近亲的血统关系,只牵涉到是与同姓不可结婚的习俗上的禁忌问题,是

否要考虑，或不在乎等。

二、探讨幕后潜在性的左右因素

辅导的功用在于探讨是否不单是因家庭制度与习惯上的因素而产生的问题，而是否有其背后心理或人际关系上的因素而产生的矛盾。譬如，利用妻子没有生育子女为理由，而想跟妻子离婚，只是借口，而真正原因可能是夫妻关系上存在的问题。如果是如此，就要把着眼点放在夫妻关系的问题上，研究是否有改善夫妻情感的可能性。假如父母去世后，子女间闹分财产的问题，兄弟不想把财产也分一部分给姐妹，是否是他们同胞间本来就有关系上的问题，利用分配财产的机会而大做文章，利用父系传递的制度为后盾而不把财产分一部分给姐妹等。若是这样，就得从他们同胞关系上去着手辅导，看有没有可能解决基本的问题。也就是要想办法去处理同胞间从幼小时未曾解决而存留下来的心理情结。

三、寻找折中应对的办法

任何事情都有其可解决的途径。即使是传统的家庭制度或规则，也可以想办法去折中处理，并不一定要去墨守成规。只要不犯法，伦理上还可以说得过去，就可以想个办法来应付。因此，辅导的方向就是帮助家人去处理其潜在性的心理与人际关系上的矛盾，然后，一起去寻找折中的办法而去应对。譬如，妻子无法生孩子，总可以抱养孩子，或者就过夫妻二人的婚姻生活。现代人并不那么讲要靠子孙来祭奉祖先，只要夫妻在世时，过好婚姻生活最重要。现代社会里，讲究男女平等，父母去世后，把财产一部分也分给姐妹，大家彼此都高兴，保持好的同胞关系才重要；而不要以父系传递为理由，由兄弟霸占父母的财产。

第三节 案例说明

个案一 把一家分为张家与李家两部分的家庭

张先生喜欢上李小姐（皆假名），可是李小姐是一个名门的独生女。因其双亲想依传统观念，想要有子女继承其家门，乃要求招婿入门。张先生因爱李小姐，也就答应了；可是婚前立了一个条件，即他们所生孩子将依序交替冠以两家姓。婚后夫妻感情蛮好，可是妻子怀孕，先后生了两个孩子，分别姓张及李之后，家庭的气氛逐渐改变。原来，李家双亲特别喜爱姓李的孙子，认为是他们李家的孩子，而不宠爱姓张的孙子。而张先生看了此情况，则特别用心去补偿，喜爱与自己同姓的孩子；而且张先生的本家，也只关怀他们姓张的孙子。结果，一个"家"在感情上无形中划分成为"张家"与"李家"，无法形成他们自己的家（曾与徐，1990，52-53页；曾，2002）。

针对这样因为要遵循家庭制度而形成的家庭心理问题，在辅导上要首先让夫妻两个人及他们的各个原本家庭了解，孩子不是为了父母或祖父母的心理需要，而该是为了他们孩子本身的利益而养育。把一家孩子分为两个家的孩子，对孩子的心理发展只有坏处没有好处。要及早消除这样对孩子（或孙子）的区别。要以他们是一家的孩子的心态去养育。

同时，还要帮助他们双方的原本家庭的父母（或岳父母）了解，他们不能跨代地去过分影响孙子的养育情况，要让孩子的父母本身负责并执行养育与管教自己子女的情况。换句话说，如何划分并保持隔代的适当关系，是很重要的。说得具体些，孩子不是哪家祖父母辈的所有品，而是属于他们自己的本身人物。作为祖父母的，只能以协助性的角色去关心与照顾孙子，但不能跨越世代去影响孙子，而影响他们的心理发育。

个案二　为了财产继承两个姐姐与一个弟弟争吵的家庭

曹家（假名）的父亲去世后没多久，母亲也去世。把母亲的丧礼办完以后，留下来的一个儿子跟两个女儿却开始闹问题。他们不仅闹财产的分配问题，还闹着谁能得到父母遗留下来的东西，如装饰品、字画等。关于财产，儿子坚持他是惟一的儿子，除了继承父亲的姓，理所当然地要在他家祭奉祖先的牌位以外，还得继承父母留下来的所有家产，包括父母住过的房子。可是两个女儿却联合起来反对，说：现在已经不是墨守老传统习惯的时代，男女要平等；而且何况他们曾经分别照顾年迈父母好几年，很辛苦，该有她们一份财产。

至于父母留下来的一些花瓶、绘画，以及父母宠爱的一些纪念品，她们也吵着要分配，不能只给儿子。她们强调，这些东西是父母遗留下来的，有纪念性、也有附带的情感，都想能得一些东西好留作纪念。

为此，他们三个孩子吵得很厉害，几乎相互都不说话；再加上他们的妻子或丈夫也有意见，更是复杂起来。结果，儿子发生情绪上的问题，经过朋友的建议，来找辅导者讨论如何办理他们因为分财物而引起的情绪问题。

辅导者认为这是他们三位同胞（即两个姐姐与一个弟弟）有关的心理情结问题，也就提议请他们三个人一起来参加会谈。辅导者认为，这是子女分配财产而引起的问题，要他们子女之间自己去商讨与决定如何处理，也就刻意没请他们的配偶来参加会谈，以免事情的复杂化。

两个姐姐在会谈一开始，就异口同声地说，这些问题都是她们弟弟从小被父母宠坏了的结果。平时不负责去照顾父母，但是到了这个时候，就要坚称他是惟一的儿子，有其特权。儿子很不高兴，就反驳说，他是儿子，要负责在他家祭奉祖先的牌位；而他的两个姐姐都是已经嫁出去的人，是别人家的人，没有资格要父母的财产。

由于父母没有留下遗嘱，辅导者就询问父母在去世以前，有没有口头上做过何种交代。结果，三个人说，对财产，父母没有提过什么意见。但对于家里的纪念性物品，倒是曾经跟他们答应哪个东西要留给哪个孩子。经过一对照，发现对于同样的东西，父母曾经口头上答应给几个人，有重复的现象。

辅导者强调过去他们如何长大，跟父母的关系如何等，是已经属于过去的事，但目前最重要的是要找一个大家都可以接受的决定，好保持他们姐弟日后的关系。辅导者强调，来日方长，要顾虑将来姐弟间如何和谐相处的问题。

经过讨论，他们提出一个方案，即把所有财产分为4份。由两个姐姐各得一份，弟弟领两份，其中一份是当做让他负责祭奉祖先的牌位而用的费用。至于父母遗留下的东西，就由他们三个人轮流去挑选，第一轮挑选剩下的东西，就按第二轮去挑选。这样，他们三个人就各自可以得到若干物品，能留着当纪念之用。经过这样在辅导者协助下，他们找到一个解决的办法，也就乐意接受，解决了他们无法决定与处理的困难。

个案三 儿子跟同姓女性恋爱并要结婚的家庭

马家（假姓）的儿子，在工作上认识了一位女同事，也是姓马。由于他们两个人性格合得来，经过恋爱而想结婚。可是由于男女都是同姓，双方的父母都不赞成，说是犯了社会里所遵循的"同姓不通婚"的习俗与观念。尤其是男家的父亲，特别反对，让他们年轻男女不知如何是好。特别是女的已经怀孕了，很想赶快结婚。在这样着急的情况下，情绪很不好，被介绍来看辅导者。辅导者马上召集家庭会议，请男家的父母与这对年轻人一起举行家庭会谈。

在会谈当中，辅导者首先向父母解释，古代社会定了"同姓不通婚"的习俗，其主要理由就是根据经验，假如跟自己有血缘关系的异性对象结婚时,由于其相同的血缘关系,而容易传递有遗传性的疾病或缺陷,因此,才定其"同姓不通婚"的规矩来保护。这是根据生物学与遗传上的考虑要鼓励跟没有近亲血统的异性对象结婚的。可是,目前这对恋人,虽然都姓马,但是实际上其中一个是从别的省份来的,毫无近亲血缘的关系,不用担心是近亲结婚的问题。

辅导者向父母提示,最主要的,要看他们两个人感情是否很好,双方的性格与资格是否令人满意,该就这些因素而考虑,如果两个人的条件都很好,为了他们年轻人的将来应容许他们结婚。至于万一亲戚或朋友有何说法,就利用辅导者提供的去说明,用生物学上的观点去考虑同姓是可以结婚的。辅导者并没有提起女的已经怀孕的事情,让儿子跟自己的父母直接说明。经过这样的会谈,父母终于答应他们年轻人的婚事,而女方父母也没反对,终于有情人能结为终身伴侣了。

参考文献

1. 曾文星,徐静. 家庭的心理卫生. 台北:水牛出版社,1990.
2. 曾文星. 家庭的关系与家庭治疗. 第十二章:家庭结构与功能上的问题. 个案二:"一家分成两家"的家庭. 北京:北京医科大学出版社,2002.
3. 曾文星. 文化精神医学:学理与运用. 台北:水牛出版社,2006.
4. Tseng WS. & Hsu J. *Culture and family: Problems and therapy*. New York: The Haworth Press. 1991.

第十三章　家庭结构与群体行为的问题

第一节　家庭结构上的问题

一、问题的分析

有些家庭的心理问题乃发源于家庭本身的结构与组织有关的问题。通常几个家庭成员能住在一起，共同生活，相互照顾，经营一家的团体生活。可是由于种种原因，如来自外来的因素，或者内在的决定，一个家无法经营并维持其一家人群体的生活，缺少家庭的结构，间接地影响其家庭成员间的相处关系，角色扮演，并无法发挥家庭的功能。让我们举些例子来说明家庭结构（family structure）上有问题的情况，好接着讨论其辅导的方向。

二、简例说明

（一）**有名无实的"家"**　淑真（假名）一直不想回自己的家，常跑到朋友家去住，跟朋友玩，也跟朋友的父母相处的很好，说自己的家不像个家，没有心思回去。原来淑真的父母都在大学执教。父亲与母亲经人介绍结婚，婚后不到几个月，母亲刚怀淑真时，战争爆发，父亲被调到战地参战，母亲一人怀着孩子生活。淑真生下来没多久，母亲被调到偏僻的乡下工作，只好托姨妈带养刚出生的淑真。如此数年后，战争结束，父亲回来。可是父母的感情不太亲热，父亲常以工作忙为借口，常留在大学工作，连周末也不常在家，母亲虽然把淑真接回来，但淑真不喊她母亲，仍喊带她长大的姨妈为妈妈，而且一有机会她就常跑去看姨妈

("妈妈"),要睡在姨妈家里。淑真说,自己的家,并不像个"家",因父亲常不在,跟母亲也不亲近,像生人一样,还不如跑到别人的家,还像个"家"的样子(曾,徐,1990,51-52)。

(二) **没有地位与角色的继父** 李先生(假名)婚后心情不好,常喝酒闹事。原来他几年前与一位女士认识,相爱并决定结婚。此女人原曾结过婚,也生了两个男孩,一个5岁,另一个7岁,可是其丈夫车祸丧身,女人变成寡妇。李先生原想,只要感情好,喜欢那两个孩子,作为继父不会有问题。但婚后跟妻子与两个继子生活在一起,他马上发觉到要建立且经营这个新组成的家庭不容易。首先第一个问题就是两个孩子都不肯喊他"爸爸",说他根本就不是他们的父亲。再者,两个孩子也不听他的话,特别不让他管教。假如因做错事,想处罚他们,两个小孩马上哭哭啼啼,向母亲告状。母亲看了自己的孩子流眼泪,也就舍不得,叫丈夫不要对孩子凶。结果,李先生感到自己是这个新家庭里的新份子,好像是外来人,不但没地位,也弄不清楚到底自己该扮演什么样的角色;结果,情绪不好,只好借酒来解愁了(曾与徐,1990,52-53页)。

(三) **越洋分离,不在一起的"家"** 刘先生(假名)一家4口,包括两个十几岁已经是进入青春期的孩子,于两年前举家迁居外国。搬移到国外以后,不到半年,孩子们也就都先后适应下来,也在学校上了学。可是刘先生自己却发觉在国外始终不容易找到理想的工作,刚好国内的公司仍需要他回去照顾,也就索性一人回国了。如此一个月又一个月,一直留在国内。其妻子看到丈夫单身留在国内,不放心,就把孩子托人照顾,自己也回来跟着先生。如此,时间一久,两个孩子没有自己的父母在旁照顾与督导,慢慢发生行为问题,学校功课也不及格。害得母亲越洋跑来跑去,想照顾孩子,但也想看住先生。把一个家搞得不像个家,不知如何是好(曾,徐,1990,53)。

(四) **半年在,半年不在的父亲** 杨先生(假名)就职在海运已有数年。因海运工作,一上船出海就是半年。回来以后,留在陆地工作半年,然后再出海。如此过半年在家、半年不在家的家庭生活。杨太太很能干,先生不在家的半年期间里,自己承担责任,一人照顾小孩。既做孩子的"爸爸",督管并训育孩子;也做孩子的妈妈,体贴养育孩子。如何管训或体贴,自己能分别统管,没问题。可是,先生一回来,因长年不在家,想对孩子特别亲热,也想加紧管训,反而扰乱了妻子的一套管教方式。再加上因父亲长期不在,孩子只肯听母亲的,对父亲不亲近。本来先生回来,做妻子的该高兴丈夫回来在身边;做孩子的,也该因父亲在家而兴奋。但事实上,每次先生回来,家里要团团转,起码混乱数月后才稳定下来。但稳定下来不久,先生又将出海不在,家人又得开始父亲不在的生活方式。如此,一阵一波,影响一家的情绪生活与生活方式(曾与徐,1990,53-54页)。

由以上所举这些例子,可以看得出家庭的心理环境受到家庭结构与组织上的因素,而影响一个家庭的经营与功能,左右其心理健康。

三、辅导要点

针对上述各案例的情况说来,其辅导的方向将会各个有所不同。对淑真的有名无实的"家",其根本问题是父母的关系有问题,而且已经是慢性的问题,较难加以改善。惟一可以补救的方法是拉近母亲跟女儿的关系,希望母亲多花点精力跟自己的女儿来往,补偿过去母女间亲密相处的缺少。

对于没有地位与角色的继父(李先生),首先要提供夫妻的辅导,让他们如何去经营重组的家庭,不要拘泥于孩子们如何叫继父,而首先把重心放在如何跟继子建立比较亲近的关系。暂时不要去尝试如何去管教继子的问题,此事由母亲负责。等到继父与继子的关系建立了以后,才尝试管教的事情,要慢慢来。

至于越洋分离,不在一起的刘"家",刘先生要下个决心,要长期住在国内，或想办法跟妻子一起住到国外，或者把孩子接回国内，在国内生活与就读，等到大学阶段，再考虑到国外就读。总之，这是关系到家庭安排的事情，关系到外在因素的事情，要能有个长期性的计划与安排。

同样，半年在、半年不在的父亲（杨先生）也需要做个决定，是否继续他的职业，或者改行，能跟家人长期住在一起。假如还是要保持其原来职业，每半年才回来，就得接受辅导，如何更换与调节父亲在家或不在家的情况，要得到父母两个人的特别协调与合作才可以。

总之，许多问题都归根到外在因素的存在，因此，也就得根据其外在条件的调节而改善情况。至于人际间的适应问题，是附带性的辅导工作为多。

第二节 家庭群体行为的问题

一、问题的分析

虽然一个家庭的成员能生活在一起，但是可以发生家庭群体行为（family group behavior）有关的问题。这与家庭的制度无关，也与家庭的结构没有直接的影响，而是家庭成员本身在群体行为上相处与反应方式有关。这包括成员间的沟通交流、角色扮演、联盟的形成等，表现在家庭的组织与功能等层次的问题（Tseng & Hsu, 1991）。在此，让我们简单列举若干例子，就其主要问题的表现而做各个的说明。

二、简例说明

（一）**角色与权威不清楚的问题** 李家（假名）有 4 口人。除了父亲、母亲以外有两个男孩，即 15 岁的国忠与 13 岁的国孝。可以说李家是典型的小家庭结构，正处于管教子女的家庭发展阶段。

让我们来观察此家庭的群体行为与关系，当晚上大家一起吃饭的时候，15岁的男孩国忠说，下星期就开学，需要买新的背包。（这本是孩子很关心的一件事，能开口提出，是很好的现象）。很可惜，爸爸妈妈都没开口、搭腔、反应，继续吃饭。（这表示做父母的，没有扮演父母该执行的角色，来反应且处理此孩子的要求）。忽然国忠踢国孝一脚，国孝骂国忠干吗踢我一脚。国忠没做声，而父母也没有任何表现。（我们不清楚哥哥为什么要在此时踢弟弟。很可能因自己的提议没受到父母的反应而内心不高兴，把气愤转移发泄到弟弟身上来。无论如何，父母在此刻仍没有处理两个孩子的行为，阻止两个男孩子的敌对性动作，没有发挥父母及时管教子女不当行为的功能）。

等了片刻，妈妈倒是开了口，（还是没处理原有的话题，只是转移注意焦点）问国孝为什么吃饭吃那么快。国孝没对妈妈的问话做反应，反而大声说他上学也需要买新制服。可是妈妈也没说什么。爸爸始终没说一句话，不抬头，只吃他的饭，吃完就走开了。

从这一小段家庭行为状况，我们不难得到一个结论，即李家的家庭群体没有健全的关系，父母没有好好执行其权威与角色，弄得一家团团糟，没弄清楚谁是一家的领导者。同时，他们还有沟通上的毛病。即有人谈话，没人搭腔；或者问的是东，答的是西，没有对准话题进行一来一回的沟通交流。是沟通有问题的一种形式。事情不能好好讨论商量，也得不到有效的结果。可以说是群体行为上有毛病的家庭（曾与徐，1990，59-60页）。

（二）沟通缺乏或缺少相互交流　王家（假名）也是4口人；除了父母亲以外也有两个孩子。老大文光19岁，是男孩；老二惠美17岁，是女孩。大家也在吃晚饭，父亲开始说话，问大家有什么事要报告。没人做声，只是妈妈说了一句，学校快开学了。爸爸就问，开学又怎样？妈妈回答惠美需要买新服。爸爸就告诉妈妈，到了周末，可以带惠美上街去买衣服。可是接着叮咛说大家用钱要省一点,家里不能太浪费。随着指着文光说,上次买的录音片买的太多,而且多半是没有用又是难听的音乐。文光皱个眉头,但不敢做声回答,继续吃他的饭。别人也都不做声。

从王家的情况,我们不难发现父亲是一家之主,权威很大,连母亲也得听父亲的话。因家庭独权的气氛很强,孩子们都学会以听从为妙的习惯。由于父母所扮演的是如此的角色,结果一家人的谈话只变成为单向的沟通,由一方提出意见与主意,另一方只消极地听与接受,没达到相互交流的功效,难于发挥家庭对子女管教的功能,也影响家庭的基本气氛与关系(曾与徐,1990,41页)。

(三)病态性联盟存在的家 张家(假名)也是4口人,也是父母与两个孩子:一个男孩,一个女孩。张先生比较喜欢自己的女儿,只要母亲要管教女儿,父亲就特别袒护。至于母亲,比较疼自己的男孩,而父亲想稍微管教,儿子就跑去找母亲,让母亲保护。结果无形中,父女间形成了个联盟,而母子也形成了联盟,都是病态性的跨代联盟。照理,应该是父母联合而一起管教他们的子女,但张家却有所不同,把一家分成为两个组,维持其病态性的联盟。当孩子长大些,要进大学念书,父母就决定女儿的学费由父亲负担,而男孩的学费,由母亲负责。这样更明显地把子女分成为两组,由父母分别负责他们的生活费与学费,可以说是非功能性的跨代联盟。

总之,家庭群体行为上的问题,要从家庭成员间相互反映的情况而判断;要从"群体"的眼光去了解与分析。其群体行为的表现,往往从沟通交流、角色扮演、联盟的形成与家人的认同与界限形成上的问题而表现。这些问题,可能与各个成员本身的性格有关,也跟他们平时的彼此来往相处的习惯有关。

三、辅导要点

基本上说来,针对这类的家庭问题,要采取结构性家庭治疗的原则与观点加以了解并辅导，运用认知行为家庭治疗的技术与技巧，纠正其病态性或非功能性的家庭群体关系与行为。有些家庭能比较容易接受其辅导的工作，在短期内改善其群体行为上的缺陷或毛病。可是，有些家庭则否，很难给予纠正，仍保持其病态群体行为，不容易更改。除了想更改的动机因素以外，还牵涉到他们各个成员的性格问题，以及问题存在多久的因素。

参考文献

1. 曾文星，徐 静. 家庭的心理卫生. 台北：水牛出版社，1990.
2. Tseng WS. & Hsu J. *Culture and family*：*Problems and therapy*. New York：The Haworth Press. 1991.

第十四章　与父母有关的家庭问题

在本章里，主要讨论子女成人后，特别是结婚成家后，跟自己年岁大的父母或公婆发生矛盾的情况。在强调家庭的东方社会里，父母是很重要的，是必须被后辈尊重与孝顺的家长。每个人都从小被自己的父母养育，深受其影响。就算是成人结婚，经营自己的家庭，不管是否跟自己的父母住在一起，心理上还是会继续受父母的影响。假如婚后跟父母实际生活在一起，组成主干家庭（stem family），那更会每日与父母有密切的关系，更会受他们直接的影响。

父母对子女的婚姻有很多帮助，包括：可以帮年轻人如何去过夫妇的生活，协助年轻夫妇养育幼小的孩子等。假如年轻夫妇闹不愉快，做父母的可当折中人，帮他们和解或消除误会。可是，相对的，父母也可能给年轻夫妻带来各种不同的问题，包括：过分干涉年轻夫妇的私人生活，影响夫妻对他们子女的管教；或者年老的父母，有躯体或精神上的疾患，增加年轻夫妇的心理与家庭经济上的负担等。

目前随着社会的现代化、都市化、工业化，再加上文化观念的变化，许多年轻子女都不喜欢跟自己的父母住在一起，年轻夫妇自己两人单独居住，并经营自己的婚姻生活。可是实际上，年轻夫妇与年老父母还得相互照顾。特别是将来社会老化的趋向增加，年老的人越来越多，还得依靠成人子女来照顾他们的父母。因此，在一个家庭里，夫妻与父母如何相处与生活，是值得注意；也是家庭辅导里，不能忽略的课题之一。

第一节　跟原本家庭父母可能发生的各种家庭问题

一、与父母一起生活及相处的问题

日常生活上的问题——当一家人住在一起，就要考虑每个成员间要如何分配工作上的职责与角色的划分。谁要烧菜、洗碗、打扫，看电视谁可以决定看哪个节目，孩子生病了，谁来照顾，都是日常生活里必须考虑与处理的问题。假如年老父母跟年轻夫妇生活在一起，这些都是要有适当的决定，并且随情况而时时做合适的调节。否则，就是问题的来源之一。

两代差距的问题——上下两代生活在一起，或者要发生相处上关系时，最主要考虑的是：世代差距的情况，也称是"代沟"（generational gap）的问题。也就是说：由于父母跟子女彼此经历不同的社会环境与次文化的背景，亲子两代产生了对事情不同的看法、观念与态度，会直接或间接地影响他们亲子两代间的来往与相处，也容易发生矛盾。假如是比较稳定且保守的社会，文化与习惯没有太大的变迁，各种人际关系就有比较明显的规矩与习俗可从；可是在文化急速变化的社会里，就没有这些行为与礼貌上的确定性规范可循，而上下两代可能有明显不同的看法与价值观念，容易发生误解、不愉快与矛盾。

如何保持两代间距离的问题——年轻人婚后，他们夫妻要逐渐树立他们俩的结合心，建立凝聚的关系，而跟原本父母要逐渐疏远，保持若干心理上的距离。这是很正常的家庭发展。可是，如何适当地建立夫妇与父母间的界限是很需要小心且微妙地去调节的事。有些父母假如喜欢管年轻人的事，不懂得保持适当的距离，常插嘴提供意见或批评，过分干涉年轻夫妇的婚姻生活，就容易招来麻烦。假如年轻的夫妇有点小事闹情绪时，做父母的该不该去探听，并加予意见，或者让他们继续吵架，自行处理矛盾，都是亲子间如何树立与保持相互的职责与界限区分的课题。处理不妥当，会直接或间接地影响夫妻的感情与关系（曾等，2011－a）。

关系上的特别问题——父母与已婚子女之间如何亲近而又保持适当的关系，是很微妙的事。假如是自己亲生的子女，问题就不大，但是经过婚姻而加入的子女（即女婿或媳妇），就有点不同，有时可能会发生不寻常的病态关系。常被提起的是：婆婆对媳妇的虐待。做婆婆的自己年轻时，以媳妇的身份而曾受过婆婆的折磨，辛苦了快二十多年；现在自己当婆婆，有些人不但不会根据自己过去的辛苦经验而对自己媳妇好些，反而变本加厉地对自己的媳妇更加折磨，以便出出过去曾受过的气。当然，在这样婆婆与媳妇的矛盾关系里，无可否认的，还是牵涉到母亲、儿子、媳妇三人的三角关系上的情结问题（曾等，2011－b）。即：婆婆内心里不喜欢自己的儿子对媳妇好，就特别要欺负媳妇，基于嫉妒的心态而虐待儿子喜欢的媳妇。在这样的情况里，儿子越想偏袒自己的配偶，婆婆就越不高兴，更是虐待媳妇，形成恶循环的情况。只有儿子对母亲表示好，才能多少相对地减轻婆婆对待媳妇的虐待情况，可说是很矛盾的情况。有些婆婆觉得自己的媳妇又有学问、又能干，自己受到威胁，就故意玩弄自己长辈的权威。也是虐待媳妇的理由。假如公公对媳妇好，也会让缺少信心的婆婆对自己的儿媳妇更加虐待，表现另外的三角关系上的矛盾。这些都是婆婆与媳妇之间容易发生的相处上的困难。

至于做公公的，也可以发生毛病。譬如，对自己的儿媳妇表现好感，除了招来婆婆的嫉妒外，也可以引来儿子的不高兴，形成另外的三角矛盾。虽然很少，但有时公公受了儿媳妇年轻的诱惑，产生非分之欲念，失掉控制而发生污媳的事件，严重破坏子女的婚姻。这是要很小心去避免的家庭问题。在平常的生活里，大家如何接触，保持适当的距离与关系，有分寸地相处，都是很重要的家庭心理卫生。

二、夫妻偏袒自己原本家庭的问题

在东方的社会里，夫妻常会面对一种问题是：如何适当地对待夫妻双方的原本父母，而不发生偏袒和不公平的问题。特别是夫妻都是独生子，心里感到有责任照顾自己的原本父母时，是容易发生问题的课题。不管夫妻是否跟哪一方的父母一同居住，都要时时跟男女双方的原本家庭相处来往的。而如何对待丈夫与妻子的原本父母，不陷入偏袒的矛盾，是很重要；否则很容易导致夫妻间情感上的问题，是家庭矛盾的来源之一。

如何对待自己的父母以及配偶的父母，如何才算是适当且合理，常要接受个人的主观判断，包括夫妻个人本身的心理要求、双方父母各个的期待等因素；若是综合性的结果，通常都难于具体地决定与划分。特别是一方配偶对自己的原本家庭有浓厚的情感，或者具有强烈的歉疚感；或者对于对方的家庭有不满意或被反对过的痛苦记忆时，会把对双方的衡量大大地更改与混乱，变成是很情感化的事，可变成是夫妻闹矛盾的导火线。

主要关键是：夫妻要能相互谅解与体贴，能够商量，能适当地私下妥协，才能有技巧地处理对双方家庭的来往相处问题。这是家庭辅导上常要处理的课题。

三、父母对孙子养育与管教上的干预与矛盾

这也是东方家庭里比较容易遇到的家庭问题。因为，父母前辈与夫妇后辈之间常有显著的代沟，对孩子的养育与管教有不同的看法与态度，况且当祖父母的，跟年轻夫妇间的距离没有适当的隔阂，祖父母容易跨代地影响养育与管教孙子的情况。最常见的是，祖父母，由于年岁比较大了，容易过分喜欢并宠爱自己的孙子，而妨碍了父母管教他们子女的情形。虽然孙子偶尔被祖父母宠一宠，被疼一疼，并没有什么不好，可以让孙子感到有慈祥祖父母的经验与回忆，是很好的；可是假如是经常如此，就会妨碍小孩需要好好被管教的情况，跟孩子父母的管教方式发生不一致而来的问题，混乱了孩子被管教的心理。最主要的是要了解孙子跟祖父母的关系是短期的，跟父母的关系是长期性的。因此，要注意让父母有比较稳定性、

一致性、计划性的原则与方式，随着孩子的年岁与心理发展的阶段而作适当的调节，提供有系统的管教。

四、养育与照顾年老父母的负担

随着科技的发展，现代的社会里，人的寿命都延长，而如何照顾年迈父母是每个家庭都要去关心的事。不管年龄大的父母是否跟你住在一起，或者是另外居住，都要考虑到如何照顾与服侍的情形。假如年老的父母行动不方便，脑子又有问题，无法自己照顾自己的基本生活，或者身体有特别的疾病或残废的问题，把许多负担都落在年轻的夫妇身上时，会很吃力，会直接或间接地影响整个家庭的生活与负担。

假如夫妻有同胞的话，是否可以轮流照顾年老的父母，分担服侍的责任，也是要相互讨论与决定的事情；常是同胞间发生矛盾的时候。到底需要被服侍的父母是自己的父母，或者是配偶的父母，也容易发生不同的看法与意见，是夫妻之间要平衡自己内心里的想法与配偶的意见而去决定的事情。

假如父母的情况不容易在家长期性地照顾，是否要考虑把父母送到疗养院，也是个问题。除了牵涉到情感上的问题，还要考虑是否有足够的经济来负担疗养院的费用，或者父母愿意不愿意到疗养院被照顾的心理问题，都是许多夫妇要面对的生活课题，是影响全家的心理与生活的关键事情。

假如夫妻之间的感情与关系还稳定，彼此又能体会，事情会比较简单些，可以找出比较可以妥协的方法。可是假如夫妻关系本来就不稳定，再加上要照顾年老父母的话，就容易扩大其矛盾。家庭辅导的作用，便是帮助夫妻相互协商，怎样才是比较适当的安排，而又不伤害夫妻间的基本关系。

第二节　辅导的要领

在辅导技术上的问题，是要考虑是否也请年老父母来参加家庭群体性辅导，或者只跟父母会谈的问题。有时，年老的父母不喜欢被邀来参加会谈，惟恐被批评。不管年老父母是否愿意来接受辅导，我们要知道并预料，年老父母并不那么容易改变他们成为习惯的老式行为。因此，辅导的重心要摆放在年轻的夫妇身上，协助他们能联合起来，建立共同的联盟（alliance）来对抗喜欢越界与侵犯的年老父母亲。换句话说，要从年轻的当事人，即夫妻两个人来着手进行辅导。假如夫妻能建立比较好的情感，愿意树立他们的联盟，相互帮助与鼓励，听取对方的意见，体会配偶的心意，相互合作地对待自己的父母的话，就比较有希望（曾等，2011）。

假如牵涉到针对年老父母的辅导，其基本要领是要尊敬他们，体会父母有他们的心理需要，有他们的苦衷，有他们的心情上的需要，而去符合他们的需要。但是，同时也要协助年老父母了解，如何跟下一代的年轻人相处，如何保持适当的距离与界线。

第三节　案例说明

个案一　因照顾自己老父亲而闹夫妻矛盾的张先生

问题的真相与根源

张先生（假姓）46岁，工程师，在某公司工作，是夏威夷第二代华裔美国人。张先生晚婚，妻子年龄比他小，35岁，是当地第三代的华裔，是中学老师。他们有两个孩子，一男一女，分别是10岁与8岁，在小学念书。听说张先生这一两年来心情总是不好，时时患忧郁与焦虑，但从未就医。今年自己过生日时，大概有所感触，心情特别不好，情绪低，而且有时还无故哭泣，什么都不想做……经好友介绍来就诊。

看了精神科医师以后，经过抗郁剂的使用，其抑郁心情逐渐有好转。但此时，一起来看医师的妻子向医师抱怨：其丈夫自从服药把抑郁情绪症状改善后，病人的"性格"有点改变；即变得比较敢讲话，但对妻子所说的话都是不好，喜欢顶撞妻子，表现负性的反应，让妻子受不了，常闹夫妻问题。因此，医师就建议他们夫妻两个人日后同时来会诊。

在夫妻会谈里，仔细听取他们的生活情况，才发现丈夫的父亲70多岁，这几年来有躯体的毛病，要靠他们夫妻去照顾，为此他们夫妻常争吵，闹夫妇间的不悦。妻子还说明，当先生患了抑郁情况时，觉得先生心情不好，她就暂时忍耐，并让他，少争吵。但是，现在病情好转，也就又恢复吵闹的情况。由于他们夫妻常闹情感，最近连两个孩子也受影响，学校的成绩也连续落后了。他们夫妻才觉得整个家的情况变得很严重，决定寻求辅导，改善他们的家庭问题。

经过仔细探听他们的家庭情况，才了解他们夫妻常吵闹的原因。原来他们夫妻虽然跟先生年老的父母住在不同的房子，但是实际上是住在毗连的房子。他们两家的两栋房子盖在同一块地上，彼此紧接。换句话说，张先生夫妻跟他们的两个孩子住在一栋房子，张先生的父母及大哥住在隔壁的房子。大哥从没结婚，目前仍是单身，一直跟父母住在一起。

张先生的父亲年纪大，患慢性肾病，几年前开始要定期接受透析，身体虚弱。跟父母同住的单身大哥，根据张先生夫妻说来，是自私自利的男人，从不帮助照顾自己的父母。可是母亲却偏偏疼爱哥哥，也同样忽略照顾父亲（即自己的丈夫）。结果，倒是张先生自己照顾父亲，包括定期带他去医院接受透析的医疗。

根据张太太的诉说，住在隔壁的父亲常一大早就走过来到他们家门口，东张西望；假如门未锁的话，甚至自己擅自进入他们的房子里来。晚上他们一回到家，父亲也就闻声而到，总是要跟他们在一起，让张太太觉得自己的家不像是自己的家，父亲（公公）总是闯入他们的私人生活里来。张太太最受不了的是早晨。因为一起床，还没打扮，就要忙着准备大家的早餐，又要帮助孩子准备上学，自己打扮穿衣服后，准备赶紧上班，忙得不可开交，而公公却坐在他们的家里，不得不打招呼与应对，让她一大早就心情暴躁。到了晚上回到家，很累，但不得不赶紧准备晚餐，可是公公一来，也得应对，也不知公公会回（隔壁）自己的家（去跟自己老婆）吃晚饭，或者还是请公公跟他们一起吃晚餐，搞得不清不楚，心里觉得很憋，也烦。

为了这样不请而常来的公公的事情，张太太常跟先生提起并吵闹，而先生亦无计可施，结果就吵得不停。太太要先生去跟父亲讲清楚，不要他（公公）随时过来（他们的家）。先生觉得这样做，是逼他变成是跟大哥一样的"大不孝"的儿子，而当然不肯，无法解决夫妻的吵闹问题。

张太太说，她并不是要自己丈夫变成是不孝的儿子，她自己也不想做不孝顺的媳妇；而只是想要求公公不要随时来他们的家，影响他们的私人生活。她希望（也不在乎）能有时请公公及婆婆一起来，让他们以儿子及媳妇的身份好好招待他们老人家，可是她就是受不了公公这样随时地闯入，也受不了无法应对并处理问题的丈夫。

案例的分析与辅导策略

虽然这个案例在最开始时，是以个人的心情问题为主诉而来就诊，但很快地被发觉问题的真相是夫妻常为了老父亲的关系而闹问题，是牵涉到如何对待自己的老父母而引起的矛盾。而且夫妻闹情绪，也影响到孩子，形成全家不宁的家庭状况；需要针对这样的家庭去进行辅导。

这个家庭的主要问题，也是矛盾发生的关键，是关于家庭上下代间的距离与界线（generational boundary）有关的问题。到底父母两辈人跟已婚成人子女两辈人间应如何保持适当的心理距离与来往界线的问题。父母跟子女要亲，但也要保持若干的心理距离与世代间的界线。可是到底什么是"适当"的心理距离与界线，就要随个人与家庭而各自有所不同的看法与习惯，而与所处的社会环境与遵循的文化也常有不同的标准。

值得提的是，张先生夫妻虽然两个人都是华裔，可是从移民的观点说来，是属于不同的世代。张先生是第二代华裔，即父母亲是从中国移民过来（是第一代），在当地生下的两个孩子，包括张先生，是第二代，还相当遵守华人的观念与习惯，至于张太太，是第三代华裔，即祖父母亲从中国移民过来，在当地生下的孩子们，即张太太自己的父母算是第二代，至于张太太本身是第三代，已经受美国文化的浓厚影响，主要讲英文，并且具有美国人的想法与习惯；已经不太会使用汉语，不那么了解与遵循华人的传统想法与习惯，他们对于如何对待并孝顺父母有相当的不同的认识与看法。再加上张先生与爱人有将近十岁的年龄差距，呈现中年人与青年人可能存在的不同想法。

还有，对妻子说来，公公毕竟是公公，不是自己的亲生父亲，可说是"外人"；况且，妻子是女性，跟男性的公公相处，有保持距离与回避的顾虑，不能随便相近相处（譬如：不能穿着睡衣、没打扮就跟公公接近）。可是对先生说来，父亲是自己的父亲，从小就一直相处在一起；况且是男的跟男的，不用担心不必要的礼貌或回避的需要，可以随意在生活里相处。

当时，他们老父母与成人子女决定共同购买一块地而分别盖房子，以邻居的形式而毗连，本来有其好意，即根据东方对家族重视的观念，觉得临近而住，可以相互照顾，也可以随时来往，保持亲近；但盖两个房子，各自住自己的，可以保持若干的私人性，可说是新式（现代式）的"结合家庭"（joint family）。即由父母、夫妻及夫妻之已成长而未婚的成人子女及丈夫的未婚同胞们所构成的家庭。可是，在这样的情况下，如何保持两家间的心理距离与隔阂，就发生了问题。

从我们所得的零碎资料，可以推测，张先生的原本家庭里，老父母亲间的（夫妻）情感并不是很浓厚。父亲生病了，母亲并不那么关心与照顾自己的老丈夫，却让二儿子（即张先生）去关心与照顾。母亲却把自己的情感摆放在大儿子（即张先生的大哥）身上。不知何故，大儿子一直没结婚，也没有女朋友，从小就只被母亲宠爱。可说是有心理与关系上问题的原本家庭。特别是母亲跟老大较好，而父亲跟老二比较亲近，一个家里建立两套亲子的联盟关系，可说是不健康的情形。

虽然这样的推测大致没错，可是从辅导的立场说来，我们最好不要去牵涉到张先生原本家庭的心理问题，而且实际上也难于加予辅导。张先生的父母亲都是七十多岁的老人家，不会也不容易更改他们的（老）夫妻关系。假如老婆对丈夫比较关心且有情感的话，张老先生也不用常跑到儿子的住处来。至于张先生的大哥，年岁也将近五十岁，性格不会容易改，而且只会接受母亲的宠爱，不会更改其"自私自利"的行为，而去照顾自己年老生病的老父亲的。

因此，整个的辅导策略、方向与范围就是不要去尝试处理与辅导张先生原本家庭所存在的长年问题（即老父亲、老母亲、与大哥的病态性亲子关系），而把重心放在目前张先生他们夫妻本身间的问题，即如何处理公公常闯入他们夫妻私人生活圈里，而影响他们夫妻俩的感情与他们小家庭宁静生活的问题。

至于张先生两个孩子的心情不好而导致功课下降的问题，是附带性的；只要张先生夫妻的情绪好、少吵闹，他们孩子的情绪问题照理就将会随着消失与改善的。

总结说来，针对整个家庭的问题，就经过夫妻的会谈与辅导的方式而来改善，而且以改善他们自己小家庭的情况为其主要目标。

辅导要领与治疗过程

在夫妻会谈里，辅导者把他们夫妻的问题真相弄清楚以后，首要进行的辅导策略就是，帮助并提议他们夫妻去"避免内战，合力抗外敌"。辅导者要指出，他们夫妻本来是很要好的，帮助他们"回忆起"对方的好处、优点，当时才结婚的，而且婚后对彼此都能相互照顾，有爱心；有基本上和睦夫妻的条件。只是最近公公常"闯入"他们的家庭生活里来，他们不知如何应对而引起来的夫妻间的矛盾。辅导者提醒他们，问题不在他们夫妻本身，不要相互斗争，点破他们两个人都是"被害者"，不应自相残杀，而应"并肩作战"，"合力抗外"，如何去处理来侵犯他们家庭的侵犯者（公公）。对这样（改观重解）的指点，夫妻恍然大悟，觉得彼此不该相互残杀，而该合力去想办法解决他们共同面对的"外来"问题。

可是辅导者紧接着也说明，问题也不是公公本人，而是婆婆跟大哥并没有尽责任照顾有病的公公，是背后的问题。因为先生的母亲和长兄不尽照顾自己丈夫和老父的责任，而逼得老父亲只好（过分地）依赖到小儿子及媳妇身上，妨碍了他们小家庭的生活。

接着，就帮助夫妻检讨他们过去的应对方法，并讨论如何更改其应对的适当策略。辅导者指出，他们两个人，特别是媳妇，都认为只要父亲一来，大家都应该停止他们家里的日常生活与活动，招待父亲（即公公）。特别是早上刚起来时，全家正是忙于准备上班，而下午回家时，忙于准备晚餐，是家里最忙、最乱的时刻。假如以对待客人的方式去应对公公，当然就会觉得手脚忙乱，担心延误上学、上班，而心里就烦躁。由于不能叫父亲不能来，也不好意思"冷落"公公，造成心有余而力不足的矛盾情况，所以夫妻相互指责抱怨、闹情绪。丈夫因被要求开口叫自己父亲不要来访，而感到内疚，也就跟妻子争执。

辅导者给他们分析，公公这样常常来，并不是故意想闯入他们的家，引起不方便，也不是要求他们好好照顾他，服侍他，而是他老人家心里寂寞，只是想来看看孙子，分沾一点他们家的热闹；并不期望他们给他特别招待。也许，日后，父亲来时，只要打个招呼，让父亲坐下，然后他们全家人自己去做他们各个该做的家事，准备早饭，准备上学或上班。等他们要离家去上学或上班，父亲自然就会离开，回到他自己（隔壁）的家去。夫妻听了，双方都觉得这个方法还可以接受。丈夫答应妻子，不会责怪她（做媳妇的）没有好好服侍公公，请她放心。他说：只要不让他去开口向父亲要求不能来他的家，不让他做个不孝顺的儿子，他就心里满意了。

辅导者说，他们（特别是妻子）所烦恼的是公公常没被邀请就随时"闯入"他们的家。因此，辅导者建议，可以改变一个方式，定个时间表，主动邀请父亲来他们家，这样就不会厌烦父亲的随时（没被邀请的）闯入。譬如：计划每星期三晚上，大家吃完饭而孩子们要做功课时，请祖父（既公公）来他们家，跟孙子在一起，帮助他们做功课，特别是有关数学或科学的科目。祖父是工程师，一定对这些科目有特长，可以帮助孙子学习。至于每周或每隔两周的周末，可以请公公及婆婆来他们家，一起吃（没有让媳妇特别费心去准备的）家常便饭，让公公有机会跟大家在一起享天伦之乐。有时，（譬如每两三周）就请公公及婆婆一起，到外面比较经济的餐厅吃饭，这样媳妇不用担心烧饭，但可以让一家人在一起。总而言之，要避免公公不请而来的情况，不如定期地请公公来，这样，公公就不必要随时地闯入。

至于是否要去劝母亲对父亲要关心些，或请大哥要对父亲照顾些，恐怕比较难，辅导者建议最好不要去尝试，惹来大家不高兴。辅导者倒是提议带父亲定期去医院做透析的事情，可以请大哥也轮流负责，这样张先生跟妻子内心里也就不会那么不满与抱怨。张先生不用总是带父亲去医院，其多出来的时间，可以带自己的妻子和孩子们外出去游乐，让家里人高兴。

最后一点是如何去接受父亲对他们的好意。他们说，有时父亲会拿点现钞要给儿媳妇或孙子们，而过去听张先生的盼咐，媳妇（即妻子）和孙子（他们的孩子）都不敢要。根据张先生的说法，他不愿意自己变成跟他大哥一样，总是拿父母的钱，占父母的便宜，甚至依靠自己父母的经济支持来生活。可是上次他偶然发觉自己的哥哥从父母那里拿了一大笔钱，去购买一部新的跑车时，倒是很气，还发了脾气；而让妻子更不高兴。太太说：钱拿不到，还要受先生的怒气和抱怨。她说："吃不到鱼，还沾一身腥"。对此，辅导者建议，应该改变方针，何乐而不为；将来过年或过节的时候，假如公公要给钱给儿媳妇或孙子，他们就应顺其自然地去接受。这样反而可以让父亲高兴，觉得他能被媳妇与孙子们欢迎，把他当做是自己人，能对他们家人还有点帮助而感到高兴。妻子听了很高兴，而张先生也就答应这样去尝试。

辅导结果

根据这样几次的会谈，夫妻接受辅导与建议后，不到一两个月，他们的夫妻关系果然有所改善，而他们的孩子的功课也恢复情况，上了轨道。照他们的报告，虽然他们改变方式，不好好"招待"来他们家的父亲，可是父亲一点都不在乎，反而比从前还很高兴且轻松地坐在一旁，微笑地看着他们忙，然后，等大家要出门上学或上班时，他就自己高高兴兴地回家。请祖父每周三晚上来帮助孙子做功课，祖父很认真，而孙子也很高兴。至于有时公公给儿媳妇或孙子红包时，他们就不拒绝而接受，公公很高兴媳妇或孙子的也开心。结果，他们反而对公公（或祖父）亲热得多，不再烦恼公公的闯入。至于张先生，心里不再觉得愧疚、不再抱怨，对自己妻子及孩子们和气得多了。

惟一没有转变的还是老母亲和哥哥，依然让父亲"自生自灭"。但是大哥至少答应张先生没有空带父亲去医院时，由他带，而不用像从前还得由儿媳妇请假去带公公去医院了。

总之，这本来是全家有关的问题，但是辅导者明智地决定要在哪个部分着手进行辅导，主要依靠夫妻的会诊而改善如何对待自己父亲的家庭问题，也改善了夫妻间因如何应对父亲而带来的矛盾。

个案二　两个原本家庭父母相互比较而闹不愉快的家庭

两个原本家庭

曹耀宗跟太太李秀惠（皆为假名）结婚已经有3年，最近生了一个男孩，叫小雄。他们俩曾在同一个大学上学，是同班同学，都是学建筑的。他们经过认识、恋爱并于大学毕业后结婚，两个人的情感及夫妻关系很好；婚后，他们也在同一个很大的建筑公司做事，只是在不同的单位，因此，上班期间少有相处的机会，不会把私人生活与职业生活混乱在一起。

话说当初他们两人刚认识的时候，曹耀宗的母亲并不很赞成，认为李秀惠的家并不很富裕，门户不对，比不上他们曹家。曹家经营事业，经济背景优越，家里还请保姆来做家事，母亲不用进厨房或打扫卫生。母亲认为自己的儿子该娶个有钱家的女儿；嫌秀惠的父亲跟母亲只是普通的公务员，虽然秀惠也念了大学，但跟自己儿子不配。就因如此，秀惠知道这样的情形，结婚后跟自己的婆婆关系不很好，不亲近。秀惠本家的父母也不是很高兴亲家母的傲慢态度，跟亲家的关系也不大好。

还好，为了工作关系，他们年轻的夫妇住在他们公司分配的公寓，经营夫妇两个人的小家庭，并没有跟自己的父母住在一起；只是周末、假期、过年过节耀宗就带秀惠去父母家拜访，去应对公公与婆婆。可是秀惠倒是有空就喜欢回娘家，跟自己的父母聊天，保持其向来亲近的亲子关系。还好，丈夫耀宗并没有太多的意见，有时也陪妻子到娘家去见岳父岳母。

可是，婆婆知道媳妇跟娘家保持很要好亲密的关系，心里不是很高兴，有时就向儿子报怨。儿子耀宗就只好随便应付母亲，而他自己并不太在乎妻子喜欢回娘家的行为。

结婚的头一年，要过母亲节时，却发生了问题。耀宗认为母亲节应该跟自己的母亲过节，请母亲吃饭；可是妻子秀惠认为她过去几年来，都是请自己母亲吃饭过母亲节的，也坚持要请自己的母亲。结果他们夫妇商量，并决定一个办法，即一起请两方的父母到他们家吃饭，给两方的母亲同时庆祝母亲节。虽然这是他们年轻夫妇的一番好意，是个折中的办法，可是实际上却惹了麻烦。因为婆婆知道媳妇的父母亲也被请，就不高兴，本来就并不那么想来一起吃饭。还好，还是靠儿子耀宗的一番苦心解释，也获得父亲的支持，两家父母就这样一起来他们年轻夫妇的家吃饭。双方亲家见面时，表面上还表示客气，相互打招呼聊天，可是一等到上餐桌吃饭时，耀宗母亲的脸就显出不高兴。原因不在媳妇秀惠烧的菜不好，而是她无意中发现媳妇烧的菜，都是秀惠母亲喜欢的菜。而且问题还发生在谁给谁夹菜的问题：耀宗首先给岳父岳母夹了菜，表示是对娘家的敬意，然后给自己父母夹菜；可是秀惠只给她的母亲夹菜，并没有给婆婆公公夹菜，表示敬意。耀宗的母亲看了这样的情形，就不高兴，不吃菜。就这样，本来是要大家高兴的场合，变得尴尬而不欢乐的场面。

当秀惠怀孕并生下小雄的时候，问题变得更麻烦。因为，没经太多的思考，秀惠就理所当然地请了她自己的母亲来跟他们暂时一起住，好照顾产后的她，并帮忙照顾婴儿；可是婆婆知道了，却很不高兴，觉得媳妇不喜欢婆婆，看不起婆婆，就向自己的儿子大发脾气。婆婆说儿子应该从外面请保姆来照顾，不该叫秀惠的母亲来。就这样，刚生了孩子，该是很高兴的时候，就闹了不愉快的事情，让耀宗跟秀惠两个年轻夫妇也开始闹情感的不好。还好，他们决定一起来看婚姻辅导者，讨论到底如何处理他们两个原本家庭带来的矛盾问题。

辅导的经过

辅导者听取了耀宗跟秀惠的叙述以后,首先安慰他们,问题不在他们夫妻本身的问题,而是如何对待他们双方父母的家庭问题。辅导者也说明,如何对待两家的父母,除了本来的亲子感情以外,还牵涉到风俗习惯与观念上的因素,并没有什么对不对的事情,而要看大家彼此的感觉与情感上的因素,也要注意社会上的习俗与一般人的期待等。

譬如:妻子生孩子,请自己的母亲来照顾,是习惯上常见的事情,有其好处,由于是产妇自己的母亲,从心理上、生活习惯上产妇更容易接受母亲的照顾。只是,耀宗跟秀惠知道婆婆的脾气与心理,最好事先跟婆婆商量,取得婆婆谅解与同意;这样婆婆感到被尊重,婆婆的反应或许就不会那么强烈。

谈到上次过母亲节时,为什么秀惠多烧了她母亲喜欢的菜的事情,秀惠解释说,因为她只知道母亲喜欢的菜的烧法,是过去自小从母亲那里学会的。辅导者建议,下次,在这种场合里,或从耀宗那里听取婆婆喜欢吃的菜是什么,而她做媳妇的也学学如何烧,这样也就可以讨好婆婆。辅导者指出,在母亲节请母亲吃饭的场合,要对双方的母亲都要表示孝心,要特别用心与注意这些小细节。结果,秀惠就开玩笑地说:下次就由耀宗负责烧给他妈妈吃的菜,而她负责烧她母亲喜欢的菜。

秀惠特别提出,婆婆有心理上的毛病,最近常向亲戚申诉她的儿子耀宗从认识了秀惠以后,就变成是另外的人,不再是从前对她很孝顺的儿子了。辅导者也就这样的话题,利用机会帮助他们了解,这些事情发生的背后的心理因素,是母亲、儿子与媳妇间的三角矛盾问题。作为母亲的,看到自己的儿子对另外的女人好,意识或潜意识的会多少发生嫉妒,不满意自己儿子变心了,都受爱人的影响。特别是秀惠受过大学教育,有学问,而母亲没有,自然内心里就感到自卑,想办法去挑媳妇的不好,贬低儿子的女人。而做媳妇的，要了解这一点，要对婆婆表示谦虚，多尊重老人家，稳定婆婆的心，就比较没有问题。

至于做儿子的耀宗，不能在母亲面前表现跟自己的妻子过分接近与亲热，而跟自己母亲太快地疏远，让母亲感到丢掉了自己心爱的儿子。假如有婆婆与媳妇间矛盾的事情，不要过分地袒护自己的妻子，惹母亲的不高兴。要比较平静地向母亲说明道理，并且争取父亲的支持，来帮助平息母亲的生气。换句话说，做儿子与丈夫的耀宗要懂得如何在两个女人间去周旋，平衡彼此的心理，是男人的工夫。

辅导者最后还指出，夫妻关系是最重要的，而耀宗跟秀惠他们的夫妻情感没有问题，是可喜的事情。只要日后多注意如何去应对两方的父母，让他们感到没被冷落就好。辅导者还提醒他们，现在有了小孩子，即小雄，要注意让双方父母都有跟孙子接触的机会，避免产生因孙子而你争我夺的局面。耀宗跟秀惠听了，感谢辅导者的提示，结束了会谈。

在整个会谈里，辅导者并没有特别去讨论婆婆个人的性格与心理问题，也没太去检讨秀惠跟她自己母亲是否过分接近的事情，也没去分析耀宗他做男人的，是否缺少能力与技术去应对自己母亲与媳妇间的矛盾情况。这些都是属于比较个人性的问题，最好不要在短期举行的辅导过程里去分析与讨论。

参考文献

1. 曾文星，徐静，吕秋云．心理治疗：婚姻与辅导．第十五章：夫妻与自己父母有关的矛盾或适应问题．北京：北京大学医学出版社，2011.
2. 曾文星，徐静，吕秋云．心理治疗：婚姻与辅导．第十五章：夫妻与自己父母有关的矛盾或适应问题．北京：北京大学医学出版社，2011.

第十五章　与成人同胞有关的家庭问题

第一节　问题的分析

有些家庭，表现的是子女间的矛盾，发生父母偏心或袒护孩子的问题，而带来同胞间的嫉妒或冲突。这些问题，当孩子还小时，常可见到，而且容易处理；但要注意的是，同胞关系有关的情结，常可延续到成人阶段继续被困扰的情形，影响家庭间的和谐问题。

有关成人同胞间人际关系的问题，学者们研究与报告文献不是很多（Tseng & Hsu，1991）。关于华人的情况，受着传统文化观念的影响，大家认为兄弟姐妹成人同胞间的关系该是很和谐的。可是，仔细一探讨，我们很容易发现在现实的生活中，并非如此理想，而常有不和谐，甚至是计较、争斗与仇恨的局面。（Hsu & Tseng，1974）。

我们要注意的是：与任何人际关系一样，如同夫妻或亲子的感情，同胞间的感情也是富于双相性质，即双重性矛盾（感情）（ambivalence），可以一时很喜欢与关爱，但也可以忽然转变为气愤或仇恨，两种感情可以随时转变更换。同时要注意的是，虽然表面上看来他们相互竞争与嫉妒，好似是水火不相容的样子，可是一遭遇外来的欺负，他们很可能马上联合与结盟起来，共同去应对外来的歧视或压力。因此，要认识他们间的感情的特性，不能看其表面上的性质，要有深度地了解与长期性的观察才可以。

至于同胞间会申诉他们的父母不能同等对待他们，而导致相互间的计较，甚至是嫉妒，有其各种理由。让我们分别叙述：

一、父母养育子女的个别差异

（一）**生产顺序** 这是我们常见到的，也是可以理解的理由。因为，一般来说，对于第一个孩子的生育，父母没有经验而又特别紧张，对孩子的养育比较细心，管教也会比较多；而第二个生的，父母比较有经验了，也就比较松懈，管教也不那么严厉。况且，针对两个孩子说来，假如彼此间有何争吵或抢夺的事情发生，父母往往会叫大的让给小的，无形中就以不同的态度对待。

（二）**性别的差异** 孩子性别不同，父母对孩子的对待也就有些不同。通常说来，对男孩比较放松，让男孩做他们喜欢的冒险运动；而对女孩比较拘谨，不能乱来，要守规矩。假如重男轻女的父母，对待孩子的态度也就有明显的差距。

（三）**特别情况** 如果孩子有心身方面的毛病，就特别容易受父母的关怀与照顾；或者，被父母轻视或忽略。经历被养育不同的情况，孩子就容易产生心理与性格上的毛病，发生循环性的影响。

二、父母对待子女不同的理由

（一）**父母本身的心理因素** 父母本身小时如何被他们父母养育的经验，将会左右他们对待与养育自己子女的态度与方法。譬如，如何养育老大或老小，如何对待男孩或女孩，是否被关心照顾的情况等。再加上父母当时的关系如何，是否情感好，或者关系不好、闹分离等，都会直接或间接地影响父母对待孩子及养育孩子的情况。还有，父母是否生活在一起，或者为了某种原因，父亲不在家，如出国留学、被调到他地工作一段时间等而会影响当时生育的孩子。

（二）**亲子三角情结的影响** 这是比较复杂的心理因素。因为孩子的性别，与父母发生三角关系上的情结，即母亲偏爱儿子，父亲宠爱女儿，因此夫妻间为了孩子而发生情感上的冲突，间接地影响他们养育与管教子女的情况，也产生了同胞间的矛盾关系。

三、小时同胞关系有关的情结，常延续到成人阶段

这是特别要提出而且要去注意的事情。当兄弟姐妹在幼小时曾经历的同胞关系、情感与相处关系，包括矛盾或冲突过的事件，不但会存留在他们的记忆里，还继续直接或间接地影响他们的同胞间的关系，甚至到了成人的阶段，在某种场合，也常会重复性地出现，继续影响其关系。特别是与自己父母相处的情形，继续受同胞间既存关系的影响。譬如，如何给父母祝寿，如何照顾年迈的父母等，都是容易把同胞间的关系与情感搬出来的关键时刻。假如父母去世，为了财产的分配，那更是容易闹同胞间你争我夺的时候，会把过去与同胞所处的情感与关系重演出来。

第二节 辅导的方向

一、辅导的层次与焦点

针对同胞间闹问题的情况，辅导者要判断与决定辅导的层次与顺序。通常最好就他们所争执的问题下手，去帮助他们如何做同胞间的妥协，求得比较满意还可接受的办法。假如同胞间的问题还牵涉到父母的因素，那还得考虑是否要包括父母而进行辅导，去处理亲子间的情感与情结问题。通常说来，不需要过分注重早期亲子情结遗留下来的问题，而就目前的情况来处理。过分地挖掘小时的情结问题，只会引起不愉快的回忆与情感，对解决当前的问题没有帮助。

二、事情难求公平，只求折中与妥协

所有的事情很难求得非常公平，特别是对待兄弟姐妹之间的

事情，父母对他们的爱护与支持，总是无法很客观地去衡量与比较。辅导上要注重感情上的谅解与接受，要通过同胞间已有的情感来求得解决。至于解决问题的办法并没有公道不公道的事情，而只能谈满意不满意的事情。俗话说："清官难断家务事"；永远难去了解过去家人的情感生活与关系，无法断定什么是最公平的决定。许多问题要依靠折中与妥协；而辅导者的责任与功能就是帮助他们尽量能用比较平静的情感去商量与妥协，求得大家彼此能接受。

三、同胞与他们配偶的区分与牵涉问题

如果是成年的兄弟姐妹，而且已经结婚而有配偶时，不可否认，除同胞间的关系，还会加上配偶影响的成分，矛盾变得更是复杂。除了兄弟之外，妯娌间的关系，也是不能忽略的。可是辅导者要考虑并判断到底在辅导时，是要限定在同胞间的沟通与商讨，还是要包括他们配偶的事情。大体上说来，只要是关系到他们彼此生活与相处的问题，就不能忽略配偶的存在，而要包含在会谈与辅导的范围里。可是如果是单纯牵涉到父母遗产的分配问题，而父母对遗产分配的遗嘱并没有包含子女的配偶们，会谈就只该限制于同胞间的商榷，不包含配偶。配偶的影响，只能作为是间接性的性质而去考虑。

四、辅导者的基本职责与功能

假如同胞间所闹的是房产或遗产等与经济有关的利益，辅导的基本原则是，辅导者不能替受辅导者作重大的决定，只能提供参考，帮助沟通与协商，并务必要让被辅导者本身去做与他们生活有关而重大事情的决定。辅导者与律师有所不同，辅导者所关心的是被辅导者的心理与感情问题，而并非他们实际上的经济上的利益。

第三节 案例说明

个案一 为母亲偏心弟弟及领导偏心年轻同事而生气的医师

一、问题的来龙去脉

这是美国夏威夷所辅导过的欧裔（即美国白人）病人及其家属。病人本身是内科医师，而且是某医院的医疗总管，蛮有地位，年纪将近60岁。我们暂且叫他马·达伟（假名）。关系到的家人是他的妻子（爱莉），他自己的母亲（海伦）和他的弟弟（彼得）（皆假名）；牵涉到的家庭问题包括，兄弟间的偏心、再婚家庭的问题、照顾年老母亲的麻烦，以及婆媳间的不和等。

虽然达伟是医师，但最近不知怎的，心情不好，常发脾气，有时落泪，甚至想自杀；有一次，在医院主持行政会议时，对下辈的年轻内科主任大声吼叫，几乎动手推人，行为失常，结果被医院领导建议来看精神科医师。

根据达伟自述：他是长子，有一个弟弟（即彼得）。彼得比他小几岁，现在55岁左右，一直住在美国大陆西部的加州；而达伟与父母分别住在夏威夷。父母经济背景很好，富裕，住在檀香山高贵住宅地区一个大房子里。可是父亲几年前去世，只留下母亲单人住在其大房子，母亲年岁将近90岁。达伟则跟自己的妻子及两个继子另外住他们自己普通的房子，离母亲的大房子不太远。

达伟自己叙述：他过去跟去世的父亲比较接近，但不知何故，却向来与母亲合不来。他的弟弟彼得则相反，跟母亲很亲近。弟弟大学毕业后就休闲在家，住在加州，从来没有工作，都由母亲按时寄钱供养。弟弟与一女友长期同住，但不结婚。

达伟年轻时曾经结过婚，离婚后，十多年前娶了现在的第二任妻子（爱莉）。爱莉因原来丈夫去世而变成寡妇，有一儿一女。爱莉跟达伟结婚后,她的两个孩子几乎就是随达伟长大,目前二十多岁,达伟对这两个孩子还好。

由于达伟他们一家是住在檀香山,弟弟彼得是住在加州远地,所以达伟的母亲有事需要帮忙时,总是叫达伟去。比如,叫他去超市场买一把香蕉给她送去,或是帮母亲去辞掉她不喜欢的家里佣人或园丁,做令人不高兴的事情或干小差使。当然,还经常叫他带母亲去看她的医师。因为母亲已经是快90岁的老人家,又是寡妇,自己一人生活不方便。这些事达伟并不在乎,可是让达伟很在乎的是:当他的弟弟彼得偶尔来檀香山,或者有重要事情时,母亲就什么事都与他弟弟商量,而冷淡他,也不让他参加。

由于达伟他平时工作很忙,也不愿意自己一人去面对自己的母亲,所以有任何要去探望母亲的事,他总是要拉太太(爱莉)一同去。太太心里不愿意,但不敢拒绝。去过后,回来总和他抱怨,说他母亲如何如何对她不好。事实上,母亲对再婚带拖油瓶,没受过高等教育的媳妇瞧不起。达伟听了太太的抱怨,越听越气,但也没有办法。他曾试着跟母亲提起,要对爱莉好一点,但母亲反骂他:"一面倒,娶了老婆,忘了娘;把别人的野崽子当亲人,而对亲娘不好!"由于这样,达伟曾几次跟母亲大吵,但吵后又觉得有罪恶感,又赶紧赔不是,关系越闹越不好。

达伟对自己母亲很不高兴的事情,还跟母亲定的遗嘱有关。原来,当达伟再婚后,母亲曾把她自己的遗嘱更改。把受益人改给4个人:即:他(达伟)、弟弟(彼得)、他太太(爱莉),还有彼得的未婚女友。达伟认为自己的妻子是明媒正娶的法律配偶,弟弟的女友一点身份都没有,而同样对待是不公平。可是,母亲说是弟弟需要给女友保障。达伟的太太(爱莉)听了也很不开心;而使爱莉更不平的是,婆婆遗产一点都不给爱莉的子女,即达伟的继子女。按美国社会的习惯,祖父母可在遗嘱里给孙子一点遗产的。

可是最近让达伟很不高兴而闹情绪,是有个直接的导火线。即最近母亲因眼睛白内障需要手术,要他请假陪伴照顾。这还可以;可是让他生气的是,弟弟等母亲做完了手术才回来,而让达伟更恼火的是,刚做完手术的母亲却坚持要同达伟一起乘车到机场去接从加州回来的弟弟彼得。母亲说:"因为每次彼得回来,都是我到机场去接他的!"

话说回来,达伟在他工作的医院也有个让他不高兴的事情。原来,内科主任年纪比较轻,是达伟把他提拔上来的。这位年轻的医师,能言善语,本来对达伟言听计从,但等到达伟帮他升主任,而且跟医院领导关系良好以后,就有自己的意见及主张了。这次在医院的行政会议上,这位年轻的内科主任提出跟达伟不同的异议;而让达伟气愤的是,虽然他自己年长功高,但医院领导却居然支持年轻的内科主任,而后者也就气焰高长,"目无尊长"。就这样,达伟受不了,所以就闹情绪并动火,几乎用手去推这位年轻的内科主任。

二、问题的分析与了解

很清楚,达伟的心理问题是关系到母亲偏心弟弟的情结。而且这样在家里闹同胞偏心的情结还转移到工作的环境。

不知原来是如何开始的,母亲与弟弟关系比较密切,且偏心弟弟,让达伟嫉妒又气愤。特别是他觉得自己处处都比弟弟强,是医生,还担任医院的医疗总管;而弟弟事业毫无成就,连工作都没有,一辈子几乎是靠父母的钱来支持他的生活。这常年来,由于达伟跟他的母亲居住在同一个都市,且住在近处,达伟自己照顾母亲的起居,并帮助母亲管理一切小事,而定居于加州远处的弟弟,一年只回来一两次,回来顶多住一两个星期,什么也没干,但母亲反而对弟弟偏爱,**从无怨言**。每当达伟向母亲提起弟弟的不是,母亲总是替弟弟**辩护**。所以他一直觉得母亲不公平,世上无公理。

特别要提的是,这种兄弟间的竞争与争夺偏心的事情,不但是年幼时开始的情结,还延续到成年,甚至继续到中老年阶段还是如此,从不减少。而且,由于有这样的一个年幼弟弟的偏心情结,并且很厉害,还"转移"到工作场所里,对自己的年轻同事产生嫉妒,闹领导偏心的矛盾。可见这种同胞间偏心是一生的心理情结。

有兴趣的是,达伟使用"反向作用"而不向母亲要好处。因为父亲过世,留下大笔遗产,但都在母亲名下,由母亲随便使用。母亲虽然有时也要给达伟一点钱,他却不拿。因为他要在母亲面前争强,表示他与弟弟不同,不用拿母亲的钱。同时,他也怕如果他接受母亲金钱援助,母亲就会借此更干涉或批评他与妻子及继子女的关系。所以,尽管他有时手头不宽裕,也不向母亲开口;但心中又很气母亲很大方地资助弟弟,而弟弟也很乐意地接受。这种内心挣扎,使他不愉快。虽然要照顾母亲,替母亲做事,可是内心里却心怀怨恨,常不耐烦,出言不逊,态度不佳。

过去,每当弟弟从加州来檀香山,达伟对弟弟很冷淡,不热心招待;他太太更不愿意请弟弟到家中。弟弟就住在母亲很大的房子里,自由自在,让达伟心中很嫉妒,觉得母亲只要有弟弟在旁,就不要他了。等弟弟走了,母亲才打电话给他,又要他做这做那,而他也不给母亲好声好色。结果母亲就指责达伟对弟弟不够友善,对母亲不亲切,使他更加愤怒。

通常一个家里,有几个孩子,而有个比较好的、出色的儿子,常被父母当做是"白马"而特别喜欢;而比较差或不好的另外儿子,就被当作是"黑羊"而被看不起,总是被欺负,不好好对待,形成"白马"与"黑羊"兄弟间的嫉妒与矛盾问题。可是,针对达伟的情况说来,却是相反。虽然达伟他是比较成功有表现的"白马"而样样都没出息的弟弟是"黑羊",母亲不但没喜欢"白马",反而袒护并保护没出息而可怜的"黑羊"(即彼得弟弟)。达伟没有理解,母亲是以"母性的可怜心"而关怀没出息的"黑羊"儿子。

达伟不但无法了解母亲的母性情结,还把母亲当做是他的"敌人"。特别是在他跟自己妻子与母亲的三角关系上,总把母亲看成是要排除他妻子的"敌对者"。再说说达伟跟爱莉是如何认识而结婚的事情。十多年前爱莉丧失了自己的丈夫,是以寡妇及单亲妈妈的情况下,在医院做一个小职员,有两个幼小孩子和自己的母亲要抚养。达伟看到爱莉工作认真,性格柔和,自己既要辛苦养育子女又要抚养老母亲,他就起了同情心,常常帮助她,以后就变成朋友,再进一步,就结了婚。婚后,爱莉辞职在家照顾家事。可是达伟的母亲,从开始就不赞成达伟与爱莉他们的关系。从母亲的眼光看来,她认为媳妇爱莉不配自己的儿子。同时在经济上全依赖儿子,使儿子必须辛苦工作,把身体都搞坏了,婚后体重过重,高血压……做母亲的她就常劝告儿子对妻子、岳母及妻子的孩子不要太慷慨。母亲批评他曾给妻子买了一部新型的跑车做生日礼物,给岳母买了一部豪华轿车,给孩子买了一架钢琴等,都是浪费。母亲劝达伟自己要省一点钱,可早退休,保养他自己的身体。可是达伟并不感谢母亲对他的关心。他认为自己的母亲看不惯自己的儿子同妻子和岳母要好,是嫉妒心,闹三角关系上的矛盾,是存心要破坏他与妻子关系的"敌人"。

事实上,达伟的母亲常暗示他,他妻子(爱莉)与前夫的孩子,不是他的亲生子女,也不称呼他"爸爸"。达伟听了就很气,觉得母亲总是在挑拨离间。他自己认为对爱莉的孩子就应像他的亲生子女一样。所以,孩子就是他的"家属",称呼他什么毫无关系。

总之,达伟认为自己的母亲嫌贫爱富,有不当的贫富阶级观念与思想,心胸狭窄……每次都跟母亲辩论,说自己的妻子、岳母及子女有多好多好,而母亲就更批评他。结果,每次都不欢而散。而且,他回家后,会向妻子抱怨母亲的偏见,而妻子就越来越气他母亲,不愿跟婆婆来往。妻子最近还计划购买比较大的新房子,好把自己的母亲接来同住。达伟自称他与岳母相处得比自己母亲好得多。哪知，他们这样的计划，无形中在增加母亲的嫉妒，提升她对自己儿子及媳妇他们"家"的批评。从深度的心理层次来说，母亲看到自己的儿子跟妻子及岳母越好，是会让做母亲的心里不高兴的事情。可是达伟看不出这个（心理上的）道理。他越是说自己的妻子及岳母多好，就越惹母亲的不高兴，而母亲不高兴就越批评她们不好，而让达伟越想袒护自己的妻子及岳母，形成一种恶性循环；让达伟得到适得其反的结果。达伟要懂得在两个女人之间如何操纵，而不会引来并增加两方女性的矛盾。

三、治疗策略与过程

首先要针对目前心情不好，常发脾气的达伟进行个人治疗。包括使用抗抑郁药物及支持性心理治疗，来改善病人抑郁的心情，控制情绪的爆发及行为失控，协助他在工作场合的适应。等症状消失，工作上的危机渡过以后，才针对他的家庭问题进行了解与改善。虽然开始采取的是个人辅导的方式，但辅导的焦点从开始就放在家庭的问题，即如何改善他同母亲的关系，如何更改与他妻子相处的要领。而且这些与家庭有关的事情需要有去处理与改善的先后次序；需要随其先后因素而进行辅导的工作。

（一）如何帮助应对年老母亲的差使　这是首要协助达伟的事情。即如何去面对与处理他母亲过度而频繁的要求。因为，年老的母亲随时随地打电话找达伟，要他做这个、做那个；有时达伟在医院办公或看病人，有时正在开车，使他觉得母亲随时给他丢个不定时的炸弹，不知何时会爆炸，让他总是提心吊胆。如果不接电话，又怕是紧急情况，误了大事。同时，母亲常要求的小事，如买水果，即使达伟前一天已经去过市场，也得赶紧下班时再去一趟，非常劳累与紧张。

另外的麻烦是，母亲总是不听达伟的想法与建议，总是要坚持她自己的意见。但是如果出了问题，就叫达伟清理烂账。比如，母亲不喜欢园丁，达伟告诉她园丁还不错，不要更换，但母亲却坚持要辞掉。可是园丁被辞后，一时找不到代替的，结果家里四周野草过旺，被不高兴的邻居抱怨与告状；害得达伟得临时充当园丁去拔草；还得赶紧去找新的园丁。

针对这样的情形，辅导者建议达伟要能自己采取主动的措施，去"未雨先筹"地去处理；即每天找个他有空的时间，自动地打电话给母亲，问母亲有什么事情没有；并且每周定个时间亲自去拜望母亲，看母亲有什么事情要他做，或什么东西要买。这样，母亲就不用随时打电话来找他。并且给母亲列个他的工作时间表，告诉母亲那个时候，他在工作或开车，不方便接电话；除非紧急事情，不要打电话给他。

同时要告诉母亲，他已经是快60岁的中老人，对生活有经验，有什么事情，要同他商量。假如母亲不与他商量，或坚持自己的意见的话，要自己去负责。不能一意孤行，而又要叫他去替她收拾残局。

（二）改善因母亲而导致的夫妻争吵 接着就请达伟的妻子爱莉来参加夫妻的会谈。主要了解他们夫妻间矛盾的性质及其来源，并且明白妻子的苦衷。比如，要求达伟每次去看母亲一定要带妻子同行，因为妻子脾气好，较会应对母亲，而这样母亲也应对媳妇的"孝心"感动，建立比较亲密的婆媳关系。但是，事与愿违，每次在一起，母亲总会有意无意地说一两句话，让妻子伤心生气。回到家后，妻子总向达伟抱怨，而达伟无意地袒护母亲一下，又使妻子生气。结果探望母亲一次，妻子好几天不跟达伟说话。

在夫妻会谈里，鼓励妻子说出，她虽然对婆婆固然不满，但更生气的是觉得自己丈夫无能，对自己的母亲总是唯唯诺诺，抬不起头来，只会忍气吞声……同时更气达伟总是要她同去，她又不愿明白地说她不愿意，怕会让先生批评她不孝，所以每次回来，就一肚子气。

针对这样的情况，辅导者建议达伟试着在平日上下班途中自己单独去探望母亲，只有周末或逢年过节时，才邀母亲与妻子全家一起活动。达伟起初担心母亲会不高兴，但试了几次后，发现没有爱莉在场，母亲反而比较开心，母子两个人交谈互动也比从前好。至于爱莉因为不需要勉强去应付婆婆，心情较好，同时略感歉疚；结果，当达伟从母亲那里回来而抱怨母亲时，她可以好好地安慰他，而不火上加油。她也较愿意，偶尔请达伟的母亲来到他们家里，招待婆婆，与自己的孩子及母亲一起同欢。

（三）建议如何对待自己的弟弟 辅导者与达伟单独会谈，讨论如何采取比较主动的立场，改善同年幼弟弟的关系。譬如要跟母亲与弟弟事前联系，当弟弟彼得来时，要计划跟母亲与弟弟做什么活动，这样，可以避免母亲认为他做哥哥的，对弟弟冷淡；同时也可以避免他自己觉得被排斥或忽略。果然，在下次弟弟来访时，达伟就邀彼得一起带母亲，驾车环岛游览。刻意没邀妻子只是他们母子三个人，边开车边谈论他们从前的事，一起回忆父亲的事情，谈父母亲年轻时，如何带他们出游的回忆。结果发现母亲对此活动非常感激，而他们兄弟两个也觉得比较亲近一点，而间接地减轻了达伟对弟弟彼得不满的心情。

（四）协助达伟了解母亲的用心，并如何应对母亲与妻子 要帮助达伟了解，母亲并不是完全存心破坏儿子与媳妇的关系；而是为自己儿子着想是想保护自己的儿子的。虽然达伟已经是一位德高望重的大医师，可是在母亲的眼光里，始终总是她的"儿子"，需要担心他，保护他，不至于被"他人"欺负。母亲的观点可能不正确，而且比较传统，对亲生不亲生的子女看得不同，但她的本意却是为他好。所以，当母亲提及子女是别人的，不是达伟的亲生子女，就只当耳边风听听就好，不要那么在乎，更不需要为此而吵闹，伤母子双方的感情。最要紧的是，要了解母亲已经是快90岁的老人家，自己也是快60岁的人，不要把自己母亲说的话，一语一句都看得那么严重。重要的是，要能同自己的母亲维持若干的心理距离，不要仍保持自己小时看待母亲的观点，把母亲当做皇太后似的对待而脱离不了其圈套。

还有，达伟有个习惯，从听了母亲对爱莉或继子有关的不好的话，他回来总是告诉爱莉，以表白自己爱自己妻子，是跟妻子同伙的，不赞成母亲的看法。可是，哪知，如此一来，他慢慢把自己的母亲变成是媳妇的"敌人"，惹起妻子的不高兴，然后又抱怨自己被夹在母亲与妻子二人交战之中，脱离不了其矛盾的旋涡。辅导者提醒达伟他不是传声筒，也不是（爱莉的）间谍，不必要把母亲跟他说的"关心话"都一五一十毫无保留地报告给妻子，引起妻子生气，也损坏了妻子对婆婆的关系，更妨碍了他们夫妻间的情感。辅导者指出，男人要把与自己母亲的关系，以及同自己妻子的关系有适当地划分，保持若干需要的界限与不同的联盟，才能保持良好的三者间的关系。具体说来，辅导者提议，对自己的妻子只说母亲对媳妇或孙子所说的"好话"，而少通报"不好的话"。同样，对母亲多说爱莉对婆婆所说的好话；这样可以促使婆媳间搞好关系。

（五）提议大方收取母亲要给的钱款　这是最后一样事情专对达伟而提议的，要他去更改他个人的心理与行为。过去，每当母亲在过年过节要给他一笔钱款做年节礼物时，达伟总是拒绝，以"反向作用"而表示清高，内心里想要而又不要。但事后又气母亲给弟弟钱而弟弟照拿不误。

辅导者建议，下次母亲要给他钱时就接受；然后谢谢母亲。这样可以让母亲高兴，让她感到她自己还有点作用，儿子需要她的钱财。拿了人家的钱而还让对方高兴，何乐不为。况且，拿来的钱，用做平时给母亲购买东西的费用；或者与妻子一起出去吃一顿好饭等，让妻子也高兴。而且这样做，最好的作用就是不会那么气弟弟总是不自食其力，总是拿母亲的钱，而跟弟弟彼得斗气。

对于辅导者这样的建议，妻子（爱莉）听了很高兴。因为从前总是达伟出钱出力，而弟弟彼得只收钱而毫不出力。何况听到辅导者建议达伟多带她去外面，到好的餐厅去吃饭，更是开心。

四、辅导的评论

（一）**辅导模式的采用**　这个案例，很显然是一位成年人因为母亲偏心弟弟、也为领导偏心年轻的同事而生气的问题来就诊，可是其背后的关键是牵涉到家庭里三角性的情结问题，即母亲、弟弟及他所形成的三角关系上的矛盾。对于此问题的辅导，并没有牵涉到母亲或弟弟；只针对达伟而进行个人性的辅导，帮助他如何去应对母亲与弟弟。这样做并不是因弟弟远住不在当地，而是认为经过病人本身就可以改善如何应对与弟弟有关的情结问题；包括自己如何与母亲相处的情况。

可是这个个案，也很明显地牵涉另外一个家庭里三角性的情结问题，包括丈夫、妻子，和母亲。为了此问题，辅导上也只进行对达伟单人的辅导，或包括妻子的双人辅导，根本没有包括母亲。换句话说，整个治疗，都是针对家庭里的人际与关系上的问题而给予辅导；但在形式上都采取个人性的辅导模式再加夫妻会谈的模式。从没有把全家有关的人都邀请来，做全家的会谈与辅导。现实上的理由是，母亲已经是年迈老人。不要也不需要牵涉到她，可通过跟儿子与媳妇的辅导就可以改善包括婆婆在内的家庭问题。

当然这样的辅导模式，与早期的家庭治疗者曾所提倡的，要把全家人都拉进来会谈的作风不相同。可是这是家庭辅导吗？其答案是肯定的。只要是以"家庭"为目标，而运用家庭系统、家庭成员间互动关系为主要着眼点而进行辅导时，就可广义地说是在进行家庭辅导。换句话说，只要运用家庭治疗的观点与原则，而来改善他们的家庭关系，那么，不管是单看个人，或夫妻，或父母及子女都包括在内的会谈，都是家庭辅导。

可以说，家庭治疗是个观念上的操作，而非治疗的模式；不必要全家人都同时参与。相反，有些缺少经验的辅导者，虽然把全家人都叫来，可是在会谈时，只是同家里各个成员进行单向会谈，好似进行多数的个人辅导似的，让其余成员在旁观看或者听，而根本没考虑并进行有关全家的家庭辅导。

（二）辅导过程的选择与进行　虽然辅导的主要着眼点是家庭，最终目标是家庭，可是在实际的辅导过程中，要考虑先着手辅导什么，后辅导什么的先后顺序与过程的问题。

对此个案来说，先治疗病人的情绪问题，恢复工作的情况，然后，着手辅导有关家庭的问题。而对家庭的问题，却首先辅导如何去对待母亲的问题，以及他本人跟妻子与母亲的三角情结问题。至于他与弟弟间闹偏心的事情，留到最后，把与母亲的相处问题处理好，自然而然地也就随着解决。因为关键是他跟自己母亲间的情结，而母亲对兄弟间的偏心及妻子与母亲的摩擦问题，都可以说是由病人与自己母亲的关系问题繁衍而来的。

实行个人心理治疗而专门处理内心精神问题与情结的辅导者，常说，个人的精神病理如洋葱，要一层一层地去剥开再去处理。家庭辅导也是一样。可是要了解，洋葱的一层一层没有太多的相互关系，可分层去处理；可是家庭的问题不但有不同的层次，而各个层次常有相互的关系，纠缠不清，不容易分别去处理的。因此，辅导者要能以动态性的眼光去把握问题的重心，判断如何去着手进行辅导工作。

（三）辅导课题与范围的取舍　辅导这样的个案，辅导者还得注意要辅导的课题与范围，不能无限制地扩张，或转移方向。譬如，为何母亲会喜欢与袒护黑羊的弟弟而不跟白马的长子（达伟）要好，其根源是如何来的问题，我们无法去查询，也不用去探讨与分析。我们只要了解母亲有袒护弱者的心理需要，而这样的心理倾向或许跟她本人的过去背景有关。

还有，为何达伟会喜欢上已经有两个孩子的寡妇，而结婚，并跟她带来的子女很要好，是否有何特殊的心理需要；而每次被母亲批评，就特别有情绪上的强烈反应，都是有兴趣的心理问题；可是为了辅导，却不用去扩张而探讨这些再婚的心理与连带的心理问题（曾等，2011）。只要达伟懂得如何与母亲相处，跟妻子如何保持好的夫妻关系，而在工作场所不再闹与年轻同事的嫉妒问题，就可以。

至于达伟对已经长大的继子是否能好好相处而没有矛盾，是另外层次、另外世代的问题。将在另章（第十九章：再婚而重组家庭有关的问题）继续讨论。

个案二　兄弟姐妹为父母财产闹纠纷

一、家庭问题发生的背景

梁家的三女儿萝丽打电话来，说是她大姐萍萍虽然跟父母住在一起，但是不和，最近不相往来，希望辅导师能帮助他们。萝丽过去曾为了她自己的事情来接受过辅导，因此认识辅导者。

根据萝丽提供，他们是华裔，父亲梁富（皆假名），是来美的第二代，家里有6个孩子，两个男的，4个女的，算是第三代。他们兄弟姐妹，小时在家仍讲点中文，但随当地习惯，都被父亲起英文名字；现在都已经长大，并且结婚成家。

长兄彼得是医师，有一子。长嫂因为一件事，对夫家不满，一直都不跟夫家来往。大姐萍萍是护士，从小脾气不好，常跟父母争吵；婚姻也不稳定，口口声声吵着要离婚。二姐珠莉是老师，有一子一女，跟自己父母也处不好。三姐萝丽是会计师，先生经营企业，他们有3个孩子。在6个孩子当中，萝丽算是跟父母最为亲近。最小的是小弟贾克，为人平和，自管自家。

父亲早年经营事业还很有成果，经济条件很好，目前已经退休了，与母亲住在一个占地很大的两层楼房子里。父母过去对每个孩子都有经济上的帮助；但兄弟姐妹对给谁的多，各有不同的说法与感觉。

父母向来两个人独住，但因为最近年岁较大，又听到三女儿萝丽因孩子多，嫌他们自己目前的房子房间不够，想要换大一点的房子，于是就建议他们全家搬来跟自己住在一起，女儿一家可以住在一楼，父母住二楼，这样彼此方便照顾。萝丽虽然很高兴，但是她的先生却断然拒绝，夫家也不赞成自己儿子搬去跟岳父母一起住。这时，大姐萍萍突然乘机建议她和先生与孩子都搬到父母家中，而把他们夫妻自己的房子便宜地卖给需要大一点房子的妹妹萝丽。父母对大女儿萍萍的建议内心里并不是很高兴，但碍着面子，也不好拒绝。

结果，大姐萍萍就把她自己的房子便宜地卖给妹妹萝丽，说是"让"给了妹妹，而自己全家就搬进了父母很大的家，住在一楼。至于三姐萝丽本来的小房子，就以很便宜的价格转让给经济环境较差的二姐珠莉。就这样，梁家三个女儿就把各自的房子相互转让移卖，而大姐就住到父母的家里去。当时，为了应付房屋贷款的付款事宜，跟银行改签了同意书，即父母两层楼的房子，说是由父母及萍萍夫妇（即大女儿与女婿）4个人合着占有主权，由萍萍夫妇付一半的房屋长期贷款。同时，萍萍夫妇口头上向父母答应，家里其他所有开支（如水电费等）由双方各负责一半。在父母心中，他们的房子就住到他们有生之年，而以后就归给大女儿及女婿。针对这些姐妹间相互转卖房子以及父母与大姐间的房产安排事宜，两个儿子，即大哥彼得与小弟贾克，并不很高兴，但当时并没有开口反对，只无可奈何地接受事实了。

二、问题的导火索

大姐萍萍夫妇搬到父母的家，父母住在二楼，他们年轻而有小孩子，就住在一楼里，如此同住了两三年。在这期间，虽然萍萍偶尔与父母有小冲突，但多半相安无事。直到去年，他们共住的房屋贷款付清了，父亲也退休了。父亲退休后收入减少。父母觉得大姐萍萍与其丈夫只交了3年的房屋贷款，从现在起就不用交款了，就提议萍萍他们每个月与房屋有关的费用（如水电费、房地产税等）该多付点；反正日后，整个房子就将归属他们。可是对于这样的要求萍萍的先生（罗杰）并不同意，表示不高兴，就跟萍萍吵起来，说岳父母对他们有无理要求，跟当时迁移进来共住时所说的条件不同。萍萍觉得也是，就很强硬地向自己父母质问。结果双方都不愉快，闹得相处不好。

从此以后，情况愈来愈坏，萍萍跟他的先生就干脆把两层互通的一个通道的门锁起来，免得彼此随时来往；结果母亲无法直接去洗衣房用洗衣机来洗衣服，还得转弯从另外后门去洗衣房。还有，有一次，萍萍在前院清除杂草，把母亲过去种的花草搬动。母亲在楼上看到，高声大骂，并向丈夫哭诉他们自己女儿不孝顺也不讲理的行为。就这样，父母跟萍萍两家的争吵越来越多，火药气也越来越强。

三、家人召开家庭会议

三姐听到母亲的哭诉，就和其他子女商量，决定召开一个家庭会议，来解决这样的僵局。这个家庭会议，只邀请了父母及子女们，没请子女们的配偶。在会中父母及兄弟姐妹轮流向大姐萍萍"开火"，指责她对父母种种不是，行为不孝。萍萍一人无法招应，落得大哭。结果，整个家人自行举行的家庭大会，毫无结果地解散了。

家庭会议失败以后，父母就决定去向他们的律师请教，能否赶走女儿萍萍一家人，不再住在一起。律师了解情况以后，告诉父母，他们当初为了更改房屋贷款的交付办法，连带地跟萍萍与女婿立有同意书，整个房子是4个人共有；因此，在法律的立场，他们住的两层楼房子是属于父母、大女儿（萍萍）及女婿4个人的，父母两个人不能随意地强迫驱走萍萍夫妇。律师指出，父母只能向萍萍买回一半房产，才能保全他们原有的自己家。可是这是几乎不可能的事情。因为，这几年来，随着市场情况，房屋价格速增几乎两倍，而父母已经退休，没有那么多钱款可付。

况且，其他兄弟姐妹，根本就不同意父母当初决定他们年老走了以后，整个两层楼房子就要归大姐萍萍他们一家的决定。就这样,三姐萝丽又出头,召开了家庭会议,这次只邀请父母、兄弟、二姐及四姐,刻意没邀大姐萍萍参加。他们(不顾律师所提醒的法律立场)决定大家起草一份通牒,要求大姐萍萍夫妇要厉行数项条款,包括对父母尊敬、友善,及照顾父母,否则大家会把他们(萍萍夫妇)从父母家强制驱走。

三姐萝丽还建议,把她从大姐处购买的房子还给大姐去住,然后他们一家就搬去跟父母同住。可是这样的建议,萝丽的丈夫跟过去一样,还是不赞成,也就放弃此想法,没写进在他们给大姐的最后通牒里。

等父母与兄弟及妹妹们在书写好的通牒上各个签名后,就正式交给大姐萍萍。这下子,情况就火上加油,更闹得不可收拾。萍萍的丈夫(罗杰)跟自己的妻子本来感情就不稳定,在这种情况下,一生气,就搬回他自己的家了。结果大姐萍萍觉得受到父母、兄弟及妹妹们的欺负,又被自己的丈夫抛弃,气愤之下情绪变得很不好,还声言要自杀。兄弟及妹妹们知道情况,很担心大姐的情况,也担心大姐愤怒失控之下是否会伤害父母。就在大家觉得走投无路之下,三姐萝丽就打电话给过去她曾接受辅导而专于家庭辅导的精神科医师求救了。

四、辅导经过

答应担任辅导的精神科医师从三姐萝丽那里得知大致的情况以后,就决定首先邀请大姐萍萍在先生罗杰陪同下来看医师,判断萍萍当前的情绪情况。因为这是治疗上的第一课题,要确定情绪不好的萍萍是否有自杀或他杀的可能性,是否情绪很低落,需要住院或药物治疗等。还好,医师跟萍萍会谈后,知道虽然她的情绪波动很大,但都是当时发生困难情况时的一时性的情绪反应,是反应性的抑郁;而且虽然口头上曾威胁要自杀,但只是在气头上的话,并没有真的自杀念头与计划,也从来没有要杀害他人的意念。

萍萍夫妇认为,当时要搬进去,跟父母一起同住,已经跟父母讲好，将来父母去世，他们四人合有的房子，就归他们夫妻，算是他们夫妻照顾老人家多年的代价。哪知现在父母单方面改变计划，要他们搬出，这是他们夫妻认为绝对不可接受的情况。他们认为其他事情，如父母现在退休了，要他们多出点房子的维持费用等，是可商量的事情。辅导者向他们指出，当时父母决定要日后把房子移让给他们夫妇，其原意是要他们夫妻照顾老人家，可是现在他们夫妻不用说照顾老人，连跟父母都合不来，才引起问题来的。辅导者提议，他们最好对父母的态度要更改，服侍他们，否则解决不了问题，将来也难得到接受整个房子的好处。辅导者建议，目前的问题，并不是他们夫妻间的情感问题，因此，丈夫气岳父母而离开妻子，跑回到自己原本的家，根本无法解决问题；最好考虑回去跟妻子住，照顾自己的妻子，帮助妻子稳定情绪，并好好"并肩作战"，好好处理他们所面对的困难。

治疗的医师同时分别跟父母约谈，了解父母的心意。父母在会谈中表明，他们原想自己年纪老了以后，需要子女来照顾他们，才提起要孩子来跟他们住，并且将来把房子给他们，作为照顾父母的酬劳。哪知，现在萍萍夫妇住进来以后，跟他们关系不好。而且他们做父母的，最关心的是萍萍夫妻的关系本身不很好，万一哪一天他们都去世，而他们夫妻闹离婚，（照美国的习惯）要分财产，而他们两层楼房的一半就白白地归到萍萍丈夫（罗杰）的手头，很不好。他们还说，他们本来希望在钱财方面，对自己6个子女的对待要尽量公平；哪知随着市场的经济发展，以及他们房子附近地区的新建设，他们的房地产的价格显然地增值，在3年内几乎变成是两倍，是超出他们的预料，也是让他们其他子女闹父母对待子女不公平的来源。

医师也另外跟兄弟及三个妹妹一起会谈，寻问他们的想法与意愿如何，也向他们说明他们父母亲本来没有不公平对待子女的想法，是一直希望对大家公平对待的。结果，他们一致表示，他们认为事情已经到此，只要大姐跟姐夫对父母态度好些，能尊重并照顾他们的父母就好。至于父母将来把居住的房子给大姐，虽然大姐在经济上收获比较大，但那是与房地产增值有关，算是他们夫妻的好运气，他们其他兄弟与妹妹也就无话可说。

五、辅导结果

就这样，经过负责治疗的医师决定，技术上跟他们家人分别各个会面，免得大家在一起闹情绪；并且提议他们各个提出他们对自己的要求的"底线"，根据其底线而去进行相互的协商、沟通与妥协。当然，辅导者还善用他们父母及同胞们向来既有的相互感情，帮助他们往比较好的方向去决定处理问题。

结果，经过几次的来往沟通，大姐萍萍跟其丈夫罗杰知道父母跟兄弟与妹妹们都不再反对父母的房子日后将归属他们后，就不再觉得被大家欺骗和背叛了。他们也就答应兄弟与妹妹们的要求，要对自己的父母好些，也具体地答应，要多分担家里要交的各种杂费，把通洗衣房的门不再锁，可以让母亲不用绕路而可以随时直接去洗衣间用洗衣机洗衣服，而院子原先由母亲种的植物，一定要尊重母亲的意见，不随便地搬移或拔掉。这样，总算把全家大闹的局面结束了。

六、个案分析与评论

（一）**家人间意愿与决定的随时变迁与更改**　在一个家庭里，随着情况与时间的变更，家庭成员间所表示的意见与决定很容易随时更改与变化。这包括父母对子女的许诺、财产的分配等，而也因此常闹家庭里同胞间的相比、竞争与争斗等问题。特别是牵涉到钱财的巨大利益，闹得更厉害。严重时，家里人相互打官司，靠法律寻找解决的途径。

（二）**法律与情感的不同**　可是要知道的是，家里的事情，跟业务上的问题有所不同，单靠法律的途径来解决，可说是最后、最绝的办法。家里成员间还有浓厚的情感，在左右成员的思考与行为，是不能忽略的重要因素。在辅导上要好好利用同胞间过去建立的正性感情，依靠情感来解决问题，而不能单靠法律的途径去化解问题。

（三）**文化上处理情况的差别**　还得注意的是，家庭里所发生的同胞间的问题，如同夫妻所面对的婚姻问题似的，常会面对所谓"公有公理，婆有婆理"的情况；同胞间也是一样，兄弟姐妹常有各自的看法与解释，并没有肯定的"谁对谁错"的道理。至于其处理困难的方式，也是没有一定的模式，常靠情感来决定，难于推测。还有，每个家庭，每个社会有其比较常用的方式，这些都是要很注意并去考虑的。

（四）**子女加上子女配偶的复杂性问题**　虽然说是同胞间的矛盾，但是假如兄弟姐妹已经结婚成家，就不能忽视他们配偶的左右与影响，变成是超乎同胞间的相处问题。如何去考虑他们各个配偶的想法与意见，也是很重要的事情。

（五）**协助理智性地沟通而求得妥协**　当一家人发生纠纷时，由于情感激动，思考问题也就缺乏理性的判断，说话就容易发生负性的词语，不仅容易伤害对方，也不利于问题的解决。这个案子里，他们曾经自己召开家庭会议，企图解决问题，但大家闹情感，不欢而散，没有正性的结局，就是家庭成员无法平静各自的情感而比较理智性地去商讨的结果。因此，辅导者的责任与功能之一，就是站在中立的立场，利用职业性的经验，帮助他们家人能比较理性地相互沟通与妥协，从中取得合适的结果。到底要进行针对某成员举行个人会谈，某对夫妻一起的夫妇会谈，还是包含数位家庭成员的集体会谈，都是要在这样的思考下做策略性地选择与判断，求得比较有理性的解决办法。

（六）**利用家人间既有的情感而辅导**　道理归道理，家里同胞间或亲子间的事情，跟夫妻关系一样，往往是根据其潜伏性的基本情感而决定事情。家里成员间过去已经建立的家人间的情感，要能好好运用，希望能依靠家人正性的情感而解决所面对的矛盾与困难。少去挖掘过去幼小时的情结或怨恨,多利用当前同胞们已经成人的理智与情感来寻找解决的出路是最重要的办法。

参考文献

1. 曾文星,徐静,吕秋云.心理治疗:婚姻与辅导.第二十二章与再婚有关的问题.北京:北京大学医学出版社,2011.
2. Hsu J. and Tseng W S. Family relations in classic Chinese opera. *International Journal of Social Psychiatry*,1974,20(3/4):159-172.
3. Tseng W S. & Hsu J. *Culture and family: Problems and therapy*. New York: The Haworth Press,1991.

第十六章　与子女有关的家庭问题

第一节　问题的分析

本章主要讨论的是一个家庭里，父母跟自己未成年子女所发生的关系上的问题。生养子女是夫妻要执行的课题，也是家庭的功能之一。从生孩子、养育子女、管教孩子到子女长大成人，结婚成立他们自己的家，都是一连串的职责与工作。这些问题在各个阶段，父母与子女如何享受其天伦之乐，如何相互适应，是很重要的。有时父母会对子女的养育、管教与相处有困难，给家里带来心理上的问题，要用心去处理与解决。特别要注意的是，孩子是随着其年龄而经历其心理上各个阶段的发展，而父母还得配合其心理发展阶段而维持适当的关系，并提供适当地养育与管教，否则容易与子女发生各个阶段的困难（吕，1997；曾，2001-a，b，c）。

大体说来，夫妻与子女间的问题，可有几种情况（曾等，2010）。譬如，夫妻本身的个人性格不成熟，心理上无法负担与养育子女；子女的出生影响了夫妻彼此的关系与他们的婚姻生活；或者，夫妻不能双双共同负责养育子女的问题。在东方的社会里，做丈夫的，常为了工作，很少在家，把养育子女的事几乎全部交给妻子去负担。有的是现实上的理由，丈夫为了工作上的需要，常早出晚归，或者常出差，或者居住在他地工作，而养育子女的事就完全由妻子一人担任；有时是心理上的原因，即男人不喜欢照顾孩子，就以工作忙为理由，把责任都推给妻子；有时是社会的习俗或文化的看法，认为男人大丈夫应该在外做大事，家里的琐事不用管，由女人去处理。这样就缺少父母一起养育与管教的功能，容易发生家庭与子女有关的心理问题。

从心理的角度说来，父母与子女有关的家庭问题，多半来自于父母对子女的管教不一致。其理由是，夫妻二人有不同的看法；而这种不同的看法是源之于他们个人过去成长背景及经验的不同。受着自己个人背景与经验的影响，形成了丈夫或妻子养育与管教他们子女的准绳。可是由于个人过去的家教背景不同，就产生了不同的管教子女的看法与方法。

另外常见的问题是父母偏袒某子女而带来的家庭问题。假如一家有二三个孩子，就容易看得出父母是否特别偏袒哪个孩子。如果有性别不同的孩子，而母亲特别袒护儿子，或者父亲特别喜欢女儿，专业上就被称是发生了"跨代及性别交叉联盟"（cross-generation and gender alliance）。由于这样的联盟，结果甚至还会与自己的配偶发生（三角性的）冲突，即母亲跟儿子联盟来对抗父亲；或父亲与女儿联合排斥母亲。这种潜意识的亲子间的家庭关系的冲突或矛盾，可以说是基于亲子的三角情结而来的。这种亲子三角关系情结在孩子到了孩童时期，就逐渐开始，等到孩子到了青春期，到达其高峰，可是日后还会继续存在，只是变得比较轻淡些罢了。

在东方社会的家庭里，最后常见的家庭心理问题是，父母难于让自己已经长大的子女从原本家庭分离。特别是父母跟子女的关系向来过分紧密或"依恋"（attachment），而等到孩子长大成人时，仍无法让成长中的子女逐渐而适当地跟父母分离，过自己的独立生活。有时孩子从小有身体或精神上的疾病，或者有缺陷，需要父母的特别照顾，因此父母习惯性地继续保持其细心抚养与照顾病儿的习惯，而忽略了需要随子女的年龄的增长而要调整的需要。有时是因为夫妻关系不好，就靠与自己子女亲密的关系来弥补心理上的空虚，是婚姻不好的结果而产生的家庭心理问题。

第二节　辅导的要点

生孩子、养育孩子是很简单的事情。许多夫妻结婚、生孩子、养育孩子，大致上都没有问题。关键是，如何养育与管教孩子才是比较适当，是比较健康的；这是现代生活里被提高的要求。特别是大家生育的孩子数目少，希望能好好养育我们的子女。单给孩子吃饱穿暖是不够的，还应懂得如何适当地去养育、管教、照顾、帮助孩子健康地成长，是现代父母的基本职责。可是许多夫妻，却没有这方面的知识，要经过辅导来提供这些知识与观念。虽然心里知道要如何去养育与管教子女，可是实际上如何去做，又是另外一回事。辅导者要仔细去探讨并了解夫妻如何养育与管教子女的实际情况，是如何操作，是否需要更改，都是辅导上的课题。

许多父母只注重孩子的念书，要成绩好，要进重点学校（将来才有出路），而忘记了孩子还有很重要的事情，即如何协助孩子性格上的成熟，能自己处理困难，培养自己的兴趣，养成好的生活习惯，能跟大家相处，建立社会化的习惯与能力，将来才能成长为人格健康而成熟的人。许多父母常基于自己的心理需要而过分望子成龙，忽略了到底什么是子女本身所需要的。这种过分期待子女的问题，往往是父母个人的心理问题造成的。必要时，还得帮助父母去探讨他们的个人心理背景，了解他们对孩子的态度、经验与期待；想办法改善他们基本的态度与心理状况。

针对东方社会的父母而需要特别注意的事情是如何跟自己子女保持适当的距离与相处关系。特别是当孩子们到了十几岁而进入青春期时，都开始渴望与自己的父母逐渐保持若干距离，而跟他们同辈的朋友或同学保持比较亲密的关系。他们希望只跟他们的同辈青少年谈他们相互保守的秘密，而不愿意让自己的父母知道；而做父母的，要懂得不侵犯他们的心理界线。譬如，不随便闯入他们的房间，不偷看他们的日记，也不要查他们是跟谁保持网络上的联系等。这是父母需要注意的各样事情。在辅导上要协助父母去分析他们的个人心理，为何需要跟自己的孩子过分的依恋；或者相反，是排斥而不接近子女的心理问题。

当父母与他们的子女间有关系上的困难与矛盾，或者其他不适当的相处关系时，辅导技术上要考虑与选择的是，单独跟父母接触与会谈，提供父母的辅导，帮助他们如何对待与抚养他们的孩子；或者是把孩子也包括进去，参加家庭会谈，给予家庭辅导（陈，2009）。通常说来，孩子年岁还小，不到四五岁前，就主要提供父母的辅导，协助他们如何担任称职的父母而抚养他们幼小的孩子即可。可是，假如孩子已经是五六岁以上，可以参加会谈，就可以考虑除跟父母会谈以外，也可以给予包括孩子的家庭会谈。至少在辅导过程的开始时，一到两次，做诊断性地会谈，了解他们相处的情况如何，是否有心理疾病。必要时，可以考虑继续进行包括孩子的家庭会谈。这样，不但能仔细观察亲子相处的情况，还可以实际地去纠正他们相处的关系上的问题、角色扮演的问题、联盟有关的问题等，依靠家庭辅导的方式而积极地协助他们。

有时父母的婚姻关系不好，直接或间接地影响孩子的心理卫生。如何减少父母因他们本身的婚姻问题而对孩子所产生的负面影响，是很重要的事情；也是家庭辅导的主要课题之一。

第三节　案例说明

个案一　不许（母亲）"放弃"他的孩子

一、简单病情

小文（假名）是10岁男孩，小学四年级学生。家里除了父母及小文，还有祖父母。小义被家长带来就诊，其主诉是：头疼，浑身不舒服，易发脾气，不愿学习，已有5个多月。病情的发生是5个月前，有一次母亲出差，早上父亲叫小文起床，因嫌其动作慢，怕迟到，踢了他一脚，小文觉得很委屈，于是发脾气。此后1个月，接着患了鼻炎，就总说头疼，到校上两节课即给家里打电话，要求接他回家。在家里，祖父母对他百依百顺；小文在家玩电脑，看电视从不头疼，但一提及学习，就出现头疼，找各种理由拒绝写作业。而且早上不起床，说浑身难受，磨过上学时间，就会表现很乖。对批评敏感，情绪易激惹。近2周发展到全身游走性疼痛，天天早上发脾气，打父母，扬言要跳楼。家人无法只好强迫小文来院就诊。

二、诊断与辅导经过

初诊时，小文声嘶力竭地大喊大叫，边哭边喊"放开我！"，"放开我！"用力捶打父母，情绪激动，无法让医师跟他沟通。因孩子哭闹无法进行会谈与诊治，为控制孩子激越情绪，医嘱给予药物，经过医师的安排，请1周后，由父母再带小文一起来会诊。

根据父母报告，小文自幼体格与智力发育正常，祖父母带至3岁上幼儿园，7岁开始上学。小文发病前个性较好，学业优秀，任班学习委员，三好学生。连母亲的同事们也评价他"聪明，懂得太多"；"人小说大人话，想得复杂"。

在会谈里，小文否认自己不想上学，认为自己是难受，肚子疼。责怪父母对他不好，尤其是怪妈妈对自己不好，感到委屈，叙述中多次哭泣；在治疗者的同情安抚下，能被动回答问题。其父不善言谈，虽然坐在诊室的沙发上，但坐姿僵硬，与妻子有刻意保持的疏远感。对孩子生病，感到既不理解又悲观担忧。至于母亲性格外向，脾气急，语速较快，多数情况下，是她在替别人回答问题，仿佛通过叙述宣泄焦虑情绪。在治疗师进行搅动式问话，让治疗师感到家庭成员之间有互相指责的倾向。从两次会谈中，治疗者已获得一个轮廓，可了解此家庭的问题所在，即父母关系似乎有严重问题,可能与孩子现在情绪障碍有关。此次会谈之后,治疗者提议下次父母单独来就诊,好多了解他们夫妻间的关系。

1周后,这对夫妻如约而至,因对孩子共同的关心,他们都非常配合,坦言夫妻关系不好,冷战近4年。不待治疗师询问,妻子就谈起了他们的问题:"我们是大学同班同学,谈恋爱时他追我追得很紧,虽然不十分理想,但念他一片真情,加之毕业又分到一个单位,我也就同意了。谁知婚后发现两个人个性差异很大,丈夫内向、心眼小,不能容忍我的开朗活跃的个性;每周至少对我生气两次。有孩子后住在婆家,矛盾就更大了,许多事情不方便公开争吵,只好强忍着。久而久之,自己开始生病。情绪越来越差,吵架也越来越多。在最激烈一次争吵中,我把床单撕了,他则拿刀比划着要割腕。孩子看见后抱着求爸爸。从此我们彼此互不理睬,开始了家庭冷战。当时孩子只有6岁。我的心死了,对丈夫失望了,曾提出离婚,我心里对自己孩子也'放弃'了……"从她那开闸洪水的宣泄中,可见多年的积怨之深。

与妻子形成鲜明对照的是丈夫的被动;在妻子的逼迫询问下,丈夫才开口承认在大学时喜欢她,但后来她太霸道了,自己被逼到墙角上了。承认在孩子面前说过妈妈的坏话;想与妻子修复关系,但妻子不谅解。

本次的会谈治疗侧重于促使夫妻了解双方的争执对孩子的伤害,孩子目前的情绪障碍与他们"家庭冷战"的关系。善用他们对孩子共同关心的动机,来引导他们夫妻尝试改善并调节他们的关系。

2周后,小文全家一起来就诊,夫妻间的关系似乎有点改善,但孩子仍然哭闹,被父母强行带入诊室。据母亲反映,孩子一人在家看书、听音乐、看电视都很好,与父母的同事及其他人在一起时会极力掩饰,表现正常。惟单独与父母两个人在一起时,小文就会闹得很凶,对妈妈喊:"你过来!"而母亲稍微晚一点过来就打闹。小文述说浑身有游走性疼痛，让父母给他揉；后来开始动手打父母，打完才不疼了。此次会谈治疗者致力于打消小患者的顾虑，建立信任关系，给予保证，即要父母当着孩子的面承诺他们父母"不会离婚"；为今后治疗打下稳定性的基础。

从父母这样公开表白答应不离婚后，此后的治疗开始进展顺利。孩子在诊室里很有礼貌，安静合作。母亲报告说，节日假期里全家人一起去郊区游玩，孩子非常开心，仅发生一次吵闹。小文开始与父母进行沟通，可以表达自己希望什么，不希望什么。比如"希望父母不要在爷爷奶奶及外人面前说他的坏话"等。不久孩子恢复了上学，虽然与班主任老师有一点小误会，但经母亲沟通，一切向好的方向转变。

本以为小文从此走上心理康复之路，谁知2周之后，风云突变，母亲又来报告：孩子的病情又有反复，表现为不按原来说好的时间上全天学；在学校虽然能很快地完成作业，但在家里就写不完作业。小文自己说："如果自己正常了，别人就不会照顾他了"。在家里纠缠父母，要求父母抱他，亲吻他。反复要求母亲做一个仪式性动作，即：要母亲抱住他，互相抱紧之后，他突然松手说："我放弃了!"同时要求母亲承诺说："我不放弃!"每天重复多遍，他才满意。

究其最近症状加重的原因，发现孩子的父亲工作压力很大，以前总是在家里发泄一下，自从孩子有病以后，不敢在家发泄情绪，只有默默地压抑自己，每天拉着脸过日子。孩子误以为父亲对自己不高兴，情绪激惹加重，要求父亲"你要理我!"。鉴于此，治疗者再次将治疗的重点投向夫妻关系的调整上来。

在随后与夫妻两个人的会谈中，可以发现这对夫妻有性格相配的问题，虽然两个人是大学同学，有感情基础，但他们的个性相差较大，丈夫内向而妻子外向。这种互补的性格在恋爱期间，是互相吸引的动力，但在婚姻后，长期居住，却成了相互排斥的离心力。在婚姻行为上，最初由男追女的恋爱期，过渡到男为一家之主的婚姻期，双方都没有适应新的角色。由压抑不满到暴发争吵直至多年冷战。辅导中分析两个人的个性特征，澄清婚恋不同阶段两个人的角色转换的误区，诠释了孩子症状的心理象征含义（孩子生病父母才会同心协力为孩子治病，才不会离婚）；指出，目前夫妻二人相处的模式导致两败俱伤，更殃及无辜孩子闹心病的可怕结局。据此具体指导相互沟通技巧。经这次良好的互动会谈，夫妻关系得到初步修复；使孩子下一步的心理治疗得以顺利进行。

三、分析与讨论

很显然，此家庭主要矛盾是夫妻关系问题，而表现出来的问题是（担心父母离婚的）孩子生病，发生不能上学这一现象上。从青少年精神病理特征来看，孩子的心理问题多以躯体化或行动化的方式表现，他们不像成人那样会说明心里怎么不高兴，以取得别人的关心与照料。本例患儿面对父母争吵，心存恐惧，无法适应。希望（退行）回到幼年祖父母宠爱，父母关爱的无忧无虑的日子里。因此用患病的方式来避免应激，并获得别人关心的附带收获。如小文患鼻炎、头疼，没完成作业，父母很担心，每天下午应孩子要求，接他回家。并且出现了多年没有的父母同心一致地关心他的局势；可是事与愿违地（反而）强化了他的病态行为。

经过第一次夫妻关系方面的辅导，家庭氛围稍微改善，孩子得到了一个愉快的假期，配合用药治疗，他的病好了许多。但很快孩子就发现，父母之间的争斗并没有真正地解决。经他无缘无故地发脾气，生病，使已经处于离婚边缘的父母，因必须照顾他而同心协力，停止夫妻间的冷战。他的病就是这个家庭的黏合剂。也就是说，他不能放弃得到这个结果的手段（生病）。他害怕如果他放弃了（疾病），妈妈就会放弃这个家庭和他。因此，尽管母亲答应他的要求反复承诺说："我不放弃！"，可是他内心里仍然是不敢放弃疾病。那个仪式性动作正是这种潜意识心理的真实流露。

因此在辅导时，我们不能简单地用药物来治疗孩子的"情绪障碍"及"攻击性行为"，而是要集中精力去改善父母的婚姻问题。

有一点要值得提的是，当小文一直要求母亲跟他亲近、拥抱，不要"放弃"他时，对已经是10岁的男孩子，（随着性蕾期的情结的道理）他也顾虑他这样跟母亲黏在一起的行为，父亲高兴不高兴，会不会吃醋。因此，他经常看父亲的眼色。当他发现父亲下班回家后，拉着脸过日子，就误以为父亲对自己不高兴，情绪激惹加重，要求父亲"你要理我！"。换句话说，过分跟母亲亲近，就会担心父亲是否不喜欢他，而表现害怕父亲的心理。因此，要注意父母双方如何平衡地跟孩子接近，不能发生不平衡的关系。这是家庭辅导时，要注意的一件事。

从婚姻辅导的立场说来，帮助夫妻为了孩子而（暂时）保持'不分离'的局面，来维持孩子的心安，可以说是个短时性的措施。夫妻的性格不配和而10多年来都无法相处，可以说是严重的婚姻问题，是长期性的问题。辅导者要了解其临床上的限制，不能期待此对夫妻会一直保持婚姻的关系，但是至少可以提议他们夫妻不要在孩子面前公开吵架，宣布要离婚，引来年幼孩子的心里不安；也不要对孩子说对方的不好，让孩子心里矛盾。而这些是辅导者可以帮助夫妻去尝试避免的事情。

个案二　小时被父亲打骂、被母亲过分期待，现在失恋而忧郁的女大学生

一、病人简介

病人是20岁，未婚女性，大学学生。因失恋后渐出现情绪低落、精力减退、兴趣下降、注意力减退而且易激惹等情况，如此2个月余，而被父母带来就医。经了解得知，病人的祖母及曾祖母均患精神分裂症。病人是独生女，自幼跟随父母一起生活，幼小时生长发育大致正常。

父母都在同一个大学执教。父亲脾气暴躁,对患者管教方式简单粗暴。患者年幼时经常挨父亲打骂。父亲与母亲关系一直不好,而他们发生争执时,父亲也曾打骂过母亲。母亲脾气较温和,但对自己女儿学业期待很高,常因学习表现不好而骂病人。

病人7岁上学,上初二之前学习成绩一直很好;在重点初中(全年级900多人中)可排在全年级前40名。可是,初二开始,不知何故,患者开始不专心学习,称:"饿死的骆驼比马大,考上重点高中没问题"。可是实际上后来并没考上重点高中,考入当地普通中学。

患者初二时因不用心学习,曾被父亲用拖鞋打。虽然日后父亲未再动手打女儿,但从这件事发生后,与父亲关系恶化,很少与父亲说话。

自从高中开始,家人觉得患者难以管束。以前父亲打骂患者,患者虽哭闹,但并不会还手;但自高中开始,随着身体的长大,患者被父母亲责骂与挨打时,还会对父母还手。多次扬言要杀了父亲,曾拿刀并把刀扔向父亲而做威胁。高中期间父母感觉患者行为问题颇多,譬如,病人曾追求自己的男老师;该男老师不同意,患者就扬言要绑架该男老师;以及宣称"没有考入班上前十名就是没种"。由于她的特异言行,同学们都十分讨厌患者;而且曾有同学骂患者患"神经病",并向患者父母建议带患者去看心理医师等。

患者高三时称读书没意思,遂拒绝参加高考;后来还是在家人勉强下才参加了高考,但患者因此事再次与家人发生冲突,并搬到外公外婆家居住。患者高考不理想,只考取了一个三类本科院校。复读一年后考入另外一个专科大学。读书期间患者人际关系较差,比如,初二开始基本没有什么好朋友;高中时如有老师批评患者,患者会当面骂该老师。为了准备高考,母亲找了她自己的研究生给病人补习,但结果病人就跟这个研究生相恋,恋爱期间患者也多次对男友发脾气,但其男友均以包容的态度对待。后来，患者就读大二时，因喜欢上别的男生而与本来的男友分手。可是第二次的恋爱，没多久，因患者脾气不好，经常跟男友吵闹而终于分手。病人素来的性格虽然是外向，但脾气不好，而且以自我为中心，朋友少，只有一两个知心好友。

二、现病史

患者在两个月前，跟自己第二个男朋友闹翻了以后，逐渐出现情绪低落、体力下降，每天感觉很累，兴趣也基本没有了；以前喜欢跳舞、唱歌，现在没心情了。注意力集中不了，看书效率下降，说自己不想活了，但是并无轻生的具体打算。常闹失眠，每晚过了午夜才能入睡，凌晨很早就醒了。对前途悲观，认为自己完了，反复对家人说，美好的事物都离自己而去了。

上个月，到了暑假，患者回家后，除了抑郁的情绪以外，父女关系较前更加恶化。以前虽父女间不说话，但在家中起码还能和平相处，可是此次回家，患者脾气越加暴躁，反复对母亲说父亲是坏人、从小就打骂自己，要求母亲和父亲离婚，并经常因此哭闹、摔东西。在此期间患者曾对母亲说，有人在触摸自己，对自己进行性骚扰，但母亲并未发现有人在猥亵患者。此后患者表现对男性碰触非常敏感，假如有男人偶尔拍了患者肩膀一下，患者随即大怒，认为该人在对自己非礼。家人只好带患者到精神病医院就诊，初步诊断为："抑郁焦虑状态"。

三、住院经过

病人住院后，考虑患者存在强阳性家族史，过去曾有奇异的言行，如要绑架老师、要杀父亲等，且不是大发脾气，就是表现情感淡漠，难以排除病人患着精神分裂症前驱状态，诊断改为："抑郁焦虑状态，伴精神病性症状"。

住院后开始服药治疗。据家属报告：自入院后患者情绪一直较平稳，未出现入院前冲动行为，注意力和兴趣也有所恢复，能主动看书学习。但是当医生试图与患者探讨家庭关系时,患者多采取拒绝和回避态度。经过与母亲会谈而得知:患者父亲为大学辅导员,而母亲为同一个大学的教授。其父母双方感情目前较好,但过去曾经出现过感情裂痕(不愿详述)。母亲认为父亲以前确实脾气粗暴,但现在已经和缓了许多,称父亲心地较好,只是因一直做学生管理工作,说话时难免语气态度有居高临下之感,常引起女儿及别人反感。患者从外地来就诊,父亲一直跟随陪伴,帮助办理挂号手续等琐事,因担心女儿看到自己会出现情绪波动,故一直瞒着女儿在院外居住。

稍后,父亲来院看望患者,患者对其态度冷淡。经医生与患者父亲会谈,发现患者父母之间,父亲占主导地位;在与医生谈话中,父亲多次当着母亲的面,指责母亲过分溺爱患者导致目前局面出现;并多次在母亲试图解释时打断她的谈话。与医生会谈时,也同样如此表现,即多次打断医生的话,自己谈话滔滔不绝,对其女儿目前状况有自己的看法,并且对医生的意见表示不同意也不接受。结束谈话后,父亲随即要求自己陪护女儿以改善父女关系,但母亲表示反对,并向医生告知此事希望医生能劝说父亲不可操之过急。

翌日,征得患者同意后,父亲、母亲、患者本人及负责主治的医生进行一次家庭交谈。谈话时,医师首先请父亲讲述本次入院探望及进行这次谈话的目的。父亲开始描述从得知女儿患病以来,自己为女儿看病所做的一切事情,谈话仅进行不到5分钟,患者就打断父亲的话,称:"我不相信你,你说什么我都不相信,没什么好谈的",随后起身离开。此后当医师离开后,患者在病房内反复纠缠母亲,辱骂母亲:"你怎么跟他一样坏,狼心狗肺,把我关在这儿干什么?"。当母亲试图走开,躲避争端时,患者追赶母亲,继续纠缠责骂。此时父亲独自坐在病房大厅,患者路过大厅时,辱骂父亲:"你假惺惺的,我一看见你就讨厌,你给我滚。"

由于主治医师感到这个病人跟自己的父母关系很不好,需要做家庭治疗，乃邀请有经验的教授给予家庭会谈，好了解全家人的关系如何，并如何改善他们家人的问题。

四、诊断性家庭会谈

会诊开始，请全家进来。父母坐下，病人坐在母亲一边，当父亲说话时病人就把脸背过去。

教授：您好，您贵姓？

父亲：姓梁（假姓）。

教授：咱们这次家庭治疗，最想解决的是什么问题？

女儿：没问题！

母亲：希望女儿病情能进一步稳定，希望对自身缺陷有一定认识，减少复发。精神病跟思想有关，希望能改变思想。

父亲：我们夫妻两个都是老师，我们现在感情不错。但是我年轻的时候比较粗暴。其实刚有这个女儿时，我是很喜欢的，她小时候是很活泼、聪明…

教授：等一下，你父亲在说话时你有什么感受吗？

女儿：（身体倾向远离父母的方向，没有注视父母）没什么想法。

父亲：孩子当时就是进清华北大的料子，当时考入高中时成绩排名比较靠后，进校时 200、300 名，但是一学期就赶上，到了前面 32 名。我去看她上课，她在最后一排…

教授：（打断父亲的话）我们谈目前最想解决的问题？

父亲：她（女儿）恨我，见不得我和她妈好（见到父母关系好时她就生气），这跟她心情不好有关系。她小时，我比较简单粗暴，曾打过她。

教授：那是什么时候？是妈妈在的情况下打（女儿），或者妈妈不在时打的？

父亲：初一。有时候妈妈在，有时候妈妈不在。妈妈对孩子关爱不够…。有次下班我发现她（病人）看电视，凌晨三四点还不睡……我看她作文，她说你凭啥看我作文，这是我隐私，我说这怎么是隐私…

教授：那时（女儿）多大？

父亲：十四五岁。

教授：（朝向病人问）你自己记得吗？

女儿：不太记得。

父亲：她与妈妈总争吵，认为（妈妈）对我关心不够。8年前，我们夫妻关系不好。但现在好了。

教授：什么时候好了？

父亲：今年寒假。她向母亲说：要跟父亲讲话。

教授：你是听了谁的话才开始要跟父亲讲话的？

女儿：同学劝的。

父亲：开学两周后又要离家…

母亲：开学两周后又不想回家，大家都说她…

父亲：现在分析是病了…

教授：这些过去的情况细节，现在就不用提了。让我们关心这次与发生抑郁有关的失恋的事情。（朝向病人问）你谈过两次恋爱，能说说两次恋爱的情况吗？跟男朋友是什么时候分手的？

女儿：两个月前。

教授：他提出分手，还是你提分手的？

女儿：我提过几次，他最后提分的。当时分手了，我脑子有点乱。想去找第一个男友，后来觉得不太对，就没去找。

教授：你的第一位男友，交往多久？

女儿：两三年。

教授：分手理由是什么？

女儿：性格不合适。

教授：你们做爸爸妈妈的，对女儿怎么交朋友、怎么跟人相处关心吗？

父亲：关心。

第十六章　与子女有关的家庭问题

教授：你自己从两次恋爱中得到什么经验吗？

女儿：不要只为自己，还要在乎别人的感受。

教授：你跟你的第一任男友是怎么开始认识的？

父亲：她那时半年不上学，我们提议请家教，但她不接受。后来她母亲带的一个学生，知道情况后，自告奋勇当家教。结果两个人发生感情……为了让她上学，她妈妈有一次拿着刀说你要是不去上学，我就死在你面前，结果她（女儿）拿了另一把刀，扔在妈妈面前，说想死，这把刀更快。

母亲：她不上学，让人着急；我还背着书包替她去听课，害得我心神憔悴。那个男孩主动去辅导，我特别信任他。哪知不到一个月觉得他们两个眼神不对…

父亲：你说的不对…

教授：你让她说完…

母亲：后来我心里就退了一步，觉得他们要谈恋爱就谈吧…

父亲：她听当家教的研究生的话，能坐下来学习，我爱人就欣喜若狂，甚至想把他认成干儿子，我认为不妥当。后来发现他们谈恋爱了，就反对……她后来要上补习班，又要隆鼻，与母亲发生冲突…

教授：你从小在这个家庭长大，是很关心他们（父母）的关系吗？

女儿：不好说。

教授：在你眼光里他们夫妻的关系是好的，或者不好的？

女儿：不好说…

教授：刚才他们说话样子，你看出什么？

女儿：挺正常的。

教授：在家里遇到大事，他们会一起商量吗？

女儿：没有太在意。

教授：他们有好的时候吗？

女儿：不关心，没看到。

教授：从父母关系里你学到什么相处的经验吗？

女儿：保持自己的意见，来硬的没用，要讲道理。

教授：（问母亲）你认为他们父女的关系怎样？

母亲：（没回答教授的问题）。我以前对我女儿要求过高了，我认为以她的能力考北大、清华是没问题的。我一直给她灌输这样的观念："只能第一，不能第二；第二就等于最后"，要求她专心学习。

女儿：我又不是你！

父亲：她对女儿的要求就是太过了…女儿年岁还小，上幼儿园玩投球的游戏，没投中，她（母亲）就打她一下，都把孩子打哭了。

母亲：后来她跟我说："妈妈我不是你，没有你的能力"。我就不理解，你怎么就做不到呢。

教授：你希望她像你那么成功吗？

母亲：后来我就改变了，体会要"因材施教"。我这个孩子比较特殊，现在变成这样，我有不可推卸的责任。

教授：女儿和爸爸的关系怎么样？

母亲：他爸爸要耐心一点；女儿要知道感恩。

父亲：大夫，让我说一句，我们夫妻两个闹了20多年的矛盾，我们经常意见不一致。而我爱人又是"吃硬不吃软"，要说服她，我只好抢在她前面说，大声地说。但是，我跟妻子现在感情很好，她为孩子已经心力交瘁了。

教授：你出院之后打算怎么办呢？

女儿：出院后控制情绪，冷静。

教授：现在对你爸爸和妈妈说说你希望他们做什么好吗？

女儿：正常就好，**现在就很好**。（针对父亲说）我希望在我不想说话的时候，不要强迫**我说**。我不记仇，他做得到我也做得到。

教授：没有父母记孩子的仇，孩子也不记父母的仇。你对妈妈有什么希望？

女儿：我妈一直都很好，希望不想一遇到什么事儿就不吃不喝，把身体养好。

教授：看来女儿还是很孝顺的。孩子不愿听你们谈犯病的情况。你们有没有注意到：会谈中，我打断了父亲两次，不要父亲去翻过去的事情，也不要去归罪任何人。我们要把过去的事情抛开，多考虑对将来的期待与希望。父母能否提出具体建设性意见，如交朋友？

母亲：我担心女儿单纯，她不像现在这么大的孩子，她长得可以，回去就有男孩追求，怎么处理学习和恋爱的关系？上学期的课程还要补，她选男友没有标准，志同道合，她说的问题，我不同意。

教授：（笑）你忘记了？女儿就是女儿，不是你？！

母亲：……可是她有点逆反。

教授：你可以少点批评，可多给具体性的建议……（转脸对女儿而说），你是比较单纯，情绪不稳，脑子乱，多听听爸爸妈妈的建议。也许你有强烈愿望，也希望爸爸妈妈提具体建议。男生喜欢单纯女生，你们要引导，不要指责，她也不能不交男友，整天呆在家，也麻烦，她20岁了，要是到30岁还不交朋友你们就要着急了。是不是？

女儿：嗯！

父亲：相信她（女儿）可以做到，只要正确对待、处理，不要为这个再犯病了。

教授：现在你跟妈妈和爸爸握握手好吗？

女儿：好的。

教授：好的，其实你们的关系已经有改变了。今天就谈到这里好吗？

五、病情解析

首先要考虑的是病人的祖母及曾祖母都患精神分裂病，不能排除病人有其精神病的潜在因素及其倾向；或者至少可能具有边缘人格障碍的素质。至于其父亲及母亲也有各个的心理病态情况；因此，我们可以推测病人受先天性及后天性双方影响很大；是一家三人都有心理疾病的家庭。

我们不知父亲是如何被患精神分裂病的母亲养育带大的，但确实有脾气暴躁的毛病。患者年幼时经常挨父亲打骂；初二时因不用心学习，曾被父亲用拖鞋打。结果，病人学会用暴力与威胁应对凶的父亲，称是："对攻击者的认同与模仿"（identification with the aggressor）的心理防御作用。不仅如此，其趋势扩延，高中时如有老师批评患者，患者会当面骂该老师，对权威者有反抗心理。因患者脾气不好，交了男性朋友，经常跟男友吵闹而终于分手。病人不但跟男人的交往有困难，还有奇异的想法，喜欢自己的男老师，而得不到老师的喜欢时，就扬言要绑架男老师，企图用暴力来解决爱情上的困难；充分表现跟男性接触与来往有基本上的问题。

病人的母亲虽然说来性格比较温柔，可是也有其心理上的问题，即过分对自己女儿的期待，有"望子成龙，望女成凤"的心理困难。女儿年岁还小，上幼儿园玩投球的游戏，没投中，她就打女儿。常灌输女儿"只能第一，不能第二；第二就等于最后"的观念，要求女儿专心学习。这样被母亲过分期待的女儿，结果发生反作用。女儿到了初二，开始不专心学习，结果没考上重点高中，只考上当地普通中学，严重影响信心及日后的学习，开始不想上学。可是母亲的反应是很极端的。母亲拿着刀说："你要是不去上学，我就死在你面前"，如此威胁；由于心里着急，干脆就背着书包替（女儿）去听课，害得心神憔悴。针对这样过分期待，而且跟女儿没有心理界限划分的母亲，女儿长大后，目前能应对的方式就是提醒母亲："女儿是女儿"，不是她（母亲）。

倒过来，父亲跟别人的人际关系里，也有与人界限不好的趋势，表现在谈话中喜欢打岔别人。而且跟自己的女儿也有心理界线方面的问题。女儿初一时，父亲没经女儿的同意，擅自看女儿的作文，被女儿骂，犯了隐私的侵犯。或者我们可以说，在这样对心理界线不关心的父母养育中，此女儿在心理上一直挣扎，觉得自己没有明确的自我心理界线（ego boundary）的形成，而要努力去保护。[注解：脾气暴躁，容易浮动巨变，情绪极端，行为奇异，而且没有稳定的自我心理界线，都是边缘人格障碍的特征]。

可是还有个比较深奥的问题，我们无法探测与证实的是：父亲跟女儿的关系究竟是如何，是否发生过什么不可告人的事？父亲对女儿除了常施用暴力以外，是否发生过性侵犯或暧昧的行为？因为，夫妻的感情与关系长年不好，父亲到外找女人或转而跟自己女儿要好，是偶尔可见的情形。父母双方的感情目前较好，但过去曾经出现过感情裂痕，而且不愿详述，（是否发生外遇，或者其他？）是令人寻味的事情。当病人情绪不稳定时，在家曾向母亲诉有人在触摸自己，对自己进行性骚扰，是否只是患了躯体幻觉，或者有特别的提示作用？在家庭会谈时，患者曾生气而打断父亲的话，说："我不相信你，你说什么我都不相信，没什么好谈的"，而起身离开；或者辱骂父亲："你假惺惺的，我一看见你就讨厌，你给我滚"，这些反应是否都暗示父亲曾对女儿有过不好的行为？父亲曾常打女儿，是否靠暴力来回避亲近的感情；而女儿对父亲不礼貌的冲动或不理睬，是否都是反向作用的表现？这些都是可以考虑的可能性。与这些有关而令人值得注意的是：女儿曾向母亲要求和父亲离婚（情绪严重到经常因此哭闹、摔东西）；见不得父母关系好，父母关系好时她更生气。这些是否可以说是针对问题的同一系列而另外的表现？这些问题在目前的辅导阶段及辅导的性质，不需要，也不可去探讨与追究的事情；可是，是治疗者脑子里要去思考并注意的重要疑问。

六、对会谈进行的评论

一般说来，家庭会谈有其特殊的作用与效果。即可以直接观察到家人的相互反映的情况，把握家人间的人际关系与情感，以及沟通及处理问题的模式等。经过循环性探问（circular interview）的方式，可以无意中发现在个人会谈里没有透露的宝贵资料。经过主治医师的报告，给人的印象是：母亲是温和的，父亲是粗暴的，问题最大的是父亲。可是在家庭谈话中却浮现出来另外一个很严重的问题，就是母亲是过分要求孩子的人。因此，无形中让人体会这个家庭中三个人都有各自的心理问题，而这个病人在成长中不仅父爱是缺失的，母爱也是缺乏的。这个家庭没有感受，都是理智；而且人际间的关系里，缺少自我界线的划分。由于父母长期的夫妻关系不好，女儿缺乏异性男女如何好好相处的模式可以认同与模仿，妨碍她的异性关系的发展。

另外一点，家人没谈起，但可令人发觉的是，爸爸与妈妈在同一大学工作，但爸爸在学校的地位不如妈妈（妈妈是教授，爸爸只是辅导员），爸爸是自卑的，被妻子看不起就会来硬的，即大声讲话或动武，而且喜欢插嘴，表达他的意见。除了承认自己打孩子不好以外，拼命去追究妻子的过错，而来保护自己。

还有，很明显可观察到的是，这个孩子（病人）不善于谈感受，对家里很多事都是说不知道、不好说，但其实是知道的。不会比较放心地谈自己的心思或意见，不善于口头沟通，是需要改善的课题之一。否则，将来交了男朋友，不满意时只会发脾气是不行的。

在整个会谈里，遵循家庭会谈的基本原则，而展开共同关心的话题；即不提过去的事儿，避讳反复谈过去的事情；发表意见时要把指责变成建议；也强化了"不记仇"，让父母去说女儿的优点；并鼓励女儿自己练习独立，在外发展自己的人际关系与生活。总之，鼓励孩子去交男朋友，学会交朋友，不在家和父亲及母亲继续纠缠，是辅导的目标。

在家庭会谈里，只有一段地方，事后值得让辅导者回想与推敲的是，当病人说："我（对父亲）不记仇；他做得到，我也做得到"时，除了按家庭辅导的支持性模式与辅导基本原则而马上去强化了"不记仇",改观重解似的说:"没有父母记孩子的仇,孩子也不记父母的仇"之外,是否要依分析性家庭辅导的模式而乘机去进行探讨:到底病人所指的"仇"是什么。到底病人指的是父亲常打她的仇,或者是另外(犯了乱伦)的仇,是可以去探听的技术上的问题。这可说是见仁见智的不同想法;或许留在跟病人单独会谈时,去探讨才比较合适的课题。

七、对将来辅导的建议

针对这样父亲、母亲、女儿各个家庭成员都分别有明显心理疾病的家,到底如何去进行辅导,可有临床上的不同意见。有的会认为要继续进行家庭会谈,去改善他们家庭成员间的人际关系,角色扮演,沟通的方式;特别是针对此家庭,而去调节母亲对女儿的过分期待,改善父亲与女儿的不良关系,好帮助女儿的成长。换句话说,进行治疗的总目标,是让这个病态家庭能正常运行。

可是另外一些人的想法是,病人已经是20岁的年轻成人,最好主要采取个人心理治疗,协助她的人格的成长,建立对自己人生的目标的看法,包括学习的动机与目标,并改善跟异性朋友的来往关系等,而只偶尔举行辅佐性的家庭会谈,加强父母对她的支持与辅导上的合作。

无论采用哪种方式,都要很谨慎。特别要考虑到病人可能有边缘性人格的障碍,也有精神病的潜伏性。对预后要有比较保守性的期待。病人的性格不稳定,对情感的处理极端,自我界线的不清楚,都是需要改善的种种问题。惟一可安慰的是,病人具有若干好的现象,即智慧高,而且在没有父母困扰(如在医院的环境),也没有跟异性朋友闹情感时,其心情与行为表现还可以。而且,只要有稳定的治疗者(如同当时提供家教而能稳定病人情绪与行为的研究生似的)来提供支持、诱导,比较长期性地辅导,病人有改善的希望。只是治疗者不但要能稳定,还得要很注意医患的职业性关系,不要发生转移关系上的麻烦就是。

参考文献

1. 吕秋云．从临床实例透视华人亲子关系问题．曾文星（主编）：华人的心理与治疗．北京：北京医科大学、中国协和医科大学联合出版社，1997．
2. 陈一心．儿童心理咨询与治疗．第六章：家庭治疗（102－128．北京：北京大学医学出版社．2009．
3. 曾文星．儿童的心理与辅导．北京：北京医科大学出版社，2001－a．
4. 曾文星．青少年的心理与治疗．北京：北京医科大学出版社，2001－b．
5. 曾文星．青年人的心理与治疗．北京：北京医科大学出版社，2001－c．
6. 曾文星，徐静，吕秋云．心理治疗：婚姻与辅导．北京：北京大学医学出版社，2011．

第十七章　家庭发展上所遭遇的问题

第一节　问题的分析与简例说明

我们（在第四章）已经说明过，家庭的发展，常以孩子的生育、养育、管教及分离为准绳而划分，也可能跟退休或丧偶等情况而给予区别。家庭的心理问题，有时候就与家庭的发展阶段有连带性的关系。即，在某个家庭发展阶段本来没问题，但进入另一家庭发展阶段，面对新的阶段性的课题时问题就会出现，表示与家庭的发展过程有关。这可说是阶段性的、一次性的问题；而演变发展到另一阶段，其问题就可能消失。我们可以说，家庭阶段性的问题，多半是与生育、养育及子女的成长与分离等情况有关。让我们就各个阶段可能发生的问题，分别举例子简单说明其问题的性质。

（一）**生孩子带来的困扰**　吕先生与其妻子结婚已快3年，婚姻生活还算可以，夫妻相处得还好，只遗憾一直没有孩子。因吕家三代都是独生子，一直盼望生个男孩，能传宗接代。后来妻子总算怀了孕，而且很幸运地生了个男孩子，大家都很高兴。可是没想到丈夫看到自己的妻子日夜专心专意地照顾自己的婴孩，做先生的不但没感到幸福，内心里还感到说不出的寂寞。不多久，当产后的妻子还没过满月，先生就在外面与另外一个女人混上关系。后来被妻子发觉，妻子很是生气，生气好不容易给丈夫生个男孩，结果丈夫还搞出婚外情，一直追问丈夫到底是怎么回事。而丈夫自己也不清楚，也没道理可说明。这表示此对夫妻在结婚初期还能好好相处，但到了生育子女的阶段，心里却无准备接受子女的来临，发生心理上的失衡（曾等，2011）。

（二）孩子的养育问题　吴先生跟妻子婚后5年，婚姻生活还算很幸福美满。特别是生了孩子，夫妻感情更是要好。可是不知怎的，近年来，随着孩子年岁的增长，夫妻常常闹意见吵架，影响家庭本来美满的气氛。仔细研究，夫妻近来吵闹的原因跟5岁大的男孩的养育有关。即做母亲的，认为孩子还小，仍要照顾。譬如，晚上打雷，小孩害怕，母亲就叫男孩躲在妈妈被窝一起睡。而做父亲的，则认为这样太过分娇惯（男）孩子，坚持孩子回自己卧室去睡，不要缠着父母。结果，夫妻为了孩子的事闹意见，也闹情绪。

（三）难以适应长大的子女　曹先生个性坚强，做事喜欢守规矩，刻板。在家对孩子管教也很严格，常常严厉管训。他们家里有个男孩，向来还听从父母的管教。但近年来男孩正处于青春发育期，体格比父亲还要魁梧高大，性格也逐渐变得倔强，跟父亲很相似。结果，父亲要管训这个孩子，孩子就敢顶嘴表达他年轻人的意见，甚至公然反对。看到自己的孩子这样不礼貌，不听从家长，父亲就受不了，常大声怒吼，训骂孩子。而孩子也不怕父亲，开始大声抗议，批评父亲。本来一向还好的家庭，现在常变成凶气满天的家庭，有时还差一点就父子相互动起手来，母亲从中紧张得不知如何是好，差一点就叫别人来劝架了。可以说是全家面临适应困难的阶段。等到再过了五六年，孩子们长得更大，快成人而变得更成熟时，大家又懂得彼此相处，也较能平安生活在一起，不会有火气的家庭关系了。

（四）不让孩子成长离家的问题　孙家的孩子，宗顺，已经快30岁。可是还没结婚成家，仍住在家里。宗顺学的是电气工程，大学毕业时曾获得外国大学奖学金，可以攻读硕士学位。等到一切手续办好，就将离家出国，母亲突然患了胸疼、气喘不过来的急病，赶紧住院医治，结果宗顺不敢出国，留在家里照顾母亲。几年以后，宗顺得到公司的推荐，原可以转到大都市的总公司就任较好的职位。可是,也是一切准备好,快离家到大都市去时,母亲又大病一场,经父亲的建议,取消了离家他去的念头。如此一次接一次地,母亲总发生些事情,可能是潜意识地害怕儿子离开而生病,让心地软弱的宗顺不敢离家到外面去打天下。

(五) **退休后产生的问题** 范先生与夫妻一向感情很好,养育了3个孩子,各个都长大,且各自结婚成家了。过去几十年来,范先生天天辛勤上班,早出晚归,认真工作,范太太却守在家,打扫、洗衣、买菜、烧饭,辛苦干家事,且做得有条有序,津津有味。范先生年岁已大,盼望已久的退休将来临。本来夫妻一直希望老夫老妻能双双一起享受退休后的休闲生活,哪知,退休没多久,范先生天天在家,夫妻倒常闹起口角来。原来,范先生向来辛苦勤劳,已是很习惯,退休后在家闲不住,便想帮妻子做家事,把厨房的东西东弄西搬地整理,也把家具搬移整理,害得妻子找不到这个,也翻不到那个,很不高兴。烧饭时,范先生也挤在窄小的厨房,想帮忙烧饭,结果越帮越忙,妻子受不了自己的天地被丈夫侵扰,乃大发脾气,叫先生到外面去。如此,原本该是休闲的退休后的生活,变成了紧张的夫妻生活,这种情况还得经过一阵子的适应呢。

(六) **年老后的生活问题** 孔先生一辈子过得很好,曾有过美满的婚姻及家庭生活,也生了两个女儿,各个已婚,随丈夫成家他住。孔先生向来身体很好,可是自从去年妻子去世以后身体情况逐渐欠佳。一人单独在家生活,很是没趣。孔先生素来认真工作,但少有嗜好与兴趣,也少交朋友。现在身体不好,不方便行走外出,在家只能看看报纸或看电视消遣。最糟糕的是,孔先生向来不进厨房,从来没学会如何泡茶、煮饭,根本谈不上如何自己烧菜,应付三餐饭。幸亏孝顺的女儿时时轮流回来,替他烧些菜,打扫房子,但是孔先生还是日日过得不很幸福,心里感叹早就该料到会有如此的老年生活,早做必需的适应与准备了。

总之,上面所举的家庭心理问题,常常是与其家庭的发展过程及演变阶段有关。也就是说：在前面的阶段可能没问题，但是到了目前的发展阶段，可能就遭遇困难；而进入下面的阶段，很可能随发展的过程而其问题也就消失或解决了。

第二节 辅导要领

（一）**了解问题的性质是跟家庭发展阶段有关** 这是首要的工作，要去探讨并了解家庭的发展史，看看在过去的发展阶段里是否曾遭遇过问题，是否是长期性的家庭问题；或者这次只是随家庭的发展阶段，面对了新的阶段性问题而发生了困难，而且其所遭遇的困难的确与该阶段需要应对的生活课题有关。

（二）**帮助家人了解问题是阶段性的困难** 接着就帮助家人去了解，他们所面对的问题是跟家庭发展阶段有关，通常是一次性的，到了下个阶段，就自然会消失，让他们能放心地去应对目前阶段的困难。要帮助家人去分析，为何难于处理阶段性课题，其因素何在，如何去解决。要探讨他们家里所具有的长处，如夫妻间的感情，或亲子间的良好关系，发挥其优点而去面对困难。

（三）**就问题的性质而给予适当的辅导** 虽然是属于家庭发展阶段性的问题，但随其各个发展阶段的课题而有不同的困难，而其辅导的方向与着眼点也将有所不同。假如是关于养育子女的过分负担，就想办法利用父母或亲友的协助或支持；如果是跟管教子女有关，就检讨并改善管教的方式与要领；若是跟子女长大将离家生活而面对的离巢期的问题，就要着手准备如何过夫妻的空巢期。

第三节 案例说明

我们（在第一节里）已经就家庭各个发展阶段而举出简单例子，分别说明在生育婴儿、养育孩子、管教青少年，以及孩子要离家独立的阶段里，可发生的各种家庭困难的情形。在此，我们就根据几个例子做比较详细地说明，并讨论辅导的要领与经过。

个案一　夹在父亲及与其对抗的两个大男孩间而心惊胆战的母亲

一、心惊胆战而求辅导的母亲

梁家一共4口人，除了父母之外，有两个男孩，分别是15岁及17岁。母亲最近看了报纸上的登载，说家庭有人际问题时，应接受家庭治疗，乃决定带全家人来接受辅导。母亲描述他们家里的父亲，与念高中的老大及老二常发生冲突，日日几乎会发生彼此动手的"家庭内战"，让她夹在父子之间，心惊胆战，不知如何是好，很是害怕不安。她终于宣布，假如全家人不来看家庭的心理卫生专家，接受家庭辅导，她将离家出走，不住在家里。因受到母亲这样的严重宣告，父亲跟两个孩子不得不同意，并分别向学校请假，按约来会见家庭治疗者。

母亲更进一步说明，他们梁家过去向来一直没什么问题，父亲素来很热心工作，孩子在学校成绩也很好，各个都分别进入很好的重点中学念书。只是最近几年来，两个孩子长大，变成青少年以后，常不听父亲的管教，也变得敢与父亲当面顶嘴，惹父亲生气，父亲愤怒得几乎拿起家里的木棍，要打起孩子来。结果，还是靠母亲大声尖叫，叫父亲住手，否则将叫邻居或警察来，总算把紧张暂时解除。

这家4个人走进会诊室时，给人的第一印象是每个家人都长得很大。父母亲本身都身材高大，但老大跟老二更是身体魁梧，比父亲还高，只看外形，不会相信他们是15岁和17岁的青少年。父亲坐在那里，显得不很自在。治疗者尊敬他是一家之主，请他首先开口，他却说这次是母亲的主意来看专家的，要母亲来说明。可是当母亲开口说不了几句时，父亲又嫌母亲说得婉转不干脆，乃又接抢过来，并且直截了当地说明是他自己跟孩子摩擦，常有冲突。

二、喜欢训诫的父亲

父亲说他在某学校做事，是负责管训学生的，所以很知道孩子的问题。他说，现代的年轻人都不听管教，也不尊敬年长父母，是年轻人的共同毛病，没有办法；只有严格管训，才有用。他接着说，他自己年轻时，年轻人都很守规矩，也很听老师的话，很尊敬自己的父母。他自己从小到大，从未向自己的父母反驳过一次。现在，实在看不惯很随便的青少年。并说他自己从年轻时，就养成苦干实干的精神，靠他自己用心念书、做事，大学念好之后，一直在学校教书。因工作很认真且负责，被校长欣赏，特别重用。除了教书之外，还负责管训学生，可说是模范教师。

可是父亲这几年来对自己家却很不满意。因他眼见自己两个长大的孩子，不但身材长高了，连性格也变了。自从老大及老二进入青春期以后，先后开始不整理自己的房间，衣服、书本总是丢满房间。叫他们起床以后要把棉被叠好，但总没人听。父亲看了，很不顺眼，常大声吼叫，母亲听了，就劝自己的丈夫不要生气，还赶紧去替孩子整理房间。可是父亲看了，更恼火，不是更骂孩子没出息，还靠母亲来整理自己的房间，便是转而对自己的妻子生气，气她不会督促孩子，只替孩子做事，隐瞒孩子的缺点。

这样的情形，随着两个孩子的成长，而越来越糟糕起来。从前，孩子们只不耐烦地听父亲的训诫，但这几年来，老大跟老二还敢还嘴。譬如，父亲说他们偷懒，星期日早上睡到快中午才起来，老二就回答说，并不是偷懒，是困得很；而在旁的老大就说，星期天又不用上学，那么早起来干什么？父亲看到两个大孩子联合起来造反，就更火起来，大声嚷，你们不想住在这个家，就给我滚出去！结果，老大还真的就往外面走，一天都没回来。母亲眼看自己的孩子这样离家出走，不知去到哪里，就紧张地哭泣起来。如此，一家就搞得鸡犬不宁。

三、病情的了解与治疗的策略

治疗者听到梁家的情况之后，了解此家庭发展过程中所遇到的是亲子关系冲突。根据此了解，治疗者决定治疗的策略为：协助父亲了解年轻人的心理，不把孩子向父母表示意见看成为威胁与反抗，能"改观重解"，能视为是自己孩子长大，能表达自己意见的成长现象。同时，帮助孩子了解父亲的心理，学习如何与父亲沟通，能巧妙有礼貌地表达自己的心意，而不被看成为向长辈挑战的言行。不用说，母亲是处于最微妙且困难的立场。应帮助她能周旋于父子两阵地，避免"家庭内战"的威胁。

四、鼓励孩子表达意见，却引起父亲恼羞成怒

在治疗会诊当中，两个孩子被鼓励表达他们的意见，让父亲能了解年轻人的观点。老大说，父亲仍把已长大的孩子当做是小孩子，不体会自己的孩子已是快成为大人的孩子，应容许他们独立些，自主些，尊重他们的意见；不要总是批评，说孩子不好，很让孩子感到不服气。而老二则认为父亲常习惯于过分管训，一样事情总是再三的叮咛、训告、提醒，让人家听了就够烦。老二甚至模仿父亲训斥孩子的声调，让父亲听听是如何的令人难受。结果，父亲听到两个孩子分别地攻击他，批评他，感到极不愉快，一怒之下动手拍桌子。很显然，父亲受不了老大老二的批评，转而打桌子出气。

这件意外事件发生后，父亲感到很难为情，认为自己在会诊场合被批评，导致他还当大家面动手发脾气，失去做父亲及做老师管教学生的面子，并声称再接受辅导也没用，想打退堂鼓，不再继续治疗会谈。可是还好，治疗者很机警，利用此场合发生的现象，向孩子们说明，父亲毕竟也是个人，有他自己的性格与脾气。假如不被自己的孩子尊敬，心里难受，就控制不了脾气。所以，父亲需要孩子们的"帮忙"，要学习如何以"恭敬"的方式，向父

亲表达后辈的意见。治疗者这样的"改观重解"居然还发生了作用，父亲很同意治疗者的主张，即孩子要"恭敬"长辈。

事后进行回顾与检讨，治疗者感到他在治疗会谈过程中，让两个孩子表示意见，可能太快些。可能扶助了年轻孩子的看法与立场，却激怒了父亲。此乃表示："帮了一边，却伤了另一边"的问题发生了。虽然让父亲去听取孩子们的看法本是很好的，但在孩子们还没学到如何有礼貌而适当、有技巧地向长辈表达意见之前，不宜让孩子们开门见山地，很直率且无限制地去批评自己的父亲。所谓沟通是双方的相互反应，即要有人懂得去听且接纳，也要有人懂得如何去表达。

五、帮助家人订立新规矩

为了避免在家里父子发生冲突的机会，治疗者应建议他们商讨制定一些家庭的生活规则，既符合父亲，也可适合孩子们，以免除争闹与冲突的机会。譬如，每天早晨应何时起床的事。父亲的原意是担心孩子们睡得太迟，就来不及赶上学校。结果，时间还没到，父亲就再三地去叫醒他们；而孩子们觉得时间还早就被叫醒，于是不满意，故意躲进被窝里，让父亲重复来叫。治疗者提议，是否按时起床之事，让孩子们自行负责，他们可用闹钟，也可由兄弟相互叫起，而不用自己亲自去叫醒孩子，还引来吵骂冲突。父亲只要以一家之主，要求孩子能按时上学校就可。何时起床等细节，由孩子们自己来负责。对于这样重新规定他们生活的处理方式，他们觉得可以接受，并愿意去尝试。治疗者还对父母亲说明，青春期发育中的年轻人，其睡眠周期跟大人不同，即喜欢晚睡晚起，比大人的时间要迟慢三四个小时。也就是说，脑子要到早上八九点才能逐渐醒过来，而并不是"偷懒"的现象，不用太着急。

治疗者还帮助这家人定了一些家里的日常规矩。譬如，父亲希望孩子们能每周打扫他们的卧室一次，以求干净。治疗者很赞同父亲的建议，但是提议由孩子们自行管理自己的打扫行为，顶多由母亲督促（但不可替孩子做）！假如到周末，谁还没打扫，就被取消他们最想做的娱乐活动，如不能出去看电影、打篮球等。这些规矩的目的，在于尊重父亲对家人的要求，但要让孩子们自行管理，不要父亲亲自去执行督管的工作。这样，一方面可以帮助孩子养成独立的习惯，另一方面也可以减少因父亲要督管而发生的亲子摩擦。由母亲来监管，比较中和，且有弹性，比较能让孩子们接受。

六、辅导策略的讨论

治疗者对于此个案所采取的治疗方向，根据两个理由。首先要祖护内心已不安、心里感到四面楚歌而只知拼命严格管制到底的父亲的尊严。因为，父亲内心感到两个孩子都已造反，而妻子也只帮孩子说话，心里更没信心。况且，父亲一打退堂鼓，不想来辅导，治疗工作就无法进行。第二个理由是考虑到父亲的个性。因父亲的性格已很定型，要他更改其脾气很不容易。特别他是学校里管训学生的，跟他讲理论，恐怕只会停滞于理论上的争执，对实际的效果不大。对年轻的孩子们说来，他们已被父亲训了好几年，最好不要重复同样的处理方式，应脱离理论，去讲实际的生活方式与规矩。

讲规矩，倒是很符合父亲的口味。父亲很喜欢清清楚楚的规矩，但治疗者所建议的规律，与他所喜欢的规矩有很大的不同。即定了家规，满足父亲的要求，但不由父亲来监管，转交孩子们自行、自治、自理。因为父亲一方面批评孩子们不够负责，但又拼命去管理，没让他们获得自行管理，自行负责的机会与习惯。换句话说，父亲还是把长大的孩子当做是小孩，然后又批评他们没长大。所以，这样的新规矩，可解决这些问题的本质。

不用说，实际进行治疗时，并不那么容易。梁家的治疗经过几番风波，努力了两三个月，才总算有了好转。还好，两个大孩子还算很合作,学得如何"帮忙"父亲,然后自己也学习能自理、自治。而最关键的母亲,始终能很细心地周旋于自己的丈夫与自己的儿子们之间,不偏袒,不挑逗,努力拉拢一家人。否则问题会因亲子的三角关系,而变得更复杂了。我们希望此个案能随着年轻孩子们的年龄增长,把亲子关系的风暴逐渐平静下来。(曾文星,2002)。

个案二 屡次不愿女儿、孙子离家他去而发生抑郁的母亲

一、问题发生的背景

王家夫妇只生育一个女儿,叫素真,从小很聪明,功课很好,在小学到中学常领奖,替父母争光。特别是王太太,以此为骄傲。可是等到素真高中毕业,考到某大都市的有名大学,要首次离家去念大学的时候,做母亲的,舍不得女儿离开家,情绪低落,发生忧郁的情绪。还好,经过丈夫与朋友们的帮助与安慰,其忧郁的情况也就短期消失。素真知道自己母亲想念她而发生抑郁,在大学时,就很勤快每周写封家书,给父母,让他们特别是母亲不觉得寂寞。

素真大学毕业后,被大学聘请,得到一个很好的工作,就长期住在大学所在的地方,只是每周打个电话,向父母请安,报告她的生活情况。这样,母亲还不至于感到跟自己女儿分离而住。只是心里希望自己的女儿将来结了婚,会回到家乡来,与他们父母临近而住,保持亲近的关系。

可是,不久,素真在工作中,认识了一位男同事,叫程国柱,人很好,经过恋爱两个人结婚,继续住在大学所在的地方,并没随母亲的愿望而回到家乡居住。王太太对自己女儿结婚后,并没按自己的意愿跟丈夫搬回家乡跟他们住,感到不高兴,曾跟女儿闹不欢,并就这样理由与自己丈夫闹情绪,把一家变得不太宁静。

还好,素真婚后一年,就生了个男孩子,叫国宝。王太太知道

第十七章　家庭发展上所遭遇的问题

自己的女儿生了孩子，有了孙子，心里很高兴，乘孙子满月的期间，还跑到女儿的家，去帮忙照顾婴儿国宝，很是喜欢她的孙子。可是等到孙子满月过后，王太太需要回到自己家乡时，很舍不得离开，回家乡后，又情绪低落一段时间。还好，女儿跟女婿常带孙子回来看她，她也就没有那么难过了。

两年以后，女儿突然来个消息，告诉王太太说，她的先生程国柱得到奖学金预备到国外去进修3年，而由于时间长，素真也另外申请到奖学金，可以一起出国，陪自己的先生。由于夫妻两个人都要出国进修，无法把自己幼小的孩子随身带去，就想把国宝留在国内，拜托母亲照顾。母亲听了，当然很高兴，马上答应照顾孙子。

王太太有了自己的孙子在旁，就当做是自己的心肝，很用心地照顾，而国宝也长得很好，让身在国外的女儿与女婿听了都很放心。可是，三年过后，女儿素真来信说，她的先生在国外大学表现很好，被大学聘请为助教授，也答应聘请素真当任讲师，可以一起工作。由于这是长期性的安排，素真跟她的先生就决定把他们的儿子国宝接到身边来照顾。也就是说，要把国宝带到国外去跟父母一起生活。王太太跟她的先生听到自己的女儿及女婿在国外的发展，一方面替他们很高兴，但另一方面心里想到她心爱的孙子就将被接走，就难免开始难过。

二、问题的发生

当女儿素真从国外回来，准备把儿子国宝接走时，王太太心里不高兴，跟自己女儿发脾气，骂女儿只会用她，不顾及她心里的需要。于是先生就安慰她，说女儿是很孝顺的，只是为了他们的将来，才想在国外居留，并要把儿子带走；可是王太太就是听不进去自己先生说的话，反而骂先生偏心女儿，不照顾她，也跟先生耍脾气。等到女儿跟国宝一起离开家到国外去跟她的先生会合后，王太太顿然感到家里空虚，很想念自己的孙子，心里变得很忧郁，天天向自己先生大闹小闹，说是想自杀。这时，先生觉得难应付，也就听邻居的建议，把自己的妻子带来给精神科医师诊治。

三、辅导的经过

经过医师仔细听取王太太的情况，包括她过去屡次因觉得女儿将离家他去时，就情绪不好，变得抑郁，并跟家人闹脾气的过去史，乃判断这主要是她个人的心理问题，随着家里的发展阶段，面对与家人分离情况时就会发生的一段性、适应性的情绪问题。

医师除了给王太太开点抗郁药以外，还提供心理方面的辅导。建议她的女儿利用目前通讯设备的进步，使用电脑的视频沟通，可以让王太太每周透过电脑与国外的女儿及孙子看视像谈话，好感到孙子还在身边似的。除此以外，还提议王先生要常带王太太外出，去找亲戚朋友聊天，去游乐，去看王太太喜欢的京戏等，让王太太有自己的娱乐活动，而不用全心依靠自己的女儿及孙子来填满自己的心灵。就这样帮助王太太渡过这次跟孙子分离的创伤性心理阶段。

四、个案的分析与讨论

经过会谈而得知，王太太自己小时，是被父母遗弃，被养父母收来领养的，因此，受过分离的创伤以后，对跟亲人的分离总有比较敏感与过分的反应。可是除了这些，她平时还很好，曾经能跟自己丈夫好好经营夫妻的生活、养育与管教女儿；也能好好照顾被女儿托管的孙子。只是到了要跟自己喜爱的女儿或孙子需要分离时，面对家庭发展的特别阶段，才会发生情绪的不稳定，也扰乱了自己家庭的生活。因此，辅导的重心是帮助她如何应对分离的经验，好渡过家庭的发展阶段里，必须面对的阶段性过程。

参考文献

1. 曾文星．家庭的关系与家庭治疗．第十四章：个案六：夹在父子间的冲突而心惊胆战的母亲(180-185). 北京:北京医科大学出版社,2002.
2. 曾文星、徐静、吕秋云. 心理治疗:婚姻与辅导. 第十四章 婚姻发展阶段的适应问题. 北京:北京大学医学出版社,2011.

第十八章　三代有关的家庭问题

第一节　问题的分析

根据精神分析的人格发展的学理，我们都知道一个人的心理与性格常受幼小时的环境所形成。换句话说，假如父母亲不适当地养育他们的子女，就容易养成子女们某种的心理或性格上的问题。可是再推敲下去，父母亲养育子女不适当，可能就是他们自己的心理与性格上有问题；而父母会如此，可能就是他们本身在年幼时，被他们自己的父母（即祖父母辈的）养育不适当有关。这样如此地推论，我们就了解到，一个人的心理问题可能是经历三代累积而显出来的毛病。我们俗话说："冰冻三尺，非一日之寒"，往往是从过去长久累积下来的情况。当然，有些精神疾患是与遗传有关，跟上代的父母或祖父母有关。但我们前面所谈的是经过心理的传递而遗留下来的结果。因此，家庭治疗者，也应就此，把家庭问题要追随三代去分析与了解。

我们已经（在第九章里）说明过，家庭治疗者默里·鲍恩（Murray Bowen，1960）曾提出，许多家庭里的情感问题，会一代接一代地传递影响下去，左右下一代的情感生活，称是"多世代传递程序"（multigenerational transmission process）。我们可以就自我分化（ego differentiation）的例子来做说明。譬如，某人的父母双亲对自我的分化"稍有"点问题，而影响到他们做子女的"中度"程度的自我分化问题。而经过自我分化有中等程度问题的子女所养育的孙子女，就会产生自我分化问题比较"严重"的下一代。即经过三代的传递而逐渐严重化。有时是牵涉到情结的问题，即上一代里还没解决的情结，会传递到下一代，继续影响其后代的情感生活。譬如，祖父母辈的曾受到别人家的冤枉对待，其被人冤枉的事情与怨恨的情绪会传到子女辈，甚至到孙子辈，一代接一代地一直怨恨并想报复对方。因此需要去追溯与解决。

谈到三代影响且传递心理问题时，还得考虑家庭学者杰伊·黑理（Jay Haley, 1967）所提出的病态性联盟的发生，即："跨世代结盟"（cross-generational coalitions），即包含不同世代的成员，如：父亲母亲与一个儿子，或者祖母、母亲与儿子等，忽视了家庭里应有的世代间的上下阶级关系而去形成特别（而病态）的关系。譬如，一方父母与孩子联合起来对抗父母另一方，或者，儿子被父母亲骂时，总是找祖父母保护，躲避被父母亲的管教。黑理（Haley）称这样的情况为错误性或"病态性的三角结盟"（perverse triangles）。在这样的情况里，作为祖父母的，往往忽视了父母的角色地位与职责，而跨越世代地去管孙子的行为，保护孙子，促成孙子的行为与心理问题。

在尊重长辈、重视孝道、喜欢维持大家庭形式的华人家庭里，很容易发生三代分不清楚各代的角色与职位的情况，而容易发生与三代有关的心理问题；很需要特别去注意与避免；也是家庭辅导上常要去处理的课题。

这种牵涉到三代有关的家庭问题，在某种性质说来，跟（第十四章）与父母相处有关的家庭问题很相似。因为，要处理的课题，主要是（已经结婚的）成人子女跟他们（年岁已大）的父母（或公公婆婆与岳父母）的相处问题。可是不同的是，不仅是成人子女辈跟他们父母辈的矛盾关系，还牵涉到孙子的事情，因此，被划分是三代有关的家庭问题。

第二节　辅导的要领

假如发现有这样三代有关的联盟问题，或跨代传递的心理与情结问题时，就需要把辅导的范围扩充，要把焦点放在包括三代的辅导。特别是发现有病态性的跨世代结盟时，就要想办法去取消这样病态性的结盟。具体说来，要让祖父母去扮演祖父母辈应扮演的角色与职责，辅导者只从旁（向父母辈的）提供所需的协助，而让父母辈，有他们自己的权势与能力去管教自己的子女。当然做祖父母的，可以疼自己的孙子，但要能适当，更不能忽略或妨碍父母对子女的管教，否则就是等于在制造会发生问题的孙子。

在实际上的辅导里，其工作并不简单。因为要处理祖父母与父母间的关系，同时要帮助父母改善与他们子女的关系，是双重性的工作。一般说来，会发生问题的祖父母不是性格很强，就是经济优裕或者有优厚的客观条件，让做父母的只能顺从他们（即祖父母）去干涉自己养育与管教他们自己的子女（即孙子女）的情形。在这样强势祖父母养育长大的父母，性格常是温顺，不敢表现自己的个性，顶多只会偶尔表现不满。况且，假如父母两个人彼此的婚姻关系不稳定，夫妻无法合作而共同结盟去应对他们自己的父母，就更不容易。所以，辅导的方向往往是双重的，即处理夫妻跟自己父母辈的关系，特别要建立适当的心理隔阂与界线；同时要辅导夫妻两个人间的关系，共同去应对他们的父母辈，同时能合作，以相同的步伐去管教他们的下一辈。

这种针对三代而进行的辅导，往往要跟（东方）传统性的观念与习俗有所抵触，因此，要很小心且有要领地去协助，帮助上下代建立世代间应有的适当界线与隔阂，澄清两代间彼此要扮演的角色与功能。

第三节 案例说明

个案一 威风的祖父母、阳奉阴违的父母亲、与被宠不听话的儿子

一、问题的显露

张传宗（假名）7岁，男孩，是小学一年级学生。被家人叫小宝。小宝自从进入小学以来，常欺负同学，动不动就动手打别的同学，引起老师的注意。老师注意到小宝个子不大，但很聪明，学习很快，也总是脸上笑着，讨人喜爱；可是他却有个大毛病，自我中心且自大，总要别人让他，他要看的书，不让他看，他就抢过来，别人带来的玩具不给他玩，他就用力抢过来，并且很生气地把同学的玩具破坏，说是要教训同学。为了这些行为的问题，老师早已经跟家长面谈，建议要小宝看心理辅导者，好让他改变这些行为上的问题，并且警告说，假如他的行为不纠正，学校就不让小宝来上课。

可是这次引起老师注意的，倒是另外一件事。即老师发现小宝的胳膊上有一块很大的青斑，经卫生室的老师检查，发现身体背后还有几大块发青的地方，好像是被人打的样子。经过老师询问，小宝就很干脆地说是昨天在家时被父亲打的。老师马上请父母来学校，询问这个问题。因为，根据规定，假如父母拷打子女受伤，就要受社会福利部对子女保护的机构来处理，严重时孩子会被从父母那里带走，并且虐待孩子的父母可能还要受法律的制裁。结果，父母亲都推说是小宝自己摔倒的，并不是大人打他。老师考虑到可能是小宝说了谎，也就这样没进一步追究，倒是提醒父母一定要赶快找儿童心理辅导者看。

二、家庭的详细背景

小宝的家庭是 4 口人,除了父亲与母亲以外还有个小妹,今年是 4 岁,还在上幼稚园。看来张先生夫妇这个小家庭很简单,但是实际上并不是那样。他们还有个祖父母。祖父母虽然跟他们没有住在一起,可是对他们的家庭生活却很有显著的影响。祖父是个性格很强,有主见,事业很成功而拥有财产的人。祖母是受过大学教育的,过去曾经帮助丈夫做事,但早就退休,天天待在家里。只是几乎天天打电话来跟她的儿子询问,并跟她心爱的孙子小宝谈话。

小宝的父亲张先生,是独子。从小受威严的父亲管教,所以总是害怕父亲,但也得很顺从。听说,他小的时候父亲常用体罚的方法来管教他,因此,到现在虽然已是三十几岁的大人,是两个孩子的父亲,可是一到他父亲的面前谈话,他内心里就总是提心吊胆地又害怕、又很小心,惟恐自己讲错了什么话而又被父亲拷打。张先生经营小公司,但不太顺利,有时还得靠老爹的帮忙,因此,更不得不尊敬父亲。

张先生的母亲,即小宝的祖母,从小倒是很注意张先生的抚养,细心地照顾他的生活,也常对他的一举一动很关注,总希望他长大能成材,给他们张家争光。当张先生快到婚龄时,做母亲的,就到处去物色,特别给儿子找了个很好的对象,即张太太。张太太并没有什么很高的教育水平,长得面相普通,可是倒是有个很好的心肠,而且对张先生的母亲很好,懂得尊敬。也就这样,做母亲的,就替儿子选择了结婚的对象。张先生也就顺从母亲的好意而结婚。婚后夫妇的感情与生活还算一般。可是按照父亲的意思,男人要自己创造自己的事业,张先生就自己想办法经营个小公司,总算能糊口,但有时开支不好时,就通过母亲的帮忙,从父亲那里得到一点补助。

三、核心问题的传递

当张太太头一胎生下男孩时,做父母的当然很高兴。祖父也高兴张家有了传家的男人,所以很郑重地给他起名张传宗。但是最高兴的却是祖母,她认为这是她的心肝宝贝孙子,总喊他是宝贝,因此,大家也就随着喊他是小宝。小宝从小就很聪明又可爱。只要祖母来他们的家小住一段时间,小宝就懂得如何讨奶奶的喜欢,能说这个、说那个地讨好奶奶,而奶奶也很高兴地总是抱着他,给他买许多玩具。到了晚上睡觉时,就叫小宝跟她一起睡。奶奶不仅对孙子那么好,还要管训儿子与媳妇如何对待她的心肝宝贝孙子。譬如三餐吃饭,一定要烧小宝喜欢吃的东西。买的玩具要最贵的,是小宝喜欢的就要买很多;结果小宝的房间里几乎堆满了玩具。家里的大人一定要听孙子的话,晚上孙子要看哪个电视节目,就开哪个节目,要换哪个节目,就赶快换,大人不能有意见。对做母亲的张太太说来,她是婆婆亲自挑选的媳妇,也就只好顺从。心里想,反正奶奶对孙子疼一点,也没有什么不好;何况他们的经济一直不稳定,还得时常靠公公婆婆施给恩惠与补助,也就没话说。而对做父亲的张先生说来,是自己的母亲对孙子的交代,只好顺从遵命,可是心里不是很满意。他总是想,小时母亲对他并没有那么好,难免有点嫉妒的心理。自己向自己解释,母亲年纪大了,也就变得比较心软,疼长孙子,心里满是孙子,满脑子里只有她的心肝,也没有办法;可是有时难免而想,母亲那么关心小宝,他做父亲的也就不用去管他。更糟糕的,事实上他有时心里还暗想,哪一天儿子发生了问题,做祖母的才会知道她的错。潜意识里有时还盼望自己的儿子发生问题,幸灾乐祸,好让他内心里高兴。

四、最近的导火线

最近事情发生是在数周以前,当祖母又来跟他们小住一段时间的时候。照例祖母一来，小宝又变得特别的野，有一个晚上在房子里乱跳乱叫，发脾气说小妹把他的点心吃掉了。那天张先生刚好把公司的账簿拿回家来算账，发觉这个月又要亏本而心里烦躁，就顺口骂小宝，叫他安静些，不要为了什么点心的事，就大叫特叫，并且开口威胁他，假如他不赶快安静下来，他就要动手打他。祖母一听，就马上用手指头指向张先生，开口发脾气说："你敢给我心肝碰个手指头，我就拿刀子杀了你"。张先生当时听了母亲这样的骂和威胁，也就忍下一股的气。可是等到祖母回她自己的家以后，偶然看到小宝又为了一点小事在闹脾气，他就禁不住地发火，把小宝抓来，痛打他一顿，用巴掌凶凶地刮他的脸，也打他的背后。后来还是张太太发觉，赶快阻止他，并且警告父母体罚孩子被人家知道是不得了的事。小宝听到母亲说的话，在学校被老师询问脸上青斑的时候，就赶快告诉老师，到底是怎么一回事，心里想，父亲被处罚，以后就不敢再打他了。

五、个案问题的分析

从这个个案里我们可以发觉家庭治疗者常说的话，即："家里的问题往往是经过上代流传给下一代，经过三代而终于出现的心理问题"。也就是说，问题的发生并不是偶然的，而是祖父母辈的，影响父母辈；而父母辈的影响子女辈，而发生且显现在子女的身上。是一代连一代累计而遗留下来的问题。

对张家说来，祖父的严格管训儿子，使张先生养成阳奉阴违的心理习惯，产生又怕父亲得顺从的关系；也受性格强烈的母亲的操纵，娶母亲挑选给他的妻子，让母亲随时来侵犯并干涉他的家庭生活，而毫无怨言；特别是让祖母宠爱他的儿子，好像家里只能有母亲的心肝孙子，而没有父亲的儿子似的，毫不能管教。这位变得很被动应付局势的父亲，对自己的儿子倒是产生了很矛盾又变态的心理，潜意识里希望自己的孩子迟早要发生问题，好让他心里痛快，让自己的母亲去受苦，承担过分宠爱孙子的罪过。

作为丈夫的祖父,都看不出自己的妻子过分宠张家长孙的病态行为,没有发挥丈夫的功能来加以劝导或阻挡,让自己的儿子受苦,自己的长孙发生行为的问题,无法适应学校的社会性关系。

至于由婆婆亲自挑选的媳妇,即张太太,依她被选的特点,即听话、顺从,而也就顺婆婆的期待扮演听话且顺从的媳妇与妻子,没能发挥做母亲的功能而提议如何管教她自己的儿子,只能顺婆婆的意思,维持宠爱儿子的行为。

不用说,这样从小被祖父母撑腰宠爱的小宝,不用受父母管教,目中无他人,在家里是没有问题,可以照样做"小霸王"的宝座,任意行为。可是等到要上幼稚园的阶段,离家跟外面的小孩接触时,开始可以看到他的个性及社会化的问题。可是,在幼稚园的时刻,经过祖母的特别拜托与关照,幼稚园的保姆就继续给小宝特别照顾的优待,指使别的小朋友都要让着小宝,以免发生问题。可是到了公家的小学校,问题就完全不同。小宝就遭遇被平等待遇的环境,老师不给特别的照顾,同学们也不给他享受惯了的特权,而小宝就开始使用他一贯的处理方式,靠抢、骂、打人的方式来维持他自我中心的世界。可是问题却来了,老师已经向父母警告,小宝的表现是学校不能接受的行为问题,请他更改,或者只好退校,另想办法。

六、辅导上的困难

由于这是长年累积下来的问题,是牵涉到三代的问题,是基于家庭问题而显露出来的儿童行为问题,从辅导上的角度说来,改善的希望不是很大;但只好用心尝试。换句话说,这个家庭的问题,很容易分析与了解,但是牵涉到问题的纠正,就比较困难,是要包括祖父母与父母两代的心理情结而才能更改孙子这一代的问题。

辅导上所面对的几个实际问题如下,让我们逐一分析。首先要提的是有关祖父的问题。我们早就提过,祖父是个事业很成功的人，向来办事很干脆，是个讲究实际而且有功效的事业家。可是对于家庭的琐事，特别是关于情感与心理的层次，他一向不关心，也不知如何处理。针对小宝的问题暴露了以后，虽然他很惊讶自己的长孙居然有这严重的问题，上小学没有几个月，就将被学校开除了，可是他的反应与处理方法是很干脆，即：看要多少费用，他可以出，让小宝接受最好的辅导。可是他本身对家庭的辅导毫无兴趣，更不愿意特别来跟辅导者面谈。

祖母的问题也很大。虽然在某个层次说来，我们可说所有的问题都是归根于她对孙子过分宠爱，剥夺父母管教孩子的权力，而导致孙子变成这样的地步。她倒是很愿意来跟辅导者见面，谈谈如何帮助她的心肝的事，免得小宝被学校开除。她来见辅导者时，对辅导员很客气，谈起话来也很有道理，可是她应付问题的方法自有她的一套。她采取很了解也很后悔的态度，可是一点也不实际更改。她对辅导员口口声声地说，她现在深心体会是她过去宠爱孙子，让孙子养成娇惯而又霸道的个性，她应该好好改过，不再宠小宝。可是，她的行为却是另外一回事。她回到家，照样从她自己的家继续天天打电话来给儿子，吩咐不可对小宝不好，不能太管教他，否则她就给他（张先生）好看。她利用一些理由，到外地去旅行，免得来看辅导者。可是她暗地里告诉她的儿子，假如小宝被开除，她肯出钱让小宝念私立的学校，并且亲自去拜托老师，给小宝特别的照顾。

至于张先生，小宝的父亲，是个关键的家长，是24小时实际跟小宝生活在一起，可以开始适当管教小宝的父亲。可是他却以公司忙而常常不来事先约好的会谈。并且，从几次的会谈里，让辅导者感觉到这位父亲的心里并没有很着急要他的儿子赶快好起来的样子。谈到他的儿子有问题，他有时还暗笑，好似他的内心里一直有个潜意识性的想法，让小宝继续有问题，好让他自己的父母（即小宝的祖父母）着急难过，并且感到是他们上一辈犯的错。因此，为了这样内心里的矛盾，很难通过他来改变对小宝的管教方式。事实上，他倒是继续尊奉母亲的要求，让小宝可以自我独尊往来，不加管教。后来有一次机会让他大发脾气，一时冲动，痛打了小宝，身上又留下青斑。可是这次他倒是事先警告小宝不能告诉老师是父亲打的，是不小心碰到桌子的角落而受伤的。

整体地说来，只有脾气很顺从的张太太还肯带小宝来看辅导员；并且接受辅导员的指示，如何训练小宝，让他能逐渐练习自己的行为，习惯于听别人的意见，也能考虑别人的想法。可惜，单靠母亲一人的力量不够大。小宝的行为改变不够快，学校真的要求他们离开学校。于是祖母就照原先答应她的，请他们搬家到另外一个地方，给小宝找个比较小规模的私人学校，给老师跟校长特别打招呼，请他们特别关照她的小心肝。这样，他们就结束辅导，辅导者也就失掉机会知道他们以后的情形如何。（曾/徐，2002）。

个案二　为了给孙子起名而闹风暴的家庭

一、个案介绍

崔先生与崔太太（假名）分别都是在事业上有成就的人；先生是某公司的主管，而太太是某贸易集团的总裁；在社会上有头有脸，受人尊敬。在崔太太手下工作的人很多，对她言听计从；而她对员工也很照顾，过年过节，都请所有工作人员到她家中大聚会，像个大家庭一样。

崔家夫妇只有一独子，正中（假名），人很聪明，长相也好，自小受父母宠爱，接受最好的私人学校的教育。正中小时，母亲虽忙，但还特别用心缝制合身漂亮的制服，让他看起来出人头地。正中也不负母亲从小的期望，小学、中学都成绩名列前茅，最后考入有名的医学院，离开家乡到远地去上学。父母每月有规律地给他寄钱，让他有足够的生活费，好专心读书。到了过年或假期，正中一定回来，跟父母在一起。

母亲心中计划等正中毕业后，不但可以让他担任她的贸易公司的专业医师，还可以担任公司的副总裁，好将来接她的班，升为总裁，掌管公司。母亲还细心选择了一个年轻的女子，作为她的助手，认为如果正中和这个听话的女助手结婚，这个公司就世世代代变成崔家的，而且都听从她老人家的话。

谁知，正中在上医学院期间，认识了在大学念书的女学生，名叫幸子（假名）。她的父亲是日裔的医师。正中跟幸子两个人堕入情网，准备毕业后就结婚。母亲听了并不太喜欢，心中失望，但因为对方也是有教育的家庭出生的，长得也可以，又愿意跟正中回到他的家乡居住，就忍住失望而接受了。

婚后，正中依母亲的安排，加入了当地一个医师机构集体开业，同时兼任母亲的贸易集团做医师顾问和副总裁。母亲还特意在离他们自己家不远的地方，在同一条街上，买了一个很好的房屋，给正中夫妻住，认为这样住的近，可以相互照顾。

正中的妻子幸子婚后一年，就生了个女儿。全家人包括幸子的父母，都很高兴。但家中暗藏的问题也就因增加了一个孙女而渐渐地表面化起来。

因为虽然正中与幸子都是亚洲后裔的美国年轻人，都很有教育，也有共同的兴趣，有基本的情感，可是无可否认的，正中是华裔，而幸子是日裔，有不同的民族背景与若干不同的文化上的习俗。虽然结婚后，婆婆给自己的丈夫找到工作，也替他们购买很好的房子居住，但是对幸子说来，婆婆对他们年轻夫妇的生活过分地"侵入"，无法让他们年轻夫妻有自己的世界，自个儿地去创造他们的人生，所以内心里有点不满意。她曾屡次暗地里向自己的丈夫表示，希望有自己的地位与做妻子的角色，而不只是听从婆婆的好媳妇而已。

二、问题的发生

问题发生的导火线就是关于他们刚出生的孩子的命名问题。照美国习惯，孩子用父亲的姓，然后起个英文的名字，如安娜，表示是女孩。可是做奶奶的崔太太，要求取个中文的名字，如芬芳，表示是华裔。但幸子却认为，孩子的姓既然已经用中国的（父）姓，名字该用日本的名字，如真理子，才能正确代表孩子的血统，同时也是对她自己和她的父母的民族背景表示尊敬。双方如此争执不下，连幸子的父亲和母亲也加入了战场。正中夹在父母、妻子和岳父母的压力中间，焦头烂额，一筹莫展。就在这个时期，崔太太的干女子（也就是她的助手）安排他们来接受辅导，处理他们家的矛盾。

三、辅导经过

家庭辅导者，听取了大致的情况，就凭她的职业性直觉，决定先跟崔先生夫妇来会谈，然后再请年轻夫妻，即正中与幸子来会谈；如此分别举行会谈，可以避免他们两代人当面指责、批评与起火发怒的不良场面。

当第一次跟崔先生夫妇会谈时，果然发现母亲非常气愤、情绪亢奋，言语尖锐，认定她的儿子正中是被媳妇幸子控制支配，无法反抗，而幸子是受她父亲的影响，瞧不起她（婆婆），也瞧不起中国人。她还说，自己从小时就听她自己的父母提醒，日本人欺负中国人，不是好人。她口口声声要求儿子离婚，并以收回房产和以往给儿子的教育费及将来要剥夺儿子和孙女的遗产权做威胁。在旁的崔先生，虽然不认同母亲的想法，却也不敢开口，公开表示反对自己妻子过分又偏差的想法。

辅导者首先指出他们夫妇都是关心且喜爱他们的儿子、孙女，才愿意来接受辅导，企图解决问题的。辅导者指出，如何给子女起名，各个社会与文化有不同的看法与习惯，特别是跨民族结婚时，要考虑到这种文化上的差异。辅导者指出，目前他们所面对的问题，与日本人是否瞧不起中国人毫没关系；否则幸子也不会嫁给正中，而幸子的父母当初也不会让自己的女儿嫁给华裔的正中。

接着，辅导者也说明，大家目前所处的是现代的社会，老一辈与年轻的一辈可能有若干不同的想法，需要沟通与妥协，处理可能遭遇的世代差异。目前的年轻人，很讲究自己的独立，自己的意见，不像过去只听从老人家的想法与主张；与自己父母或公婆有不同的想法或主张，并不是不听话、不孝顺，只是表现年轻人有自己的独立性格，是好的现象，是可以应对当前的现代生活的下一代。辅导者指出，他们做父母的，给儿子与媳妇购买房子，帮助他们的现实生活是很好的，但也得考虑年轻人的心理，也要了解他们的心意。日裔的媳妇，想给自己的女儿有个日本式的名字，是民族认同的心理需要，而并没表示对公婆不尊敬的意思。何况，她毫无意见要自己的女儿随丈夫姓崔，基本上就没有问题。只是我们要考虑大家彼此的想法，找个折中的办法，好让大家都满意。辅导者特别指出，现在他们有了孙女，是高兴的时候，并不是大家去争吵的时刻，最好不要想些或说些会伤害彼此的想法或意见。辅导者答应，要跟正中与幸子见面会谈，了解他们的意愿，然后，考虑大家有什么好的办法。

接着，辅导者就请正中与幸子来会谈；可是正中单身来，幸子没来，说是幸子要照顾刚出生的女儿，不愿带婴儿外出。正中说，他目前很烦恼，对母亲很无奈，对自己的父亲感到失望。他认为妻子和岳父母根本没有问题，对他很了解与支持。他说他内心里有时想要离开本地，和妻子搬到岳父母住的州去开业，但觉得这样的安排，又对不起父母，因为他是独生儿子。况且，从小他喜欢的外祖父母对他一向很疼爱，但是目前年岁很大，身体也不好，需要医师照顾。因此，不想离开他的外祖父母而他住。他说他很爱他的妻子，而幸子也对他很好，夫妻情感一直都很好。妻子想给他们自己的女儿起个日本式的名字，是可理解、也可接受的。对他来说，女儿就是他们的女儿，是华裔与日裔的混血儿，将来还希望他们的子女除了英文以外，也学会中文与日文，养成多言语的后代。

他认为他直接跟母亲谈时，母亲总是情绪很激动，声势凶，无法应付。就是他与父亲两个男人联合起来，相比之下都较为软弱，无法应对母亲，只好请辅导者帮忙，说服母亲。

辅导者考虑到如果父母跟正中及幸子一家四人在一个房间里做家庭会谈，只会一面倒，变成是母亲指责媳妇、批评岳父、要求儿子离婚；而儿子为妻子及岳父袒护，结果不是吵翻了天，就是儿子气怒不成语，跟媳妇一怒而去。因此，辅导者就决定以双轨式做家庭治疗，即分别与父母谈，另外与正中及幸子会谈。正中同意这样的方式，觉得这样他才能表达他的意见和感觉。不过他说，幸子产后情绪一直不太好，恐怕不好勉强她来。他很了解妻子的想法与意愿，可以代表他们夫妻的意见而说话。

就这样，经过一段时间的来来往往地沟通、谈判和劝导，崔家夫妇与正中夫妻都相互让步，终于采取辅导者的建议而采用折中的方法命名。即：姓当然是随父亲的中国姓，而姓崔；名字却模仿美国人与当地夏威夷人的习惯而有三个。头一个是中国名，由祖父命名，叫芬芳；第二个是日本名字，由岳父命名，叫真理子（发音为 mariko）；第三个是英文名字，由正中及幸子以父母的资格而命名，叫安娜（Anna）。这样，孙女在户口上登记的"正式"名字叫：芬芳・真理子・安娜・崔（Fengfang・Mariko・Anna・Cui）。虽然这样名字长了一些，但是总算大家都能接受。他们决定在学校里，或者在家讲英文的日常生活里，就叫安娜。但是，假如祖父母想用中文跟孙女交谈，教孙女学习中文时，就可以用中文叫芬芳；岳父及幸子想跟孙女用日语交谈时，就叫真理子。这样，从小就让孙女有机会学习三种言语，对她的将来会有帮助。

也就这样，经过屡次的会谈与妥协，总算把孙女起名的事情解决了。可是，辅导者还是建议，正中跟幸子日后最好还是一起来接受辅导一小段时间，讨论如何应对性格强的母亲与婆婆，而如何保持并建立他们年轻夫妻自己的新家。

四、总结分析与讨论

(一) 懦弱的父亲、强权的母亲,与顺从的儿子　这是常见的家庭成员的配合,而形成家庭心理问题的病态情况。从婚姻的角度说来,很有个性的女人有时喜欢嫁给性格比较温顺的男人,而比较没有性格且感情平淡的男人喜欢有意见且感情丰富的女人;这样,经过相配的原则就组合成为一对夫妻。崔先生与崔太太就是这样的情况。可是在这样的情况里,婚后对自己当初喜欢的配偶有时就逐渐感到失望。生育了儿子的妻子,无形中就把自己的情感迁移到儿子身上,儿子好似是丈夫的代替人物,是投注情感的对象。有时是母亲的潜意识情结上的问题,即自己对自己女性的性别不满意(想做男人),而经过自己的儿子的人生来满足自己潜意识做男人的欲望(包括如何学习、工作、求成就,甚至如何娶配偶等)。在表面上看来,是很疼爱儿子,关心儿子,为儿子很献身的母亲;而从另外角度说来,可以说是侵入儿子生活与人生的母亲。这样的心理无形中就埋伏在儿子的心理发展与人生的过程。为了脱离这样的症结,作为儿子,有几种应对的方法,一种是变成很孝顺而听话的儿子,任母亲摆布;另外一种就想反抗,想脱离。

(二) 外婚的心理作用　所谓"外婚制度"(exogamy)是跟"内婚制度"(endogamy)相对而称呼的,是找怎样的配偶对象而结婚的事情。所谓内婚,指的是跟自己社会背景相似或经济条件类似的对象结婚;跟自己村里的邻居或同乡结婚;广泛一点说,是跟自己的民族或国人结婚。与此相对,外婚指的是选择婚姻对象时,跟使用不同言语、信不同宗教、属于不同民族或国籍的对象结婚(曾等,2011)。根据心理学家的推测,外婚的心理很多,除了因与对象有机会相处而喜欢的情况以外,也有潜在的心理作用。其中的一个心理因素就是跟自己母亲的关系过分亲近,受影响过多,反作用地想找个跟母亲不相同的女性结婚。从精神分析的立场说来，也是逃避或处理亲子三角情结的一种办法之一。

正中找了日裔的幸子而结婚，除了是两个人相碰与相处的机会，个人性格的相似与喜爱等通常因素以外，是否有另外的潜在因素，就不得而知。是否想脱离过分侵入与接近的母亲而找个跟母亲不相同的女性的结果也说不定。但是，我们却可以推测到、也可以肯定的是，正中的母亲跟正中的密切关系，必然会引起儿子婚后与媳妇的关系会发生矛盾。换句话说，并不是给孙女如何起名的事情，其背后的关键是婆婆与媳妇间比权势的问题，是由谁来起名的争斗。在两个女性争执不让的局势中，正中只学会跟自己的父亲一样，保持被动，不知所措，无法处理两个女性间的矛盾。

（三）辅导的层次与顺序　虽然我们从深浅不同的层次来了解此个案的问题真相，但是，从辅导的立场，在策略上还得另外考虑，要从哪个问题去着手，如何先后处理各种问题，而哪些问题根本不要、也不可以去碰的策略上考虑。

针对此个案说来，首先要处理的事情当然就是要平息崔太太的激动情况。说明上下代的各个成员的心意都是好的，建议经过妥协而找出折中的办法，解除大家相互对立与矛盾的局势。

至于日后，假如有可能的话，就要把焦点放在如何帮助崔太太日后少干涉儿子与媳妇的事情，保持两代间适当的界限与隔阂，让年轻人能经营他们夫妻自己的生活及新家庭。至于正中（幸子也好），要学习如何一方面表现孝顺，另一方面又能有技巧且适当地去应对自己的母亲（或婆婆）。

至于崔太太本身的个人心理与性格问题，包括她与自己丈夫的夫妇关系的不平等问题等，最好不用去碰，不要尝试辅导，免得陷入不好处理的难题与局势；是要避免的课题。

（四）心理压力（应激）的反应与妥协的功用　当一个人面对心理上的挫折、压力或应激时，其心理反应有各个不同的性质，包括理智或非理智的反应；认知性的或情感性的反应，意识性的或潜意识性层次的反应等。当崔太太发觉并感到自己的儿子将变成是受妻子影响的男人,不再是属于她自己而听话的孝顺儿子时,情绪就变得不好,脑子里就出现许多不合理的念头,如幸子是受她父亲的影响,瞧不起她(婆婆),也瞧不起中国人;并提出不太理智的要求,如要求儿子离婚,并以收回房产和以往给儿子的教育费及将来要剥夺儿子和孙女的遗产权做威胁。

同样,正中无法抵御自己强势的母亲而心乱时,就说他内心里想要离开本地,和妻子搬到岳父母住的州去开业等这些不太现实的念头。在家庭会谈里,辅导者主要是帮助他们平息情绪,收回这些比较原本性而不太理性的思考与意念,减少伤害家人的情况。

当一个人面对重大的挫折或压力,往往其思考与意念就呆板化、狭窄化,无法变应性地去寻找各种应对的可能性,无法以比较广泛的眼光去寻找可能解决的策略。在崔家夫妇的观念里,起名字只有一种(传统性的)办法,即一个姓跟一个名字,没有别的可能性,是文化上的规约。因此,就吵着并坚持要中文的名字。同样的,幸子跟岳父恐怕也是陷入于同样的情况。因此,也就发生中文或日文名字的争执,无法收拾。从文化的角度说来,可以说都是陷入于"文化刻板"或者"文化盲点"的局势,无法脱离。在这样的情况里,辅导者要帮助他们从呆板与盲目的局势里脱离,能以比较开通的想法,去考虑可折中的办法。其结果很简单,根据美国文化的习俗,可以有几个名字,按序排列。这样的方式,可以满足大家,是可解决争论的办法;是辅导者发挥其功能而帮助他们能脱离文化上陷阱的时候。

参考文献

1. 曾文星.家庭的关系与家庭治疗.第十五章:个案八:祖父母、父母亲与儿子(徐静)(192-198).北京:北京医科大学出版社,2002.
2. 曾文星,徐静,吕秋云.心理治疗:婚姻与辅导.第一章:婚姻的基本性质与功能. 北京：北京大学医学出版社，2011.
3. Bowen, M. A family concept of schizophrenia. In: D. Jackson (Ed.). *Etiology of Schizophrenia*. New York: Basic Books. 1960.
4. Haley J. Towards a theory of pathological system. In: G. Zuk & I. Boszormeny-Nagy (Eds.) *Family Therapy and Disturbed Families*. New York: Science and Behavior Books, 1967.

第十九章　再婚而重组家庭有关的问题

第一节　问题的分析与把握

当一对夫妻离婚后，跟别的异性对象再结婚而重新组织新的家庭，需要各方面的适应，也可能面对各种与婚姻有关的问题。如怎样去处理跟前夫或前妻所遗留下的情感及关系；如何与再婚配偶的新适应问题（曾等，2011）。假如再婚的夫妻在前婚里有过孩子，那要包括如何跟子女去一起适应重组家庭的事情。换句话说，假如牵涉到子女的关系，就需要从婚姻的层次提高到家庭的角度来探讨（曾文星，2008）。

因为如果过去早期的婚姻曾有孩子的话，如何让前婚子女来适应再婚后的家庭关系，是很微妙而容易发生问题的一件事，需小心去应付与处理。假如再婚后的新配偶也曾是离过婚，也有他们的孩子，那更会使再婚后的家庭亲子关系复杂，也容易发生许多意想不到的矛盾。因为他们并不是按通常结婚的情况，即一对男女结婚后，生下"自己"的孩子，建立他们的新家庭；而是结婚后，早就有"你的"孩子，"我的"孩子，而日后将有"我们（两）的"新孩子的情况，是重建家庭（re-constructed family）需要去面对的事实与情况。

有了孩子而离婚，然后再婚而重建家庭时，最容易犯的错误是，按东方的观念与习惯而对孩子要求把继父或继母当做是"父亲"或"母亲"去称呼与对待（包括孝顺与被管训），而忽略了对孩子说来，继父或继母是完全生疏的"外人"，根本谈不上是自己家人，更不是能马上代替他们原先父母的。对孩子说来，在他们的心里及记忆里,已经有他们自己原来的亲生父母;因此,按东方的习惯或想法,要求他们喊继父或继母为"爸爸"或"妈妈"是心理上的错误,会招来孩子们的阻抗与不合作,增加新家庭的麻烦。在欧美西方的习惯里,对外说是继父母,但是在家里,有时就直接称呼继父母的名字,因此较少有这样称呼上的问题。不管如何称呼,最好顺其自然,让孩子与继父或继母有机会逐步建立新的家人关系,树立彼此的感情为宜。总之,再婚的家庭,要从头一步一步来,急着要建立新的家庭,会产生欲速不达的结果,反而引来许多困难。

我们还得注意,子女的年龄不同时,对父母的离婚会有不同的反应;而对所得的"新的(继)父母"的看法与态度也会随他们的心理发展的阶段而有所不同。通常说来,孩子年幼时,只要被关怀与善意地对待,还比较可以接受与应付;可是孩子年龄大些,其认知能力增加以后,对父母离婚的事情会有意见,而对所得的继父母也会有不同的看法,有他们自己的想法与反应,不能过分勉强要求。如何接受新的父母,包括如何称呼的问题、如何被新的父母管教的问题,都是一连串的家庭问题,是需去特别注意与处理的家庭心理课题。

不仅是子女的年龄,再加上其性别上的因素,更会是复杂化。特别是孩子已经到了青春期,对男女性别的差异比较敏感的阶段,更是要慎重考虑这一点。

譬如,对于已经长到十几岁左右,处于青春期的女孩来说,若是母亲再嫁,家里有了继父,就好比是家里忽然来了个新的成人男性。在这样的情形里,不能要求女孩跟这样将住在一起的继父过于亲近;否则,有时会发生无法收拾的结果。若是父亲再婚,而接近青春期前后的女孩所面对的是(同样性别的)继母时,那就得面对女人与女人间的关系,可好可坏。好时,可建立好的母女似的关系;坏时,可能发生女性间的相互嫉妒、对抗或矛盾的情况,给整个家里带来麻烦。

反过来说，就十几岁左右的男孩而讲，若是父亲再娶，有了继母，而对快进入青春期的男孩说来，面对新来的（异性的）继母，也是同样的道理，要保持适当的距离，不能让彼此过分地接近，否则男孩会不知如何面对与处理在家一起住的异性的女性（即继母）的。若是母亲再嫁，家里忽然来了个（同性的）继父，男孩跟这样的生疏男人会如何相处，也是无法预料，可好可坏。严重时，可能变成是敌对相抗的关系。

这些情况都是孩子跟自己的亲生父母从小住在一起的情形有所不同的情况，也是容易遭遇的困难与麻烦。在自己父母的家庭里，总会经过其自然的过程而去面对与经历亲子三角关系情结上的问题。可是在再婚的家庭里，就有所不同，是跟生疏的异性或同性成人忽然接近，生活在一起，很容易刺激与性有关的男女三角关系上的情况，或者同性相对抗的局势，是要很慎重地去处理的情况，否则会直接地影响重建家庭的心理问题。

第二节 辅导焦点与要领

对于再婚而重建的家庭，需要辅导的课题很多。就夫妻本身的婚姻层次说来，他们要适当终止跟前夫或前妻所遗留下的关系，并且专心与再婚配偶如何适应的问题，必要时要提供婚姻辅导，以避免重复过去婚姻上的错误。

假如前婚里已经有了孩子，再婚后要跟这些子女住在一起，重建他们的新家庭，而遭遇各种情况与困难时，其辅导上最需要考虑的原则是：不但要考虑再婚的夫妻彼此的心理需要是什么，还得慎重考虑子女们的想法与立场如何，要协助在不同年龄与发展阶段的子女慢慢地去适应重建家庭的情况。这包括要考虑子女的年龄与性别，而且所面对是继父或继母的不同情况。

一般说来，最要紧的是不能操之过急，要子女们顺其自然的过程而慢慢地去适应新的继父母。不要勉强他们去喊继父母为父亲或母亲,妨碍他们的心理。假如要管教,最好暂时由自己的生父母来执行管教的职务,而继父母扮演只是协助性、辅助性的角色,好避免子女不服或反抗的不好结果。等到日后,关系建立好,有稳定的亲子关系后,再慢慢加入并执行管教的角色。

假如子女跟新的继父母有性别上的差异,即继女与继父、继子与继母,就要帮助他们如何能保持适当的人际关系上的距离,不过于接近,避免发生与性有关的麻烦。如果是同性时,就注意如何能让继子女跟同性的继父母接近,促成认同,而回避发生竞争与对抗的不良结果。总之,要考虑子女的年龄、性别,以及是继父或继母的各种不同相配的情况而作适当地调节。

第三节 案例说明

个案一 为"你不是我的妈妈,她不是我的姐姐"而闹着的再婚家庭

一、原来的家庭

萧先生(假名)是刚再婚的丈夫。他本来有个很幸福的小家庭,包括他喜爱的妻子及 13 岁刚开始青春发育的小女儿,明月。可是人生里常有预料不到的事情。前年,他的爱妻得了恶性的癌症,发觉太迟,无法治疗,不到几个月就去世了。太太临死前,向她的挚友特别交代,希望能物色合适的对象,给萧先生做续弦,好让家里有女人照顾萧先生,而且使她心爱的女儿明月也有个继母可以帮助她长大。

萧太太的朋友就遵照她的遗愿,开始认真地为萧先生寻找适当的对象,而终于找到一位程太太(假名)。程太太的先生曾遭遇车祸而去世,已经守寡数年。程太太也有个女儿,15 岁,叫秋风;而程太太本身很有学问,性格也很好,被考虑是合适的对象。

起初，萧先生不是那么很想考虑再婚的事情。他觉得自己心爱的配偶刚刚去世还不到一年，就谈娶续弦的事，心里觉得有点对不起去世没多久的妻子。可是后来听到这是妻子去世前，向她的挚友亲身交代的愿望，也就改变了他的态度，而且答应找机会跟程太太见个面。他跟程太太见面以后，觉得对方很文雅，性格也很温顺，而且发现也有许多共同的喜好，也就更认真地考虑这个婚事。他跟自己的女儿谈了这个事情，女儿也觉得只要父亲喜欢，她也就赞成。反正家里现在都由她来准备三餐饭，有了继母，她就可以轻松些，多点自己的时间，可以跟自己的朋友来往。她对将来的继母有个比她大几岁的女儿，也觉得很好奇，认为或许有个"姐姐"也蛮不错的，也就鼓励父亲进行这个可能性。

为了这样的情况，萧先生特别安排他和明月与程太太及她的女儿秋风一起见面的机会。他在一家豪华的餐厅里订了席位，在一个晚上四人一起晚餐。萧先生还特别费心给程太太送一把玫瑰花，也给秋风带个小礼物；而程太太也给明月送一盒很精巧的礼物，做见面礼。由于这样开头很顺利，萧先生跟程太太就讨论他们的婚事，并且选择个好日子，请双方的亲戚朋友来参加他们的结婚晚宴，一切从简但办得很合意。

二、再婚后马上发生的不愉快

可是结婚后没多久，当程太太跟秋风搬进来与萧先生及明月住在一起的时候，从头一天就出现了意想不到的小摩擦。首先是，如何安排明月跟秋风住的房间问题。明月坚持住她原来住的卧室，而要叫秋风住个比较小的房间。秋风当面不敢太说话，可是私自跟母亲诉苦，说要她住的房间那么小，还不到她在原来家住的一半，都摆不进去她的东西。开始几天，他们从外面买来一些菜就吃了。可是萧太太头一次（从前的程太太）要下厨房烧菜时，明月却不肯帮忙。她故意不告诉酱油摆在哪里，油摆在哪里，使继母不方便烧饭。再加上萧太太以前就不是很会烧菜，再经过明月这样的暗地里不给帮忙，没有成功地烧成一顿好的晚饭，害得萧先生心里不太高兴，觉得这个新的太太跟从前的太太比较起来，实在不敢恭维。

他们的新家庭就如开始，问题一天比一天严重起来。为了一点小事情，明月就故意在继母面前说她的母亲多好，没人可比得上；而秋风也故意地回一招，说她去世的父亲如何如何地好，会体贴家人，言外的意思是现在的继父比较差些。为此，萧先生新夫妇心里有说不出的难过与苦处，只好忍气吞声。可是最后事情发生到极点，就是明月死也不肯喊继母为"妈妈"；而秋风也不肯叫继父为"爸爸"，使新的一对父母不知怎么办。终于有一个晚上，萧先生当着大家在一起，开口要求女儿喊继母为"妈妈"，喊秋风为"姐姐"，可是明月却大发脾气，朝着继母及秋风嚷着说"你不是我的妈妈，她不是我的姐姐，她们没有资格做我的母亲跟大姐"，并且跑进她的房间，把门锁起来，不让人进去，而且大声地哭泣。至于萧太太也向新的丈夫表示，这个新家跟她所想象的完全不一样，心里很伤心，假如问题不改善，她就想带她的女儿回她本来的家。对于这样的事情发生，萧先生只好赶快找心理辅导员，看看如何处理他这个闹翻而有困难的再婚家庭。

三、问题的分析与了解

这是家庭发展过程中发生的曲折变化，是因再婚重组新家庭而发生的家庭问题，可以说是常见的问题。其发生的理由，客观上说来有几个。最主要的是，为了弥补丧妻或丧夫而不完整的家庭，赶紧再婚、重组新家庭而带来这些心情上的课题与困难。假如他们能慢慢地交往，相互适应，也让双方的女儿逐渐相处，并且能很好地思考与预料再婚以后可能面对的情况而做准备，或许困难不会那么严重。特别是刚好处于青春期发育的女孩，对父母再婚的事情比较敏感。虽然脑子里赞成，到时候心里的反应又可能是另外一回事。母亲去世后，一时已经习惯扮演代替"母亲"的女儿,叫她已经建立的角色转继母,潜意识地难免不甘心,有意或无意的,就会跟继母敌对作乱。这是可以理解的心理动态。一定要经过一段时间,跟继母的关系逐渐转好,把她看成是她"母亲"的补代人物,否则,继母与女儿的关系上的矛盾是不容易一时改善的。

为了处理这个难局,萧先生所采取的方法是用硬性的办法,要自己的女儿去叫继母为"母亲",想靠这样的称呼而改变她们彼此的关系,而没想到称呼是后来的产物,情感的发生是必需的先前条件。特别是做父母的,按社会与文化的观念与习惯,认为只要再婚,行个婚礼,就成为"夫妇"一样,继父或继母就自然地成为他们的父亲或母亲,而缺少从心理的角度去看待,也没有站在子女的立场来想他们的心境与感觉如何。

这个新的家庭人员所犯的心理疾病也是再婚的家庭一般常犯的弊病。即无法尽早地摆脱对丧失者的记忆与感情,而拼命与现在的代替人物去做比较。父亲比较现在的续弦妻子不如原来妻子会烧饭;母亲比较现在新的丈夫比过去的先生不够体贴;女儿也比较现在的继母或继父比不上他们原来的生父母。这样内心里去做比较,是难免的,表示对丧失的亲人还没有完全渡过哀悼的心理阶段,还继续地怀念着。这本是没什么可非议的。可是问题就在他们忘掉了一个很重要的事实,就是新家庭的重新组合,并不是在"弥补"所缺,而是要重新开始"建立"新的关系。彼此要接受对方的各个长处与可能有的短处,练习如何相处,如何树立新的关系与感情。假如公开说出来,批评现在的比不上过去的,结果只会让对方感到伤心而对情感的建立丝毫没有帮助。

四、辅导的要领与方向

辅导者与每个家庭人员分别会谈,个别了解他们各人的想法,也给予他们所需的建议与劝告。所以采取个人辅导的方式来进行家庭辅导的理由是:这个家庭还没建立起家庭的群体关系,假如

第十九章　再婚而重组家庭有关的问题

在群体面前讨论他们的问题，说不定会预料不到地暴露出来更多的问题，而不知这个家庭能忍受到何种程度的刺激与挫折，也不太明了他们有何力量可以去面对与处理。经过单独各个会谈的方式比较妥当与安全。接着与这对新婚的夫妇做夫妻的会谈，跟他们讨论如何做再婚后的适应，也探讨如何分别地去进行处理他们自己的女儿，由亲生的父亲或母亲来帮助与解决他们女儿所遭遇的困难。等到时机成熟后，必要时，再举行四人在一起的全家的会谈，澄清彼此要了解与同意的家规与处理问题的方式。

具体的方面，对这对新结合的夫妇，辅导者指出，比如必要时，让继母跟女儿偶尔回到他们原来的家，短时间过一段，未尝不是个办法。因为至少可以缓冲目前的紧张程度，也可以提供他们重头地慢慢重组新家庭的机会。他们夫妇提起想购买新的房子，有比较宽敞的空间，又有比较大的房间，可供两个女儿分别去住，免得她们为此不高兴。对他们的经济能力说来，这是可以容易应付的事情，辅导者也赞成他们往这个方向去考虑。事实上，这应该是结婚前就准备好，然后再结婚的比较好的措施，对大家说来，都是住到他们"新"的家，是需要各个都要同时去适应的新家。

针对目前的情况，辅导者提议，可以考虑让明月也有时下厨房烧饭，让她有机会表现她过去的角色，也让她不会很快地感到因继母的来临而被驱除掉她一年来所扮演的角色；同时也可以让继母逐渐知道她的新丈夫跟明月到底是喜欢哪种的饭菜，对她将来有所帮助。

至于如何称呼继母或继父的事情，辅导者建议让她们年轻女孩子自行决定，不要强迫。反正在社交场合，对外还是称是明月的继母，或秋风的继父，对别人有所交代与说明就可以。在家里看她们喜欢叫什么，姨妈也好，叔叔也好，叫名字也好，称呼不是很重要；只要能建立感情才重要。还好，萧先生跟他的再婚妻子对这一点都可以理解，并且决定就这样去办。最后辅导者提醒他们，这样重新组成的家庭，通常要经历数年以后，才能逐渐地建立个像样子的"家",请他们能有所觉悟,慢慢地朝他们期待的目标去努力(曾文星,2002)。

个案二 继父难于应对成人的继子

一、开头的说明

这是在美国夏威夷所辅导过的欧裔(即白人)病人及其家属。在第十五章里,曾就与成人同胞有关的家庭问题而讨论其辅导经过。患者本身是内科医师,年龄将近60岁,我们曾叫他达伟(假名)。牵涉到的家人是他的妻子(爱莉)、母亲(海伦)和他的弟弟(彼得)(皆假名);问题的焦点包括兄弟间的偏心、照顾年老母亲的麻烦以及婆媳间的不和等。

虽然经过辅导,这些基本的问题有所改善,特别是如何对待哥哥及照顾年老母亲的问题,可是随着时间的推移,对达伟夫妻需要辅导的是新的问题,是跟已经成人的继子如何相处的问题,将在本章里讨论。

二、事情的来龙去脉

让我们从头再说。达伟此白人医师,跟原妻离婚后,与现在的太太(爱莉)结婚;爱莉曾生一男一女,跟达伟结婚时,随身带来这两个年幼的孩子;儿子叫立伦,女儿叫玛丽。达伟因自己跟原妻没有孩子,他对待这两个继子如同亲生子女;但立伦跟玛丽他们只随母亲的叫法而叫他们继父的名字,即达伟,而没称呼他是父亲;但达伟并不在乎。婚后,太太(爱莉)曾要求达伟在户口上认此两继子为自己的孩子,将来可以继承他的财产(也可能继承达伟富有的母亲的部分财产)。当时,曾为了此事,得到达伟母亲(海伦)的不悦与批评,说她自己的财产连一分都不给这些野仔子,所以婆婆与媳妇间闹得很不愉快。[请参阅第十五章,个案一:气母亲偏心弟弟、也气领导偏心年轻同事的医师]

时间过了十年多的光景，继子（立伦）长大成人后，有了良好的工作，也结了婚，但没有孩子。婚后妻子（南茜）经常抱怨丈夫立伦的各种缺点，而立伦也曾向父母抱怨妻子（南茜）又懒又贪玩，不做事。不但经济上要靠立伦，在家事上、生活上样样都要立伦照顾，所以想和妻子离婚。继父（达伟）及生母（爱莉）听了后，就支持立伦想跟南茜离婚的意愿与计划。离婚时，南茜通过律师，要求得到丈夫立伦的一半资产，也为了金钱而闹了一段时间好不容易才妥协。离婚后，立伦变得伤心，情绪抑郁，继父及生母每天都得打电话去安慰他，或请他来家里吃饭，陪他渡过了将近半年的愁苦日子，直到离婚手续办完，原妻（南茜）另有男友，并且再婚，不用立伦继续提供她抚养费，才放了心，而感情上也总算死了心。

三、问题的真相

等立伦心情较好时，他开始社交活动。父母听了，一方面高兴，但另一方面又为他担心，怕他重复旧错，仍找到一个像原来妻子那样不负责、太依赖他的女友。他们父母苦口婆心地叮咛，而立伦也骄傲地宣称，他已经接受教训，绝不会犯同样的过错。

谁知，到了次年的母亲节，按过去的习惯，立伦请继父、生母、妹妹（玛丽）一起到他的家，全家人团聚为母亲庆祝母亲节。哪知，父母一起到了立伦的家，却发现立伦同时还请了一位女朋友妮可尔，还有妮可尔的两岁小女孩。立伦对自己的母亲、继父及妹妹解释说，他跟妮可尔相识不到两个月。妮可尔离婚没有多久，自己没有固定职业，靠离婚抚养金维持生活，抚养自己的小女孩。继父及生母赶紧询问到底他跟妮可尔的关系是如何，立伦说明因觉得妮可尔是可怜的单亲，也就请他来过母亲节。达伟原想告诫立伦，即按美国的习惯，感恩节可以请无家的朋友一起吃感恩节的饭，但母亲节毕竟是母亲节，是专门为母亲而过节的，不该请家人以外的"外人"来；可是想到自己是继父，不该多说话，也就把话吞了，没说出来。倒是立伦向自己生母保证，他不会让妮可尔为了他的钱财，而跟他要好的。

谁知，日后不久，他们父母有一天带些食物去立伦的家，惊讶地发现，原来妮可尔跟她的小女孩已经搬进来与立伦同居了。经过这件事情的发生，立伦就很少跟父母来往，而且，经过妹妹（玛丽）传话告知，他们不欢迎他们父母不请自到他的家，打扰他的私人生活。作为父母的听了，虽然要忍耐受伤的感觉，但看到立伦跟妮可尔既然已经同居了，也就勉强接受他们要好的事实。

就这样几个月后，立伦休假，计划带妮可尔及她小女儿到美国大陆去旅行几个星期，讲好了，要父母照顾他的家和到机场接送他们。起程前一天，立伦来父母家，看来心情烦恼且急躁，抱怨自己要做的事情很多，还得帮助妮可尔照顾她的小女孩……让父亲觉得很担心。

起程当天，父亲提早到立伦家，发现他们还没准备好，妮可尔还没打扮，父亲耐心坐在客厅等待，还帮忙把他们的行李提出来，放到车子的行李箱里去。在等他们的时候，父亲写了个小条子，到了机场时，偷偷地找机会塞在立伦的手中，条子上写着："如果你觉得要离开的话，我们会支持你的"。父亲心中是怕立伦像过去一样，想跟原妻分手而无法实行，把不好的关系曾拖了七八年，想让立伦知道，假如这次想跟妮可尔分手的话，父母还会是站在他一边的。

结果，立伦在休假中一直也没打电话跟父母联络与问好，等到应该回来的那天，父亲准时到机场去接他们，只见妮可尔先出来，见到了他，招呼也没打，丢下行李转身又去机场了。过了一阵子，立伦才出现，跟父亲说，妹妹会来接他们，不麻烦他了。这时父亲已经将行李装在车上，并说，他会帮他们把行李送回家，可是立伦未置可否，让父亲感到很尴尬。

从此，几个月里，立伦就一直没跟父母来往，还向妹妹告状，说是父亲存心破坏他和妮可尔的关系。他说他给妮可尔看了父亲给他的字条,结果妮可尔在度假头一天就不开心。一回到机场,妮可尔看到父亲就伤心地哭起来,还要立伦去劝慰一段时间。妮可尔还告状说,父亲把她的行李"抢"去,搬到父亲车上,不等妹妹来接他们。立伦再度要求父母不要"不请自来",因为妮可尔觉得父亲是借故来监视她。如此,立伦不跟父母来往,母亲觉得不太对,就打电话,请立伦跟父母一起来看他们的辅导者,接受家庭辅导,解决他们亲子间的矛盾。立伦本来不愿意,可是看在亲生母亲的面子,终于答应参加家庭会谈,主动打电话给父母长年来接受辅导的家庭辅导者,说是"跟父母有麻烦了",并约好时间来一起会谈。

四、家庭会谈

到了约定的时间,父母先到,立伦晚些才到。进来会诊室,立伦看到父母并没跟他们打招呼。他一坐下,就从口袋掏出一张小纸条,说是父亲在送他到机场时塞给他的。接着,就理直气壮地陈诉父亲的"四大罪状",并且说继父是继父,没有权管他。在旁的父亲听了,越来越气,几乎要气得爆炸;而母亲也很生气,沉默不语。辅导者看了情形,请母亲对此情况说说她的感觉。母亲还没开口,就控制不住自己的情感,泪如泉涌。她首先说立伦不该说继父没有权管他,并提醒他继父十几年来如何疼立伦与玛丽他们两兄妹,比亲生子女还要好。接着,她说:她了解丈夫为何会担心;因为她也是一样。作为母亲,非常担心立伦会像第一次婚姻一样,重复犯下同样的大错。此时,父亲听到母亲支持他,气就消了一些。立伦看到自己亲生母亲那么伤心,态度也就大转变,从名正言顺、理直气壮,变成垂头丧气,惭愧得也流下眼泪。他承认是受不了妮可尔的抱怨,而把气发在父亲身上。但事到现在,米已成粥,他无法立刻改变,要求给他一段时间,让他好好地想想,不要强迫跟家里来往,以免妨碍他与妮可尔的关系。

在这个时候,辅导者向他们三人指出,他们三个家人的心基本上都是好的，都是为彼此家人而关心。假如旅行前一天，立伦没向父母抱怨自己要做的事情很多，还得帮忙妮可尔照顾她的小女孩……，让父亲觉得很担心，父亲也不会临时给他递条子。辅导者提议，将来有事情，还是要找机会亲自当面说，免得误会。而且提醒立伦，父亲所以给他递条子，就是没有机会跟他好好谈；而错误是他自己把父亲递给他的纸条还给自己的女朋友看，没有划分跟自己父亲的关系与跟女朋友的关系，没弄清楚如何有轻重地处理不同的人际关系。

辅导者还提醒，虽然立伦当前不喜欢自己的父母到他的家去"闯入"，影响他跟女友的关系，但是他毕竟是父母的儿子，还得找机会跟自己的父母有点来往，并且让父母知道他的情况，免得父母担心。立伦听了，觉得有道理。他们临走时，相互拥抱，并且向辅导者道谢，才回去。

数月后，辅导者从父母那里得知，立伦还是跟妮可尔继续同居，还在一起；但偶尔会找机会打电话来向父母请安。而且，值得让父亲高兴的是，立伦约父亲到父亲节时两个人一起去打靶，让父亲高兴。根据母亲说：打靶是父亲最喜欢的娱乐活动，过去常带立伦一起去打靶的。立伦如此邀请父亲，总算是想恢复并维持自己跟继父的好关系，并让自己生母高兴的举动。

个案三　难做继母的女性

一、前言

这也是在夏威夷发生的案例。是由华裔女性医师所诊治的华裔女性患者，秀真（假名）所面对的家庭问题的个案。辅导秀真的女性医师在檀香山开私人心理治疗诊所将近 20 年，许多病人喜欢这位有经验的精神科医师，在日常生活里，假如面对一时性的心理上的烦恼，就随时来看此医师，接受短期的辅导；如此间续性地来看医师，并保持长年的医患关系，犹如看自己内科的"家庭医师"似的，固定性地看自己的精神科医师，受其照顾与辅导。秀真也是这样长年被照顾的病人之一。

秀真目前是45岁的女性，她最早来看精神科医师是在她还年轻（28岁左右）时，因跟当时的男朋友闹翻，心情不好，曾来看过医师，但很快地治疗好了。数年以后，为了别的事情，如工作上的适应问题、跟别的男人交往的问题、或者5年前跟现任丈夫恋爱与结婚时所面对的一些困难等，先先后后，曾常来请教医师，并接受辅导；可以说是医师20年来认识并偶尔提供辅导的（老）病人。

这次病人又回来看医师，所面对与申述的问题是她如何以继母的身份去应对十多岁的继女的事情。

二、事情发生的背景

秀真在5年前，即40岁时，跟目前的丈夫结婚。对秀真说来是头次结婚；但其先生，贾克是再婚。贾克目前是50岁，欧裔（即白人），在某公司担任副经理。贾克第一次是跟白人女性（玛丽）结婚，有一个女儿，但10年前因无法应付玛丽的性格而离婚。前妻玛丽已经再婚，住在夏威夷另外一个岛。他们的女儿，即珍妮，目前是15岁，数年来患着厌食症，身体很瘦，而且心情不稳定，常闹情绪，并偶尔发生企图自杀的行为。

珍妮平时跟自己的亲生母亲与继父一起住在外岛，但有时厌食症情况变得严重，或者闹自杀时，就被送到医疗设备比较好的檀香山市来住院或门诊就医。这次发生的问题，就是秀真跟此继女有关而引起的家庭问题。

过去珍妮来檀香山，在门诊就医期间，就住在父亲与继母（秀真）住的房子。他们的房子很大，有多余的房间，很方便。由于秀真没有自己生的孩子，珍妮一来跟他们住，秀真就特别好心照顾此继女。秀真是航空公司的服务员，平时常随公司的安排而到处飞行工作；但珍妮生病来跟他们一起住时，当继母的秀真就特意请假留在家里照顾继女。不但如此，还利用她是航空公司服务员的身份，购买机票有优待，就替珍妮购买每次要由外岛到檀香山市就医的来回机票。由于珍妮常重复发病，屡次住院，医疗费高昂，父亲（即秀真的先生）无法负担，开始挪用他自己的退休金为珍妮治病，作为妻子的秀真内心里有点担心，忧虑先生退休后的经济情况。

三、问题发生的来龙去脉

这次问题的发生是如此开始的：当珍妮这次又来住院，出院后，秀真就特意带珍妮到外面的餐馆去吃饭，庆祝她的出院。在吃饭当中，秀真就鼓励珍妮多吃点，把体重增加，好把厌食症的毛病改良。秀真还顺便向珍妮说，珍妮常生病且住院，花费医疗费，珍妮的父亲最近还得使用他过去累积下来的退休金存款才能交（珍妮的）医疗费。

珍妮当时听了并没说什么，可是等到珍妮回到她在外岛的家，跟自己的母亲说了这些继母（秀真）对她说的话，珍妮的生母（玛丽）就大发脾气，并且打电话来跟秀真大吵大闹，也跟自己原先丈夫大发脾气，闹得两家都不宁静。在这种情况下，珍妮情绪变得很不好，还得又马上回到檀香山的医院住院。在住院期间，负责医疗的主治医师发觉珍妮这次发生问题的根源是与继母及生母有关的家庭问题，就请医院的家庭治疗师举行家庭会谈，试图改善所发生的家庭风暴。

四、家庭会谈的情况

被医院安排而负责家庭辅导的治疗师是一位年轻的心理学家，是白人。他听取了情况以后，就邀请珍妮、珍妮的父亲，从外岛来的生母，以及继母（秀真）四人都一起来参加会谈。在家庭会谈当中，珍妮的生母（玛丽）就情绪很激扬地大声指责，说她的女儿是否生病，是否有没有医疗费，是亲生父母的事，不该由继母来干涉。她还向父亲当面责问，询问父亲：他是否很在乎医疗费的事情。父亲为了平息原妻的脾气，就表示为了自己女儿并不那么在乎，只是他也了解自己目前的妻子关心他们将来的经济问题的理由。

听了这些会谈，治疗师就指出，这次闹了问题的来源是秀真（虽然是继母）提议病人（即继女）要赶快好，好给父亲减少医疗费的负担。治疗师还说明，由于继母向继女提出这样"不适当"的要求，才会引起大家一连串的问题，建议秀真最好道歉。向来性格比较温顺的秀真，在这样的场合，为了讨好大家，也就被逼迫随从治疗师的建议，向珍妮道歉，不该向她那样提议，扰乱了的她的情绪，还得再住院。

五、会谈后的反应

虽然家庭会谈经过秀真表白道歉而表面上好似把问题解决了，可是会谈后，秀真一回到家，内心里开始觉得事情不太对，觉得她自己（虽然是继母）毕竟是"长辈"，哪有道理叫长辈的向下辈的继女道歉的事情，心里觉得很不愉快；也很不高兴被先生的前妻当众兴师问罪，说她是继母，没有资格管继女。由于这样的情况，秀真心情闷闷不乐，就去找她自己长年来的个人（华裔女性）精神科医师去接受辅导。

六、个人心理治疗的经过

秀真的医师听取了她的诉苦以后，首先安慰她说，她自己本身的言行并没有错，出发点是很好的。医师指出秀真向来是很照顾与体贴继女，是很好的继母，难能可贵；只是这次继女的亲生母亲为了小事闹大事，闹出来问题的。医师向秀真建议，既然孩子的生母不喜欢她过分管继女的事，以后就尽量与继女保持适当的心情上的距离，改而多注重自己本身与先生的事情，少做好事而被批评，若来麻烦而不讨好。秀真听了医师的话，心情就好些，也觉得医师的建议有道理，日后继女来她家住时，秀真就照自己原来的工作时间表而出去工作，不再特别为继女来住他们家而休假，并照顾继女。结果她这样不常请假，收入还多起来，也就少担心家里将来的经济情况了。她也不再好心去帮继女购买优待的飞机票，让生母自己去操心这些事情。

七、个案的回顾与讨论

（一）**继父母的角色的问题**　如何扮演继父或继母的角色，没有确定的规定；要看夫妻彼此间的关系，继子或继女的年龄、性别以及相处的时间等各种因素。当然还得看社会与文化上的规定与期待是如何的问题。秀真到底是心好的女人，自己又没有子女，对待继女犹如自己的女儿，从东方文化的立场讲是个好的继母。可是珍妮的生母是白人，医院安排的家庭辅导者也是白人，根据他们的文化观念，继母就是继母，不能过分干涉与管教继女的私人性重大事情。这是误会的来源。

（二）**原母与继母的矛盾**　可是，无可否认的是，其背后的主要问题是原母与继母间的矛盾，或者说是原妻与续弦妻子间的竞争问题，是感情上的冲突。只是以子女的事情而借口爆炸的。假如先生能有肯定与果断的态度来处理，问题就不会那么严重，可是，秀真的先生好像缺少了点这样的气概，无法压制自己无理而又凶的前妻，多保护自己需要支持的目前的妻子。

（三）**家庭辅导者的错误：不了解华人的文化**　这是利用此案例而可指出的一点，即家庭辅导者与被辅导家人文化上的不同而引起的矛盾，或并发性的问题。是这位医院委托而举行家庭会谈的白人辅导者，不了解东方的习俗与观念，不懂得需要尊重长辈的立场，而只依美国文化的观念，站在个人是独立与平等的出发点，认为谁有错，就该向谁认错与道歉，包括年龄比较小的下辈。

（四）**从个人治疗来处理家庭问题**　本个案还提醒了我们，不适当的家庭辅导的操作，不但没有帮助解决问题，还可以制造家人的矛盾，包括人际关系上的问题，也包括个人的内心精神上的困扰，要很小心去操作家庭会谈。从结果上说来，还是要依靠个人心理辅导来处理发生了的家庭问题。

参考文献

1. 曾文星．家庭的关系与家庭治疗．第十四章：个案七：你不是我的妈妈，她不是我的姐姐而闹着的再婚家庭（186-192）．北京：北京医科大学出版社，2002.
2. 曾文星．心理治疗：操作与会谈．第八章：如何依靠会谈而进行心理诊断与病情解析．案例一：搬去跟父亲与继母住在一起后发生抑郁的年轻女性．北京：北京大学医学出版社，2002.
3. 曾文星，徐静，吕秋云．心理治疗：婚姻与辅导．第二十二章：与再婚有关的问题．北京：北京大学医学出版社，2011.

第二十章 发生虐待或暴行的家庭

第一节 虐待与暴力的定义

所谓"虐待"(abuse),指的是由一方向他方加给不良的心理、行为或其他的影响,使对方受心身或生活上的痛苦、难受、苦难的情况。具体说来,虐待的行为可以是:躯体的虐待、性的虐待、心理(或精神上)的虐待,或者经济或生活上的虐待等各种不同形式与结果而发生;严重时还牵涉到生命的危险。至于"暴行"(或暴力)(violence)是指由一方向他方攻击性地加以躯体性的暴力,让对方受躯体的痛苦,甚至是伤害。

虐待与暴力(或暴行)两词,常被人混合使用。但从精神医学或病态心理学的立场严格而说,两者有所不同,观念上需要弄清楚。即虐待不一定牵涉到暴行;可是,暴行是虐待的一种,是极端的躯体性虐待(曾等,2011)。为了方便,我们在本章同时讨论,包括:经过心理、精神、态度、行为而去虐待家人的情况,以及使用躯体武力而施暴于家人的暴行。

从临床诊断的角度说来,暴行是比较具体的躯体伤害,躯体往往会有伤迹,严重时还有骨折等征候,因此容易被他人判断及医师诊断;但是虐待就牵涉到心理的感受,比较复杂;即使是专业人员,还得很仔细地去审查与判断。因为,不管是经过何种方式与途径加以虐待,是否是被虐待,要从主观与客观的两种角度去考虑与判断。所谓主观的判断,是指被虐待的人如何感受,是否感到痛苦的问题。有些人被他人虐待而客观地看来并没什么明显的不良,但是以当事人的角度却感到无法接受而申诉被虐待。譬如别人说了一句话,并没有歧视或伤害的意思,但被说的人听了,可能感到被侮辱或伤害。反过来,虽然被他人不好对待,譬如被人歧视或看不起,但被虐待的人,很习惯,并不在乎,甚至享受(如被性虐待的情况),但从旁人看来却是被人加以虐待的行为。

假如家庭成员之间,习惯性地以心理、精神或生活的方式去虐待或折磨另一成员,使躯体、心理或生活上受严重痛苦,则统称为"家庭虐待"(family abuse)。依其被虐待成员对象之不同,习惯上分别称为夫妻(或配偶)虐待、子女(或儿童)虐待、父母虐待或老人虐待等。依其主要虐待的方式,又可分为躯体虐待、精神虐待、生活虐待,或者性虐待等。假如主要是使用武力而向家人实行暴力,使对方受到躯体上的痛苦或伤害,则称是"家庭暴力"(family violence);而家庭暴力也可就被暴行成员的不同,而分为配偶暴力、子女暴力等。因各种虐待与暴力的情况有各个不同的病理及心理动态,因此分别解释。

第二节 虐待发生的理由

当一个人向另外一个人施与虐待性的行为,可有各种理由。有些是单独的因素,而有时是因综合性的理由而发生。

(一)**缺乏关心与爱情** 采取虐待行为的人,对被虐待的家人没有关心与感情,甚至有厌恶的感觉,而发生看不起、讨厌、欺负等虐待性的行为。我们都知道,"灰姑娘"(Cinderella)的童话故事里:继母对继女(灰姑娘),不但不喜欢而且还很讨厌,不但不给予需要的关心与照顾,还让继女过不好的生活,欺负她,要她从事辛苦的家事,烧菜煮饭,弄得全身是灰;而相对地宠自己的亲生女儿。

(二)**态度与性格上的问题** 对别人实行虐待的人其本身性格上有毛病,有自爱倾向,只顾自己的需要,喜欢驱使他人,占他人的便宜,而不体贴对方,缺乏同情心,也少同解心。极端时,喜欢看别人被虐待,有虐待性性格障碍。例如性格不好的父母,不喜欢养育婴儿或孩童,对喜欢吵闹的孩子,特别地反感,甚至给予伤害等。

(三)人际关系上的矛盾 给予虐待的人跟某对方的关系特别不好,表现在不良好的态度与相处关系,导致发生让对方难受甚至受痛苦的情况。比如,"白雪公主"(Snow White)的童话故事里:有自爱倾向的继母对比她漂亮的继女(白雪公主)发生嫉妒,受不了,就想害死她,要她吃有毒的苹果。

(四)社会的劣俗 有些虐待行为,被社会所接受,甚至被鼓励,而存在于社会里。譬如,打孩子为管教的方式,欺负童养媳,强迫女孩缠足,都是过去社会里的恶劣习俗。

第三节 暴行发生的常见理由

西方名人(Isaac Asimov)曾经说过:Violence is the last refuge of the incompetent(暴力是无能者的最后手段),可以说是把暴行的真相一语道破。从社会的立场说来,用强权与武力,难于取得人心;在人际关系里,靠拳头,不能得到友情;而在家里靠暴力,是最不好的现象,得不到家庭和睦的结果。可是道理是这么说,但在现实的生活里,我们还是常常会观察到,在家里发生暴力行为,呈现家庭的问题。

假如一个家庭成员向另外一个成员实行躯体性的攻击性暴力行为,就统称是"家庭暴力"。最常见的是丈夫殴打妻子、父亲打子女,或母亲打子女等。年纪大的子女偶尔也可发生同胞间的打斗。有时长大的子女也会对体力抵不过的父母实行暴力行为。不管谁对谁发生暴力的行为,常根据一些共同性的理由。让我们就几种情况略作说明(曾,2001):

(一)性格上的问题 有些人患着性格的疾病,容易冲动,富于攻击倾向,情绪上受了刺激,动不动就动手攻击别人。在外就容易跟别人殴打而出事，在家常动手打家人，让家人倒霉。这种攻击性的性格障碍，可能是先天性的，或者有轻度的脑部障碍，如受过外伤、中毒或发炎等脑部疾患而发生，是后天的因素而来。

（二）**世代相传的劣习**　做父母的，其本身在年幼时曾受自己父母的暴力对待。所以把成人以暴力的行为对待年幼的孩童，看成是家常便饭，已经形成这种看法与态度，无形中自己也以暴力对待自己的年幼子女。假如社会不反对，甚至认为父母打孩子管教是应该的，就容易继续其对子女暴行的行为。

（三）**受酒精或药物的影响**　就算是健康的人，因喝酒或滥用药物，影响脑的生理而可能一时性地丧失自我的控制能力，遇到稍微不愉快的事就乱发脾气；或者借酒消愁，乘机发泄不满。有这样问题的人，对外人或对家人都可能发生攻击性的暴力行为。其预防与治疗的方法当然是去治疗滥用药物的习惯，从根本去处理。

（四）**患精神病而行为失控**　假如一个人患了精神疾患，思考与情绪的控制与管理丧失其功能时，也容易发生攻击性的行为，向他人或家人实行暴力。特别是患了迫害妄想时，受妄想支配对迫害他的对象给予攻击或报复行为。

（五）**受心情刺激而表现的反应**　由于某些事情的发生而对某家人产生极端的愤怒、不满或嫉妒，基于情绪上的一时冲动而发生。譬如，丈夫发现妻子有不规矩的行为，或者妻子发现丈夫有婚外关系时，可能一时的气恨与冲动而发生躯体的暴力，向配偶发生暴力行为。有时是因为父母跟子女间发生三角关系上的情结，触发激动的情绪而闹暴行。或者在外受到委屈或不满而心情不好，自己情绪不佳而向家人施与暴行来出气等。

（六）**人际关系矛盾的表现**　与他人或家人相处有困难，发生摩擦，有时也容易发生暴力行为。特别是觉得被他人欺骗、冤枉或歧视时，可能就采取武力的行为来反应与报复。

有些家庭成员间的躯体攻击行为只是一时性的，多半因情绪的刺激或人际关系上的矛盾与摩擦而发生；但有时是长期性且重复性地发生，多与性格本身有关，或者与滥用药物或酗酒有关。

第四节　各种虐待与暴力行为

一、配偶虐待与暴行

（一）**夫妻虐待**（spouse abuse）　指有婚姻关系的配偶中之一，以言语、态度或其他方式虐待另一方。通常是比较有强势的丈夫欺负弱势的妻子，但有时是相反，是性格很强的妻子虐待性格软弱且被动的丈夫。虐待的主要方式是精神上的歧视、折磨，包括威胁、恐吓或使配偶心理上感到极端的空虚、难为情等，产生自卑或害怕的情况，都被称是"配偶精神虐待"。有时，配偶让另外配偶单独负担生活上的重担，包括经济上的操心，从事辛苦的家事，自己毫无责任心甚至喝酒、赌博，自我享受，只让配偶辛苦，就被称是（配偶的）"生活虐待"。假如丈夫不顾妻子的反对或拒绝，而使用暴力与妻子发生性关系，称为"配偶强奸"；或者当夫妻进行性行为时，加以躯体的虐待，以满足性的兴奋，称之"配偶性虐待"。

（二）**配偶暴行**（spouse violence）　指配偶使用武力对待另外配偶的情况。通常指丈夫以武力的方式虐待妻子为多。当夫妻之间有何感情上冲突时，丈夫凭其体力的强壮，使用武力殴打妻子，使对方受躯体上的伤害或痛苦，称是"配偶暴行"。

一般说来，妻子被丈夫施与暴行，即被殴打的理由有很多；但最常见的原因是丈夫因酗酒，在酒醉情况殴打妻子。即丈夫受酒精或药品等化学物品的影响，其大脑及行为失去控制，且易于暴怒。再加上酒醉时，容易嫉妒，为了一件小事，就大闹，易于冲动动手打人。其主要办法乃在于戒酒或戒药瘾，避免因酒精或药瘾打人。

其次较多的情况，是习于动手打人的习惯。特别是自小常看自己的父母相互动手打架，自己也自小常挨父母打的人，也容易动手虐待配偶。因自小就养成其习惯，常动不动就以手脚反应，养成一有情绪上的激动，就诉之于武力。此种人不仅易于打配偶，也易于打子女。其主要方法是靠决心，改变反应习惯；要练习用讲话的方式来表达心理，而不要以动作来表达或出气。经过决心与长期练习，可改变过来。

有时，丈夫打妻子，主要是心理与感情上的问题。最多的是，妻子的行为使丈夫产生嫉妒、生气，引起丈夫的暴力行为。再者，是与"亲子三角关系之冲突"有关。即妻子当着儿子面前，讥笑且批评丈夫，或妻子袒护儿子，说丈夫不好，使丈夫感到丢脸而发怒。这种情况，夫妻就应相互检讨，注意彼此及自己的行为，以避免因三角关系的心理问题而引起配偶之间吃醋嫉妒，甚至动武暴怒。

有时候，丈夫发怒，是被妻子惹出来的火。有些女人喜欢说些刺激性的话，惹男人生气。譬如，妻子一直唠叨不停地批评丈夫，甚至逼丈夫，使丈夫受不了，而突然恼火暴发。特别是本来就脾气暴躁的男人，经女人再刺激一下，火上加油，也就招来男人的大发脾气。所以，男女要相互注意，避免火上浇油。

丈夫动手打妻子，在某些社会被认为是理所当然，是所期待的事。特别是当妻子有某种越轨的行为，在社会上表现不礼貌或不规矩，社会习惯乃期待做丈夫的，要打妻子示众，表示做丈夫的，能好好管自己家里老婆。但是，这种社会习惯目前已经逐渐消失。

一般现代化的社会，不管在观念上也好、习惯上也好、法律上也好，均认为配偶之间不宜、也不容许有躯体性的制裁。有不少社会特别设立女人的避难所，让被丈夫武力虐待，而无处可去的妻子可暂时居住，以便获得避难，等待问题的解决。比较讲究法律的现代社会里，在法律上规定，常拷打妻子的丈夫，将受家庭法院的制裁，被令实行分居，也不许丈夫访问妻子，以便保护被虐待的妻子。

二、子女虐待与暴行

(一) 儿童虐待（child abuse） 如果年幼子女精神上习惯性地被父母恐吓、威胁、凶骂，或养育上被忽略，得不到基本的心身照顾，影响其心身生存及发展所需，可统称为"子女虐待"。通常说来，子女年龄越小，越缺乏自我保护，也无法向他人申诉，其虐待也越容易发生，且不易被人发现。假如孩子得不到足够的食物，身体虚弱或营养不良，就容易被他人发现。如果父母对自己的孩子过分地处罚，如罚站很久，被关在房间很久，可被认为是不适当的处罚，也被归纳在儿童虐待的范围。无论是何种原因，被长期性的拘禁在房间，无法过通常社会性生活，有时偶尔也可被邻居发觉，也被列为是虐待子女的行为。有些大人让孩子从事辛苦的工作，包括到外面从事过分或过长的劳动，也是儿童的虐待行为。

有时候，虐待婴孩的父母本身患有精神上的疾病，所以因妄想或其他精神病的症状与行为，而发生不可理解的婴孩虐待行为。有些母亲产后患忧郁症，就把自己的婴孩弄死。假如父母对自己未成人的孩子发生性的关系，就被称是亲子乱伦，是一种特殊的虐待，在下章讨论。

至于在一个家庭里，父母虐待自己的婴孩的现象，在不同的社会里，有不同的现象，常与社会及文化态度有关。譬如，有些社会认为孩子是父母的所有品，可任意摆布；有些社会则认为"玉不琢，不成器"，子女该由父母体罚管教。但现代较进步的社会，认为，因子女的身心弱小，做父母的，有责任养育子女，并不得伤害、虐待。不但在观念上、伦理上是如此，法律上也严格规定成人不得体力上及精神上虐待年幼子女。

为了预防人口过多的问题，目前国内推行独生子的政策，而有些父母仍受过去传统的旧观念，心里只想要个男孩子，也就不欢迎女孩子。偶尔可听到对待女孩不好的行为；严重时，还故意把生下的女婴儿弄死的情况，可说是为了父母自己的心理需要而发生的子女虐待；需要从文化、司法的层次去避免这样的儿童虐待。

年龄幼小的婴孩，如果受了躯体上的伤害，还可被发现。但有时，有些心理与生活上的虐待，有时比较难于被别人发现。如父母常不允许孩子吃饭，要孩子做苦工，不让孩子出来跟别的孩子游戏等，不易于被发现是虐待；也可能不被父母认为是虐待。至于心理或精神上的虐待，更是难于察觉。譬如，一直被父母骂是没有用的女孩，不该出生，是倒霉的女孩子等，让孩子一直感到心理上的难过，也因此而哭泣，自卑。但这类精神上的、心理上的负性虐待，无法被他人发觉。要等到孩子长大些，在心理及行为上有异端，表现很自卑，对自己缺乏信心，才能知道小时心理上曾被父母虐待，影响自我心理的发展，变成人格形成的障碍，但其发觉也就迟了些。特别是，假若婴孩所受的精神虐待是心理上的忽略、遗弃，婴孩没受到基本上应得到的感情上的爱与照顾，就算是长大之后，显然有心理与行为上的毛病，也想不到曾是与幼小时的早期经历有何关系了。所以，每个婴孩是否在心理上、生理上好好被照顾，要从小就早早注意，且避免任何精神上、躯体上的虐待。

（二）对子女的暴行（violence toward children）　假如年幼子女被父母使用暴力对待，产生躯体上的伤害，可称为"子女暴行"。通常说来，子女年岁越小，自我保护意识越差，无法向他人申诉，假如被暴行，也不易被人发现。父母常以意外伤害作为理由而求医处理。

父母以暴力去虐待自己的子女，除了上述的共同理由之外，从辅导的立场上需要特别去注意的是：因夫妻之间常闹感情冲突，夫妻吵闹起来，就打孩子出气。孩子变成是倒霉的受气筒。有时是为了孩子本身的事，而打起孩子来。特别是牵涉到亲子三角关系的情结问题，如母亲袒护男孩，批评父亲不像父亲，惹气了父亲，父亲就打儿子出气；或者，父亲因喜欢女儿，而骂母亲，引起母亲吃醋，母亲就打女儿还气等。有时是年龄较大的孩子，向父母顶嘴，惹了父母的脾气，动手打孩子，这些都是家庭里偶尔可看到的感情冲突。可以发挥家庭辅导的功效而去处理。

但是，严重的、异常的子女虐待，如拷打孩子、烫伤孩子，却是源于父母的病态性的心理问题。最常见的父母心理疾病，乃是心理上很讨厌小孩或婴儿，受不了婴儿的出世与存在，严重虐待婴孩。有的，心理上容易受到婴孩的威胁，不能把婴孩当做婴孩，以为是成人似的。婴孩的举动都认为或解释为大人的所作所为，而认真去反映。换句话说，婴孩不听话，被认为是（大人）的捣乱，很生气很上火，所以反应也很大。有时候，对自己孩子给予暴行的父母本身患有精神上的毛病，所以因妄想或其他精神病的症状与行为，而发生不可理解的婴孩虐待与暴行行为。从精神医学的角度说来，有些母亲产后患忧郁症，发生抑郁妄想，就把自己的婴孩弄死，是临床上需要去预防的情况。

三、父母虐待或暴行

"父母虐待"（parental abuse）此名词恐怕过去没人听过，是近年来心理卫生者刚开始使用的新名词。是指父母被年纪已大的子女虐待甚至给予暴力对待的情况。通常是青少年阶段的男孩子或女孩子，不听父母的话，以暴力的方式对待自己的父母（特别是母亲）的情况。换句话说，指的是不孝顺的孩子，用武力打伤父母的事情。因近年来，在日本的社会，偶尔可见，被日本心理卫生专家创用此名词来称呼，表示与子女虐待相反的情况（稻村，1980）。我国的家庭里，成长中的子女向父母给予暴力的情况也不少，被统称是家庭暴力，而有关的学术报道也很多（肖敏，2003；潘等，2005）。

这种年轻孩子动手打父母的情况，除了孩子患有精神病，其行为有不理智而发生之外，通常与其家庭里的亲子关系有关。通常发生在家庭里只有一个男孩子，或是长子。母亲自小很疼爱，再加上父亲因工作或其他原因，常不在家；即使在家，也无暇管教孩子，或很少参与孩子的养育。在此情况之下，做母亲的，把整个心思都放在自己的（男）孩子身上，很是宠爱孩子，也依赖孩子。当孩子年幼时还可以，只是表现为被宠的孩子；但当这种孩子长大到青少年阶段，躯体也长大如成人（比母亲还高大），母亲还把这样长大的子女当做是小孩子看待；要孩子做这个、做那个，听母亲的吩咐，受母亲的照顾；但对目前已经长大，而过去且曾受宠的年轻人，不想听，也不要母亲对他那么亲近；因受不了母亲的溺爱，就以反抗的方式反应，或者被过分宠坏的孩子，对父母提许多要求，要钱买这个、买那个，而父母不满足他们，就很不高兴，厉害时，脾气暴发，打破家里的东西，也可能动手打自己的母亲。结果，有些母亲因身体受伤，还得去医院医治，也不敢说是被自己的孩子打伤的。仔细一想，这是很不幸的社会与家庭问题，是工业化的社会里，父亲常不在家，父权也减低，而母亲无事可做，心理上缠着儿子而发生的家庭心理问题的另一表现与结果。也是独生孩子家庭里容易出现的问题；特别是幼小时被祖父母过分宠爱养育，日后不受父母的管教，而容易发生的问题（孟与崔，1995）。若是早期发现，并及早处理与改善，是可避免的家庭心理问题。

四、老人虐待

"老人虐待"（abuse of aged person）也是近年来才被创用的新名词。顾名思义，指的是年纪大的老人被精神、躯体或生活上受虐待。此现象，可用于一般社会里的老人被虐待的任何情况，也可专指在家庭里年老体衰的父母，被中年子女虐待的现象。可以说是与子女虐待相类似的情形；即年老者因体力衰退或多病，而受到其他家庭成员的歧视、不良待遇，甚至虐待。但年老者因脑力痴呆，或心理上的因素，不会、不敢、不肯向别人控诉求救；但因受残酷的待遇，产生心理、精神、躯体上的损害，或者生活上的痛苦。

不用说，这种情况的发生与社会环境有关。特别是在现代社会里，人的寿命延长，七十岁以上的人已不古来稀。因年老而脑力及身体衰弱需依赖他人抚养照顾的老人越来越多。再加上中年的子女，对上要服侍老人家，对下又得养育年幼子女，自己又得双双工作，在外谋生，实在无暇照顾年纪大的老人家，是心有余而力不足。可是，使事情恶化的，可能是对老人的态度的改变；即，老人变得较不受重视。这是现代社会的共同现象与问题。

若是老人的脑力减退甚至痴呆，不但难于照顾，也容易受护理上的遗忘与忽略。假如事情发生在家里，外人也难知道。假如老人被家人虐待，有时老人觉得家丑不可外扬，也不愿向别人申述，只认为家里有不孝子女，也只好自己忍受。因此，有些社会已进行一种观念，就如同婴孩被虐待一样的，假如有人发现老人可能被虐待，可向保护老人的机构报告，由该机构派人来查问。同时，在社会上建立更多的养老场所，收容家人无法长期照顾的老人。可以说是工业化、都市化且人口老化的社会必然采取的措施。

第五节 保护与辅导的方向

从心理卫生的立场说来，有很多心理卫生工作还待推展。如提倡家庭心理卫生的重要性、强调健康家庭环境的维护等，是辅导与预防家庭心理问题的开始。如果一旦发现有虐待或暴力行为的家庭问题，就要建议接受职业性的审查与辅导，希望经过专业的协助，能改善问题。

从临床的角度说来，最主要的是要进行适当的诊断工作，了解虐待或暴力行为的原因是什么。是性格上的问题，还是酒精或药物的滥用而引起，或者是精神病的影响，要针对这些病态情况而给予所需的治疗。假如是因家庭人际关系而发生情绪与关系上的问题，就可以考虑提供心理上的辅导。从技术上看来，可以斟酌情况，针对给予虐待或暴力的成员提供个人性的辅导，或者，提供夫妻甚至家庭的会谈，而进行所需的辅导工作。必要时，还得依靠司法上的法律规定去进行辅导工作。

在法律上要有些规定，如保障婴孩、老人或女性的福利，明文规定对婴孩、老人或女性的虐待是犯法的行为，约束对无力自保的婴孩、体弱的女性或残废老人的虐待行为，以免这种家庭成员的虐待现象的发生。特殊性的虐待，即家人乱伦关系的发生，在社会观点及伦理观念上都是禁忌的，但法律上也应保障年轻子女不遭遇此损害。总之，这些各种虐待与暴力问题不但要有法律的规定，还得有机构可接受申诉，并有权去查问检查，执行保护工作，以便能确实保护受害人。

从社会福利的立场说来，社会里应设立各种所需的措施机构与单位，对受害者施与所需保护及养护。如设立妇女虐待避难所、老人疗养所、青少年管教所等都是现代社会需要的福利措施。当问题发生时，有关的人都有适当地方去受保护、疗养或管训等。家庭里有暴力行为，对孩子的心理与人格将会有显著的不良影响（潘等，2005），需要特别重视，并提供所需的辅导与支持。

第六节 案例说明

根据家庭里各种虐待与暴力行为，我们在本节里列出各种案例，简单介绍各种情况。

个案一 被虐待伤害的小女孩

淑静（假名）是年龄不到一岁的女孩，被母亲带来医院急诊处急救，说是女孩不小心，从床上摔下来，人事不省已有半天。经医师身体检查，发现胸腹部有皮肤被烫伤的旧疤，且手脚到处也有受伤的痕迹。因此进行了头部、胸部和四肢的 X 光检查。结果，不但发现头部有被钝器打破的新的头骨伤，胸部和四肢的 X 光片也显出，手脚的骨头及胸部的肋骨，到处有许多骨折的旧痕迹，表示此女孩曾被打伤好几个地方，且是长期性的，并非单次发生的意外事故。

经医师仔细询问，母亲最后才说出女儿常被父亲拷打，也曾被用热水烫过一次。至于这次，也并不是从床上掉下来，而是父亲嫌她太哭泣，用棍子打她的头而昏迷的。经此急诊处的检查，才偶然发觉此年幼女孩被父亲虐待与暴行的事实（曾，徐，1990）。

根据法律的规定，医师就向儿童保护机构报案，该机构就跟保安单位协同去调查施虐待的父亲。发现父亲有性格上的疾病，而且常在酗酒状态下殴打妻子，也虐待女儿。经过检察官的起诉，法官的判行，父亲被关到监狱去。至于被打伤的淑静，经过急诊治疗了头部的外伤，但留下器质性脑症，影响日后的心神发育。可以说是发现过迟的不幸情况。

个案二　一时生气而打伤儿子的父亲

在本书第十八章，三代有关的家庭问题：第三节，案例说明，一、"威风的祖父母、阳奉阴违的父母亲与被宠不听话的儿子"里就有父亲向儿子虐待与暴行的例子，曾详细说明其发生的心理动机，请做参考。

个案三　在家打母亲的青少年男孩

小良（假名）是一个14岁的男孩，因发育很好，长得高，外表上看来已像是十七八岁的年轻人。谈起话来，却又像是十岁左右，情绪上有点幼稚气味。因小良最近在家向母亲闹脾气，甚至动手打个子较小的妈妈，母亲不知如何应付，经邻居的建议，带来看精神科医生，看看如何处理管教在家里乱发威的"小张飞"。

小良是独子，小时一切都还好，没特别问题。只是小良4岁时父亲在工作时发生意外，不幸死亡。母亲心里很难过，就把全部精力放在儿子身上，母子相依过日。母亲自己小时候的遭遇也很不幸，她刚10岁不到，母亲就生病去世，曾体会过丧亲的难过。因此母亲对小良特别好，虽然家里经济不是很富裕，只要小良一开口要的东西就给他。想到没父亲，特别不敢管教小良，惟恐伤他的情绪。虽然小良已是七八岁了，母亲还是半夜常起来看看，注意小良有没有盖好被睡觉。平常吃饭，就尽量买些有营养又好吃的东西，宁可自己少吃一点，也要小良多吃些。因此小良身体发育特别好，比他的同学都高都胖。

当小良到十一二岁时，母亲注意到小良常要零用钱，在外花钱。母亲想讲一两句，小良就发脾气。还有，过去小良总让母亲跟他亲近，上床前还让母亲拥抱一下，替他盖被入睡，但是近年来不知怎的，总不喜欢母亲跟他亲近，假如母亲稍微碰了他，小良就大发脾气，嫌妈妈太把他当小孩子。

小良在外还好，跟邻居朋友来往都可以，在学校里跟同学也相处没问题，老师没说过有何行为上的问题，可是在家却不同。这一两年来，常听到小良吼叫的声音，都是在向母亲发脾气。有什么不如意的，就摔家里的东西，连邻居也注意到，给他起个绰号家里的"小张飞"。这个在外面乖乖，但在家会乱发脾气的"小张飞"最近的行为更加严重，假如有何不如意的，如向母亲索钱乱花，不给钱就动手打妈妈，呈现虐待母亲的趋势。

医师与小良作个别会谈，马上了解小良最不喜欢的事情是母亲对他过于亲近。他说，到现在母亲还把他当是四五岁似的，要时时跟他亲近，小良很不舒服，又不知如何是好，就用吼叫的方式来反抗阻挡。有时怨恨过急，就动起手来了，连他自己对这样的行为都感到害怕。最后还是经过医师向母亲提醒，过了青春期的孩子，就想跟自己的父母逐渐脱离，保持某种距离的心理需要。特别是跟异性父母更是如此。小良目前所需要的，是多跟同性的长辈在一起，多学习如何长成成年男性；做母亲的，特别要懂得与儿子保持某种的距离，不能继续小时候的母子亲近关系。否则孩子不懂如何应付，可能采取反抗性的行为，造成问题（吕秋云，1997）。

参考文献

1. 吕秋云.第十章:从临床实例透视华人亲子关系问题:个案七:在家打妈妈的小张飞(202-204).曾文星(主编):华人的心理与治疗.北京:北京医科大学、中国协和医科大学联合出版社,1997.
2. 肖敏.暴力家庭中的中学生心理状况分析.郴州医学高等专科学校学报,2003,5(3):38-39.
3. 孟凡强,崔玉华.家庭治疗一例.中国心理卫生杂志,1995,9(4):182、150.
4. 曾文星.家庭的关系与家庭治疗.第七章:异常的家庭行为问题(71-85).北京:北京医科大学出版社,2001.
5. 曾文星,徐静.家庭的心理卫生.第六章:异常的家庭心理问题:二:家庭成员虐待(66-73).台北:水牛出版社,1990.
6. 曾文星,徐静,吕秋云.心理治疗:婚姻与辅导.第十八章夫妻间的虐待与暴行问题:一、上床要杀鸡的丈夫,而无可奈何的妻子;三、怀疑妻子不贞而拷打妻子,实行暴力的丈夫2011.北京:北京大学医学出版社,2011.
7. 稻村 博.家庭内暴力:日本型亲子关系的病理.东京:新曜社,1980.
8. 潘春妮,李红,何琳琳.家庭暴力与子女的人格障碍.沈阳师范大学学报(社会科学版),2005,29(1),130-132.

第二十一章 发生乱伦的家庭

第一节 问题的真相与分析

所谓乱伦（incest）指的是属于直系亲属家人成员间发生性的关系，是伦理上不被许可而法律上被认定是犯罪的行为。至于直系亲属家人，不仅是一等亲（如父母与孩子、或者同胞），还包括二等亲（祖父母、伯叔父母、舅父母等，以及堂哥姐与侄儿女等）；而且不但是血亲而发生关系的家人，还包括因婚姻而发生的家人关系，如：继父母或养父母与继子女等，是法律上规定的亲属家人；因此，范围比较广泛。至于到底什么是亲属家人，每个社会也有不同的范围、习惯与规定。譬如，从婚姻对象的选择的立场说来，过去我国把同姓的男女都看成是同姓家人，严格说来，是不可通婚，也被看成是犯了习俗与规矩的近亲结婚的。

还有，所谓性的关系，并不只是指性交，还广泛地包括跟性有关的抚摸或躯体性接触，包括性有关的诱惑言行。可以说是可广也可窄的看法与规定。乱伦发生性的关系，其对象多半是异性的，但有时是同性的，因此，也要小心。乱伦还牵涉到年龄的问题。假如孩子的年龄还小，还牵涉到子女（性）虐待的问题。如果子女已经经过青春期而发育长大，其性质就略有所不同，但是在达到法定的成人年龄前，法律上还是被看成是跟未成人子女发生了性的关系，仍属于儿童虐待的范围，而加重其惩罚。

虽然凭常识与伦理，大家都知道自己的父母不能与自己的子女发生性的关系，自己的兄弟姐妹不能发生同胞间的不伦性行为，但在社会上难免偶尔发现这种事情的发生。一般说来，被社会所知道或报道的，比实际发生的显著地少，是大家想隐蔽丑事的结果。可是，从临床上看来，这种家庭里所发生的病态情况却比想象的多；很需要注意。

大人跟年幼异性或同性家人发生性的乱伦行为，其理由可以有许多，让我们就几种可能性而提出来讨论。

（一）有心性违常的毛病　有些成人对同辈的成人对象不敢发生性的兴趣，或者没有自信与成人异性来往接触，就专门找年幼小的异性或同性孩童为满足性的对象。临床上被称是患着"嗜童症"（pedephilia），是心性违常的一种疾病。是性格上的问题。有这样嗜童症问题的，会找外面的孩童，也可找自己家里的小孩而发生性违常的行为。通常是长期性的行为问题。

（二）患酒精或药物滥用、精神病而失态的结果　当一个人酗酒或滥用药物而精神失去控制时，容易发生平常不敢做的病态行为。患精神病时，也可以发生。这种情况常是冲动性而发生的一时性行为，但可以屡次地发生。

（三）夫妻关系不良或无法经营性生活而找代替对象　跟自己的配偶关系不好，或者种种原因而与自己配偶无法经营性生活，乃替代性地找别人满足性的需要与发泄。譬如自己的妻子长期生病，或者外出而不在家，就容易发生这样的不伦行为。

（四）不是血统关系的家属　如继父母或养父母与继子女等，是因婚姻而发生的家人关系，是法律上规定的亲属家人；可是实际上是生人，并不是从小长大而认识的家属。因此，假如跟这样非血统关系的家属亲近常接触，而不小心的话，也可能发生不伦的关系。

总之，除了这些单独列举的理由以外，还得了解事情常是以混合性的理由而发生。假如一个家庭的结构与关系不健全，父母与子女的关系不保持适当的关系，都容易促成这样乱伦关系的发生，可以说是其背后的基本因素。

第二节　各种乱伦情况

随着牵涉到乱伦对象的不同，即父母与子女发生的、与兄弟姐妹间发生的、公公与孙女或媳妇间发生的乱伦，各个有其本质上的不同，故需要分别讨论。

(一) **亲子乱伦关系**　这种亲子间的乱伦关系以父亲与女儿发生者为多，但偶尔是母亲与儿子的乱伦关系。父女的乱伦关系，是指父亲与自己青春发育前后的女儿发生性关系。此亲子乱伦，在社会里，比一般人所想象的还发生得多，只是被隐瞒而已。通常发生在家庭里，其母亲长期生病，或因故偶尔不在，如住院，或回娘家看顾家人等。父亲与青春发育的女儿有亲近的机会，趁机发生这种没预料到的事。有时因父亲酒醉，失去控制，更容易触发这种事的发生。

但有时情况更为异常，即使母亲在家这种事也发生。而且不但发生，母亲也知道，但若无其事地默许此事的发生，且也无所反应。因此，有些家庭心理专家便因此推测，可能做母亲的，自感无兴趣与丈夫亲近，因此潜意识地鼓励女儿做母亲的代人。譬如，有个母亲腹部手术，一直没好，就自己一人睡卧室，不要丈夫跟她接触，而让丈夫分床睡在女儿的卧室。这样日子一久，经过数年，而女儿也逐渐长大发育，父亲就无形中跟女儿动手动脚，而女儿告母亲，母亲反而骂女儿乱讲话，不给予理睬。

从临床上的经验而所得的有关家庭人际关系的印象是：父亲常具有强势的性格，对家人习惯以支配性的态度对待，脾气冲动，习于使用武力或威胁得到他想要的事情，包括跟女儿的性关系。受虐待与损害的女儿性格比较被动、顺从、害怕，不敢拒绝。至于母亲往往是懦弱性格，无法保护自己的女儿 (Selby et al. 1980)。

做女儿的，被侵犯后，其心理反应有各种各样。多半女孩子因是自己的父亲，而不敢声张，但怀恨父亲，也气恨母亲。有时女儿沾沾自喜，潜意识地认为从母亲那里抢夺了父亲，而心里高兴。但是无论如何反应，均是不正常的亲子间之异性关系，将会严重影响女孩的自我心理，也会影响其日后的性心理与行为的发展。

在再婚的家庭里，继父跟继女容易发生；假如继母比较年轻，跟继子比较接近，也可偶尔发生。因为，虽然是继父母，实际上是外来的异性，并不是从小一起长大的亲生父母，有其不同的关系，也就比较容易发生这样的乱伦关系。再婚的家庭，就得特别注意这些事情。

母亲跟儿子发生乱伦的关系，可以说比较少，但偶尔也可发生。特别是儿子从小跟母亲很接近，甚至同床而睡，而且父亲常不在，更容易造成母子乱伦的可能性。

（二）**同胞乱伦关系** 有时，在一个家里，兄弟姐妹们间，特别是兄妹之间，发生性的游戏，进而发生性的关系。在社会上，究竟此情况发生多少，对彼此的心理发展有何关系，心理学家还不甚清楚，还待日后的研究与调查。这种情况发生在常让年岁小的男女孩子同睡在一个卧室（或卧床）的社会里。因此，孩子到了五六岁以后，尽可能地要注意睡眠场所的安排，把男女同胞分开睡觉，奉行"男女不同席"的习惯，以减少这种乱伦的可能性。

（三）**祖父与孙女乱伦关系** 这与父亲跟女儿的乱伦倾向大同小异。由于孙女喜欢跟宠她的祖父要好，如果做祖父的，行为不检点，有时就容易发生性有关的游戏，甚至发展到性的乱伦。这种跨代的乱伦，以祖父跟孙女为多，但偶尔是祖母跟孙儿，发生性的游戏行为。

（四）**祖父与媳妇乱伦关系** 祖父与媳妇虽然都是成人，但偶尔可发生乱伦的关系。俗语称是"污媳"，表示社会里存在这样的伦理问题。特别是做丈夫的儿子不在，家里只留祖父与媳妇，而祖父行为不检点，勾引媳妇，就会发生这样的不伦关系。因此，从平常就要小心保持世辈之间宜保持的适当关系与规矩，不要让这样的事情发生。

第三节　诊断上的考虑

从临床的角度说来，关于家人间的乱伦行为的诊断，要小心考虑诸因素。让我们分析讨论。

（一）被发觉的可能性　因为家人间所发生的不伦行为，从社会的准绳说来，是不伦理、可耻的行为，因此，牵涉到事情的加害者多半都不愿意承认与谈起，受害人也不敢或不愿意申诉；连其他家人也常不肯谈论或报告，都想隐蔽起来。这是临床上要进行诊断时最大的困难与阻碍。比如在家庭会谈中，小孩偶然提起她小时曾被祖父亲过嘴，因此很讨厌这种"脏"的事情，产生强迫症的问题，结果父母听了，因感到害羞，觉得家丑被外人知道，就停止家庭会谈，日后再也不来接受心理辅导（曾/陈，2008）。

（二）提诉资料的可靠性　接着要面对的问题是，即使被害者透露了问题的发生，到底所申诉的资料是否可靠，还得小心去查询与印证。最主要的困难是，假如受害者是年龄小时，他们所报告的资料是否是可靠，还得经过仔细地分析与判断。对于小孩记忆的可靠性，回忆过去事件的真实性，常有所争论。也就是说，不仅是提供资料的人的年龄的问题，言语沟通的能力也有限制，还得考虑他们记忆能力的可靠性。特别是有关难过或害羞的创伤性事件，常附带情绪的困扰，其恢复记忆事情发生的情况，其可靠性要小心斟酌。

从临床上的角度说来，我们要考虑申诉者本身的性格。因为，有些人，特别是带有自爱性性格或所谓癔症性格倾向的人，容易带情绪而述说，也容易使用夸张性的语气来描述，而且最重要的是，由于其性格而容易很过敏性地反应与感知事情的发生。相反，有的人性格比较内向，或者带有强迫性性格的人，比较不肯随便地申诉，过分谨慎，不容易得到充足的资料。

跟被性强暴者一样的，我们还得考虑申诉的动机，以及为何现在才开口申述的理由等。有些人被性强暴,但不告诉他人,等过了一段时间(甚至几个月或几年后),为了某种理由才忽然开口申诉;遇到这样的情况,就要考虑其时间上的因素与动机何在。同样,对于发生了乱伦的情况已经很久,甚至继续好长的期间,为何选择目前的阶段而透露这个问题,都是要在考虑之内。

而且我们要了解,事情的发生,常依靠被害者与加害者双方的申诉与说明,并没有第三者的旁证,是根据主观性的报告,要很费精神去判断。特别是从司法的立场,只有当事人的申诉,往往作用比较少,还得依靠周围性的旁证,以及其是否长期性地发生等因素而考虑。

(三) 临床检查的可靠性 由于小孩的申诉有认知与言语沟通方面的限制与困难,特别是谈有关性的敏感话题;因此,儿童心理学家曾采用特殊的心理测验办法,如通过画图或使用人像或动物的玩具,经过投射的方式,让小孩讲所发生的事件。可是到底这样的心理测验的可靠性如何,如何去解释与判断,也是临床上的问题,要很小心。

关于这一点,让我们提出在美国曾经发生的实际例子。根据报纸登载,在美国某地,住着从中国大陆移居来的华人家庭。父亲还不懂英文,尚且还找不到工作,待在家,而母亲在一家餐厅做洗盘子的工作,这样全家糊口过日。家里除夫妻以外,还有个上幼稚园的小女孩。幼稚园的老师,按规定针对小孩是否被虐待的情况而进行例行的探讨与检查,包括有关性虐待的情况。老师所采用的办法,是根据心理学家的提议,让小孩看人体的图像,问有没有哪些人常去摸小孩的阴部。这个华人小女孩就回答说,她的父亲常用手摸她的阴部。得到这样小女孩报告的资料,老师发生警觉,就按规定赶紧向儿童保护机构去申报,此女孩遭受父亲的性虐待。根据美国的法律规定,被父母虐待的孩子,要从父母身边带走,好保护小孩,是一种社会保护制度。根据老师的报告,儿童保护机构就赶紧通知警察,警察就到小女孩的家,要把小女孩带走。刚好在家的父亲，因听不懂英文，不知为何警察来了忽然要把他们的小宝贝带走，就去阻止警察的行为，动手去阻挡。警察看了，就拔枪要阻止父亲的反抗，结果，在这样挣扎当中，警察就过失地开枪打死了父亲。后来从外面回来的母亲，才告诉警察，他们的女孩阴部发生了皮肤的毛病，医师吩咐要搽药膏，而在家的父亲就担任给女儿抹药膏的责任。可是等到事情弄清楚了，父亲早被打死，无法补救已经发生的惨事（Tseng，2003，282-283）。可见，掺杂着言语不通的问题，以及幼稚园老师的错误性判断与报告、司法上的规定、警察处理情况的不当等，综合起来给这家华人带来可怜的悲剧（Tseng et al.，2004，218-224）。这个悲剧，提示我们临床上判断乱伦的问题，要很小心。

第四节 诊断性会谈的要领

会谈的场合与方式上的考虑 针对有关家庭乱伦而需要进行诊断性会谈时，到底采用个人会谈做诊断工作，还是跟家人一起谈比较好，是临床上的判断。对被虐待的孩子说来，特别是幼小的，最好跟家长一起会谈，会感到比较安心，而且有家长在场，增加其印证的作用。可是假如是家长中之一是性虐待者，就不能在场，否则让孩子害怕而不肯申诉。如果是年龄比较大些，进入青少年阶段的孩子，可以考虑单独会谈，不用父母在场，避免年轻人感到尴尬。

当然，要考虑医师或会谈者本身的性别，最好由女性辅导者跟女孩谈，由男性辅导者跟男孩谈，比较合适。

（一）**掘发与探讨资料的技术上斟酌** 跟临床上的一般会谈技巧与原则一样，要先建立辅导者与被会谈的对象的关系，稳定情绪与熟习会谈的气氛以后，才逐渐进入正题。从简单而容易谈的话题开始，逐渐进入重要的话题。而且牵涉到事件的发生情况，最好有比较详细地探讨，包括场所、时间、事情发生的先后顺序等，有足够的详细资料可证实事情的正确性。

要注意的是，会谈者要避免责备性的语气，要尽量提供支持与保护的心态。这跟与性强暴有关的被害人会谈时，是一样的原则。否则被害人心里害怕被人责怪，就不肯谈吐事情发生的经过。

（二）**保密的考虑与重视**　关于所获得的资料要慎重考虑其保密、隐私的需要。就算是家里人，也要注意哪些成员可以让他们知道，而哪些成员要回避；要从医疗、伦理与法律的观点重视隐私的需要。

（三）**小心且正确性地诊断**　千万不能大意且草率地做诊断，要小心求证，免得发生错误而伤害家人的关系与感情，留下不需要的创伤。最好有多方面的资料，避免主观性资料的影响。

第五节　治疗性会谈的措施

（一）**停止病态情况的继续发生**　这是首要的辅导课题，使乱伦的行为与事件能即刻停止，而不再继续发生。必要时，要家人暂时分开居住，或者靠法律的途径而要求分离，避免乱伦行为的继续发生。

（二）**提议适当的身体检查**　依靠医学知识的判断，进行所需要的医学检查，包括专科（如妇产科等）的临床检查及必要的诊断性检验，如与性有关的传染病（包括艾滋病等），好考虑如何保持身体的健康。

（三）**探讨家人的态度与处理**　分析家人过去是否知晓，是否尝试采取阻挡或避免的行为，以及其效果如何等。这还包括探讨彼此的人际关系，情感问题，要从广泛的角度去处理。

（四）**社会与法律上的顾虑**　由于乱伦的事情不仅是个人或家人有关的事情，还牵涉到社会与法律的关系，特别要考虑如何从司法的角度与途径处理问题。

（五）**加害者与被害者的分别处理**　这是一般性的原则，要把加害者和被害者分别会谈，进行检查，并给予必要的辅导工作。

除非必须要双方在一起,进行对质性地探讨。避免一起会谈,是能让每个人有机会申述与表明他们自己内心的想法与感受。

(六) **被乱伦者的内心处理** 被乱伦的成员,从被害者的立场说来,常有很复杂的心理。因为加害者是自己家里的人,是生活在一起的亲人,而且往往发生乱伦的情形有一段时期,不仅是一次的偶然性、事故性的发生。因此,这跟被外人加害,而且是事故性的只发生一次有显然不同的心理反应。常会牵涉到讨厌与喜欢、害怕与享受、恐惧与期待、害羞与向往等双相性、矛盾性的心情,是要一一去分析与处理的辅导工作。

(七) **对日后影响的辅导** 不仅要处理当前的心理反应,还得考虑对日后长期性的心理与行为上的影响,包括跟家人的关系,对人的信任感、对异性的相处关系、对性行为的反应等,要帮助被害者有所前瞻性的看法与了解,并能准备如何去面对与处理;是预防性的辅导工作(曾,2001)。

参考文献

1. 曾文星. 家庭的关系与家庭治疗. 第七章:异常的家庭行为问题(71-85). 北京:北京医科大学出版社,2001.
2. 曾文星. 心理治疗:督导与运用. 第十三章:家庭治疗的督导。个案二:孩子揭露家丑而家长不肯再来接受家庭治疗(陈一心)(331-335). 北京:北京大学医学出版社,2008.
3. Selby J W, Calhoun L G. Jones J M, Matthews L. Family of incest: A collection of clinical impression. International Journal of Social Psychiatry, 1980, 26 (1): 7-16.
4. Tseng W S. *Clinician's guide to cultural psychiatry*. San Diego: Academic Press, 2003.
5. Tseng W S, Matthews D, & Elwyn T S. Cultural competence in forensic mental health: A guide for psychiatrists, psychologists, and attorneys. New York: Brunner-Routledge, 2004.

第二十二章　家人有病或病危的家庭问题

第一节　问题的了解与把握

一个家庭里，假如有个成员患了躯体性的疾病，特别是严重的，或者是慢性而需要他人照顾的，甚至是病危的情况，会扰乱一家的稳定性，增加全家的心理负担与情绪上的困难，也是促成家庭问题的情形。其影响全家的情况，可以大致分为几种情况。

一、照顾患病成员的辛苦

假如一个家庭的成员患了急性的躯体疾患，或者是慢性而残废性的疾病，就需要家庭其他成员的辛苦照顾。除了医疗上的护理以外，还得照顾病人的吃、喝、睡、大小便等生活上的需要，给家人增加各种精力与时间上的负担。假如是父母之一生了病，所有的负担都落到另外一位父母身上，影响甚大；可是即使是小孩生病了，也会影响双方父母的精力与工作。可以说给全家带来额外的负担与工作，打破家庭生活的平衡。即使是发生了残废性的情况，随着病人的年龄与辈分等因素，即患者是小孩、夫妻或者是老人，都有各个不同的护理与照顾上的不同需要（曾等，2011-a；Coppersmith，1984）。

二、共同遵循护理上需要的生活方式

有些疾病，如慢性的糖尿病、高血压等，虽然并不需要很麻烦地照顾，可是为了缓解病情，也需要更改或调节饮食或生活的习惯，譬如，摄取少糖或低盐的食物、少吃脂肪含量高的东西等，

而这些不仅仅是病人本身要去遵循的饮食习惯，最好全家人也随其医疗上的需要，更改其饮食的方式。否者，只有病人特别注意饮食，而其他家人照吃普通的饮食，病人会有病耻感，因此全家人一起注意饮食卫生，对病人及大家都有好处。

三、影响全家人情绪的问题

除了这些关心照顾以及护理方面的工作，最主要的，还牵涉到情绪上的影响。担心疾病的情况，关心预后的问题，操心对经济的影响，考虑对全家人的生活，样样都是增加烦恼与焦虑的事情，会直接或间接地影响全家人的情绪。假如病人的情况严重，处于病危的情况，或者医治没有希望而将死亡时，那对家人的情绪更有严重的影响，发生情绪上的困难。随着生病的情况而发生且经历：惊讶、否定、生气、责怪（自己与他人）、抑郁、接受等心理程序，是常见的情况。有些人因生病而责怪配偶，甚至要求离婚（曾等，2011-b）。

第二节　辅导上的考虑

一、调节适当的护理，避免过分的负担

假如家里有个人生了病，影响其他家里成员，而发生心情上的困扰时，其辅导的首要课题是，帮助家人去检讨并调节其心理上的负担，采取适当地护理与照顾工作，而不要过分影响家里其他人的心身负担。特别是慢性的、严重的疾患，这是很重要的，否则全家的人就无法长期性地支持与照顾病人，也严重影响家里其他成员的生活情况。

二、督促沟通，相互了解与支持

面对家人生病，遭遇全家人的担忧，增加负担与操心时，还得注意家人要相互沟通，了解彼此的心情，讨论如何共同去应付的原则与要领，以提高适应的效果。特别是病人所患的是特殊性的疾患，有传染性的、严重性的、会发生残废情况的，都要跟病人、家属各个地沟通与交谈，了解彼此的顾虑、担心，以及应对的方法，好提高彼此相互支持的功能，去面对全家所遭遇的情况。

三、检讨处理困难的适当性

最好，全家人能随时讨论他们应对生病带来的困难的处理方法，是否适当、是否合适、是否过分，或者方式不妥当等，做全盘性地检讨，并且求其必要的改善。这样才能改善其全家人应付困难的模式，能比较有效地面对困难的情况。特别是当病人发生危机，甚至是面临死亡的情况时，是否继续急救，维持其生命，或者让病人安乐去世等，都是很重要的心理问题，也是很急切需要做决定的课题，需要全家人讨论，求其共同应对的方法。

第三节　案例说明

个案一　不让病危父亲安详离世的全家人

一、个案简介

这个案例是发生在美国檀香山，是华人移民来美国的一家人的情况。父亲，刘先生（假名）是将近50岁的男性，因为突然中风，昏迷不醒，被送来急诊处。经过CT扫描的检查，证实脑干部有大量出血。因为呼吸有困难，被医师吩咐使用人工呼吸器，保持其呼吸状态。等其危险情况稍微稳定后，从急诊处转入病危病房，接受特别护理。虽然经过两个星期的特别护理，病人仍维持其植物人状态，病情没有好转，被医师判断已经超过特别急救的阶段，没有希望恢复，也就根据美国的医疗规定，医师就跟家属提起是否要把人工呼吸器去除，让病人安然结束生命。可是其家属（包括妻子及两个青少年女儿）都不愿意，医师只好请懂华语的精神科医师照会，帮助向家属说明，不要只为了家属心理上的需要而延长病人无谓的生命。

原来，刘先生是10年前自己一人从中国大陆想办法来美国的。他在美国请求政府的政治庇护，其理由是他们夫妻生了两个女孩，违背政府的独生子政策。虽然他被美国政府允许居留下来，可是他的妻子跟两个女儿却被留在中国，无法团聚。直到半年前，他的家属才被允许来美国团聚。这时他的两个女孩都已经长大，是10多岁的青春女儿。

虽然一家人庆幸隔了10年而终于聚会，但不幸的是，早就患有高血压的刘先生却有一天就忽然中风了。当然，刘太太跟两个女儿都很伤心，日夜都在医院病房里陪着昏迷不醒的刘先生；希望能奇迹地苏醒过来。有时，昏迷中的刘先生会偶尔张开眼睛，呆视一下，并且流泪，刘太太跟两个女儿就认为刘先生将苏醒，也就赶紧喊叫，可是，不过一两秒时间，刘先生又恢复其昏迷不醒的情况。如此，一天又一天，病情毫无好转，可是他们家人心里仍保持个希望，期待奇迹会发生，好能弥补过去曾丢掉10年的全家团聚的机会。因此，当主治医师向家属提起要放弃急救，而让病人安然去世，却受到家属很大的情绪反应。

二、照会会谈

在主治医师安排下，精神科医师跟家属全体聚会，并由主治医师及病房护理主任及社会工作者在场，一起参加会谈。首先由其主治医师以英文给家属说明，并由照会的精神科医师以华语翻译给家属。主治医师首先说明，按医学知识的判断，假如一个病人昏迷而无法自行呼吸，需要使用人工呼吸而勉强保持生命，经过两个星期以上，仍无好转情况，就被认定医救无效，考虑要停止继续急救，而拆除人工呼吸器，让病人自然死亡。这是医院的通常规定,也是负担医药费的医疗保险公司的一般规则。在美国,通常每个人事先都订有自己有关医疗的医嘱,在自己昏迷而没有恢复的希望时,其选择是如何。可是,刘先生本身并没有按美国习惯事先订有这样的医疗遗嘱。现在的补救办法就是由家属替病人去推测,到底病人本身希望如何:即继续急救,或放弃而让病人安详去世。

经过翻译,刘太太跟女儿都不肯推想病人本身(即:他们的丈夫或父亲)在这样情况下,会做何种选择。他们只异口同声地说,他们希望他们的丈夫或父亲能好转,好能再过一家团聚的生活。虽然医师回答说,我们可以理解家属的心理愿望,但医师要决定的是"病人本身"的意愿是如何。照会的精神科医师用华语补充说明,这是根据美国的法律与习惯,要尊重本人的意见,而医师在探问家属推测病人可能会如何想与选择自己的命运。可是家属无法了解,只一味而重复他们家属希望病人能恢复,好能团聚。

在这样情况下,主治医师就接着说明,由于在医院特别病房医疗,医疗费很高贵(每日至少美金5千元左右,而过了被医疗保险公司规定的医疗日期,公司就不再给予负担),假如家属要想继续病人的护理,就得把病人转到另外一家医疗设备比较普通(而费用比较低)的公立医院,靠政府的补救金来维持;或者就把病人自己带回家。医师同时说明,这样长期医护昏迷而处于植物状态的病人,容易发生许多医疗上的问题。因为天天只靠输葡萄糖液,营养不够,就要在喉咙做手术,打开一个洞,从喉咙的洞来喂食。还有,病人容易得肺炎,而且由于病人长期躺在床上,背部或其他地方因血液循环不好而容易长褥疮,会发生许多不好护理的事情。

被请来帮助翻译并担任照会的精神科医师,特别用华语给家属说明,这些医疗上的并发证都会给病人多增加痛苦,而又没有恢复的希望的话,是否考虑结束人工急救的状态,而让病人安详去世比较好。医师指出,他们10年来没有跟丈夫(或父亲)在一起过家庭的生活，很想救病人，是可以理解的。可是目前的情况，不能只凭家属的情感上的需要而不做比较理智性的决定，是不妥当的。可是刘太太跟两个女儿还是决定要继续救他们的丈夫与父亲，就选择要把病人转到另外一家公立医院去尝试继续护理。因此，其结果如何就不晓得。

当会谈结束，家属离开会谈室以后，在场的某位（美国）护理人员，就摇头私自评论说："这个（华人）家属真的不懂理，也不考虑到政府要花费多少医药费来护理一个完全没有希望的病人。他们不知道政府的钱都是像我们这样的老百姓交的税；以为公家的钱是无穷尽的，该花在他们身上"。

个案二　患终期癌症而将死亡的妇女及难于沟通话别的家人

一、开头说明

这是年轻，刚被分配到门诊学习如何实行心理治疗的女性住院医师，特别来找教授，请求帮忙共同去看一个全家人的案例。这个案例是内科医师介绍来精神科门诊，接受家庭会谈的。原来有一位年岁将近五十岁的日裔妇女，患了癌症，并且病情已经到了终期，没有复愈的希望，被癌症专科医师预测只有几个月的生命，因此将被安排住到安乐院，等待临终到来的个案。由于内科医师从病人那里得知，她很想跟自己的丈夫与子女谈论她将面临去世的事情，做些必须交代的事情，而又觉得很难跟家人谈，特别是跟个性向来很倔犟不容易沟通的丈夫，因此被提议全家来精神科门诊接受家庭会谈的安排。

二、个案简介

病人是生长在夏威夷的第三代日裔，不太会讲日语，平时在家都用英文与家人谈话沟通。她年龄将到50岁，早年在二十多岁时嫁给目前的丈夫，婚后生育了一男一女。女儿目前19岁，大学快毕业，准备就职，还没有男朋友。男孩今年16岁，高中生，快考大学。病人的丈夫也是在夏威夷出生的第三代日裔，姓福井（假名），在某公司做事。福井先生个性比较倔犟，常有自己的主张，不太喜欢跟人聊天，平时在外工作很认真，回家很少跟家人谈话或开玩笑。被妻子称是家里的"将军"，意思是保持高高在上的架子，要家人尊敬他、妻子服侍他，很难跟他随便聊谈家里的琐事。

很不幸的是，病人（福井太太）在半年前患了癌症，虽然马上接受药物治疗，但效果并不好，每况愈下，癌症已经扩散到全身多个器官，身体消瘦，而且被疼痛所折磨，虽然吃大量的止痛药，但有时还很难受。

负责治疗的癌科医师已经向病人及丈夫说明预后不佳，只能预料还可以活两三个月，建议从普通的综合医院出院，改住在安乐院。安乐院是专门设置给临终病人居住的医院。院里还是有基本的医疗设备，应付医疗的需要，可是医护人员比较少，环境设计得比较像家庭式，方便家人来访问或陪伴病人，是比较安静居住而等待临终的地方。

病人知道自己还可以活的时间不多，希望能跟自己家人好好谈，交代临终以后的事情，可是发现不太容易跟家人谈，特别是跟长年来一起生活的"将军"似的丈夫。主治医师听了病人的顾虑，也就建议来精神科门诊，接受家庭会谈，帮助他们家人进行会谈。病人答应了这样的安排，而家属都表示听从医生的建议，一起来门诊，参加家庭会谈。这样也就约定了会谈的日期。在精神科门诊负责辅导的，是一位年轻的女性住院医师；负责督导的，是年老男性教授。

三、会谈前的讨论与督导

住院医师：这位病人被安排给我，要我负责家庭会谈。可是我从没有家庭会谈的经验，不知如何去进行，请教授帮忙，是否可以一起来举行家庭会谈？

第二十二章　家人有病或病危的家庭问题

督导教授：好的。可是有几样事情我们必须事前讨论，有所准备。

住院医师：哪些事情？

督导教授：这是不寻常的家庭会谈。有个事前预定的特别目的，而且有时间上的限制。

住院医师：因为病人的身体情况不好，不一定能来会诊好几次，所以可能只举行一次或顶多两次的家族会谈。

督导教授：是的。还有，我们要考虑如何对待要保持尊严而又不太习惯开口畅谈的"将军"丈夫。

住院医师：如何对付这样的丈夫或父亲？

督导教授：要尊重他，不要让他觉得是被请来参加会谈并且被家人指责，被辅导人员教训的。要让他保持他仍是一家之主的家长。还有，你是女性，对他这样通常有重男轻女观念的日本先生要避免过分地批判他，让他觉得受不了。但是你可以站在女性的立场，多帮助妻子，帮她说些她可能想说的内心话，而我以男人的身份多替丈夫去考虑。

住院医师：你就是说，我们两个共同治疗者，运用我们性别的不同，而跟家族不同性别的成员保持各个"联盟"的关系？

督导教授：你说的对。但是并不要很死板地这样扮演平行性的联盟或认同，也可以交叉性的联盟或认同，你替先生讲话，我帮助妻子，看情形而进行。但是主要的要点是，我们共同治疗者要扮演相互补助的角色，而不要变成是相互对抗而有所抵触的"两个"治疗者。还有，根据家庭治疗的系统观念，我们不要去认定哪个成员是"病人"，而哪些是家属。因为，根据系统学的理论，各样行为的发生，都是靠几个人相互发生反应而产生的结果，每个成员都不是病人，可是只通过某成员而表现病态性的问题而已。可是针对我们将要给予家庭会谈的这个家庭，我们可以不遵循这个观念，可以特别利用母亲是癌症患者，是躯体性的"病人"，是临终将去世的家人，而多给予照顾与支持。

还有一点我们要小心的是，虽然先生是有名的"将军"，个性倔犟，不太表露感情，但并不是说他内心里就没有感情。目前他二十多年的伴侣将离开去世，他内心里一定也有所感触。可是居于他素来是个大丈夫，是个"将军"，也就不肯也不让自己表露（男人不该表露的）"懦弱"的感情也说不定。我们要小心。

根据病人的表述，她跟自己的丈夫不容易沟通交谈富于情感的事情，因此，从策略上我们先探问病人（母亲）怎样谈她去世后的事情，从比较容易而没有问题的两个人间的来往沟通开始，逐渐把重心移向先生跟妻子间的交谈问题。

最后有一点，我们需要去记住的是，这位妻子，将过几个月就离开人间而去世。我们对这个家庭不要有太过分的要求，去做什么"治疗"工作，要求他们改变很大的行为方式。主要的，要把重点放在情感上的沟通，让他们有机会说些想说的好话，有很好地交代。

住院医师：这些我都懂了。

四、家庭会谈进行的情况

住院医师：你们大家好。我是门诊的住院医师，这位是我们的教授，今天我们两个一起跟你们会谈。首先要谢谢你们都来。特别是福井先生，特意请假来参加会诊。这位是你们的大女儿？

妻子（病人）：是的。她叫雅子，快大学毕业了。

住院医师：那很好。你们是否还有个儿子？

妻子（病人）：是的，高三。他今天下午要参加学校的篮球比赛，所以没有来。反正他年龄还小，对家里事情不太关心，也不要去操心他⋯

督导教授：（看到先生一直没开口参加谈话，就面朝向先生而说）福井先生，你们夫妻结婚多久了？

丈夫：23 年又 10 个月。

督导教授：23 年又 10 个月？你记得很详细。是否再过两个月就是你们的结婚纪念日？

丈夫：是的。

住院医师：那太好了。

督导教授：我们今天请大家来，就是想帮助你们谈谈你们家的事。看来你们有个很好的家，可是很不幸，太太生病，患了癌症。内科医师有没有向你们说明预后的情况？

丈夫：癌科的医师给我们说了；说她大概还有几个月，下个礼拜就要住到安乐院，已经安排好了。

住院医师：（朝向病人而问）最近身体怎样？还疼吗？

妻子：有时还是很疼。胃口都不好，不想吃东西。

督导教授：看样子，我们要争取时间，做各种的准备。是吗？

丈夫：我太太已经写好遗嘱了。

住院医师：那好。除了遗嘱，还有什么事情需要交代或准备的？

丈夫：什么事情？

督导教授：你们夫妻或者家人有没有机会谈谈你们对事情发生的感觉，或者对将来如何安排或者要交代的事情？

女儿：我最近跟母亲有机会谈她将去世的事情，她也对我谈她对我将来的希望…

住院医师：那好极了。

督导教授：你跟妈妈谈了什么？

女儿：她去世后，我会怀念她的……（心情有点激动，话变成鼻音，没说完，流了眼泪）

住院医师：（给女儿递纸巾擦眼泪）

督导教授：妈妈，你给这么好而孝顺的女儿说了些什么话，做交代？

母亲（病人）：我对她说，我去世后也会（在天上）继续看着她，照顾她，希望她大学毕业后会找到好工作，并且交个好男朋友，将来可以结婚…

住院医师：那是个好母亲。

督导教授：你跟先生有没有机会也谈谈…？

妻子（病人）：（没说话，看着先生）

丈夫：她说她对这一辈子的婚姻都很满意；去世后，还是会关心我，在天上照顾我。

督导教授：那你跟自己的太太说了些什么？

丈夫：还没说。

督导教授：假如你不在乎，现在是否可以利用这个机会，跟你的妻子说些你心里想说的话？

丈夫：她知道我要说的话…

住院医师：可是女人还是喜欢听到从自己的丈夫亲口讲的话。（看着病人）是不是？

妻子（病人）：（点头）

督导教授：你要想象这是最后的机会，可以面对面对她讲，那你想跟她说些什么好话？

丈夫：我会跟她讲我很感谢这一辈子做我的妻子，照顾我和子女。

督导教授：（点头）那是很好的话。可是你不要面对我说。你可以不可以面对你的太太，直接对她说？

丈夫：谢谢你照顾我，也照顾孩子…

妻子（病人）：（流泪）我也谢谢你。

督导教授：我听说有些日本丈夫从来不会烧饭，都是依靠太太烧饭、照顾。福井先生，你会不会烧饭？

妻子（病人）：他从来都不会烧。现在我生病无法烧饭，他开始练习烧饭。

住院医师：（朝向女儿）你爸爸烧饭烧得怎样？

女儿：还不行。不会炒菜，不知怎样切菜，也不知怎样调味，只会用电锅煮饭。

督导教授：可是起码有心学习烧菜，这样就很不错了。起码将来没有妻子可以给他烧饭时,自己还可以烧饭,应付三餐伙食。我不知是否可以提起这个话题,可是让我试着问太太。你将来去世后,希望不希望你的先生再续弦?跟别的女人结婚?

妻子(病人):这要看他自己怎样想。

督导教授:那你做妻子的,很大方。刚才你先生提起过,你已经准备好遗嘱。你对你自己的丧事有什么希望与交代的?

丈夫:她说要火化,把骨灰摆在离家不太远的公墓,家人方便去拜墓。

住院医师:丧礼呢?

妻子(病人):我只要亲近的亲戚跟朋友来,不要铺张。家里要节省,准备存钱,儿子要念大学。

督导教授:看样子你们对各种事情都有所准备,今天也有机会沟通彼此的心思与感觉,做日后的准备。假如你们觉得还需要再来会诊,就打电话给医师。谢谢你们来,并希望大家多保重,并且相互支持与安慰,渡过困难的人生阶段。

五、会谈后的讨论

住院医师:这个家庭比我想象的还好,家庭会谈并没有什么困难发生。谢谢你一起参加,帮助了我。

督导教授:没什么。因为福井他们这个家庭里每个成员本身的心都很好,平时各个的心理状态还健康,只是性格上不习惯于谈话沟通,表达内心的情感的问题而已。而且我们两个人合作得很好,所以并没有遭遇会谈上的问题。其实这家人他们关于比较现实与具体的事情都已经自己讨论过并安排好了,我们只要帮助的是情感层次的沟通而已。

住院医师:你向他们提起妻子去世以后,丈夫是否考虑要再婚的事情,是否有什么目的与作用?我觉得这是很敏感的话题。

督导教授:对的,因为这是将去世的妻子内心里通常会想到,也会挂念的事情。所以治疗者可以帮助她提出来讨论。我本来想,或者希望丈夫会说，他很爱自己的妻子，这一辈子不会想再婚，这样可以安慰将去世的妻子，可是丈夫却一点都没有反应，也不会搭腔，因此，事后想来，是有点冒险性的尝试。你想想看，万一（糊涂而老实的）丈夫回答说，他不会烧饭，想要再娶个女人来照顾他家事，就很糟糕，会谈就没有往好的方向进行了。

住院医师：对了，我想起内科的医师说，病人曾经抱怨说，自己的丈夫个性太强，她受了许多气，才气出癌症来。我们在家庭会谈里是否也该帮助她提出来讨论？

督导教授：不要提出来。因为从医学的立场说来，没有人会因心理受气而发生癌症的。可是，有不少生了病的人，难免会责怪他人，特别是受家人的影响而生了病。这是心理上遭遇应激、创伤或面临事故时，常表现的心理现象。

住院医师：是不是"否定、怀疑、责怪、悲伤、抑郁、接受"的一连串心理反应过程里所表现的责怪现象？

督导教授：是的。因此，需要帮助病人去处理这样的心理反应。可是最好是以个人心理辅导的模式与场合而进行，协助病人去接受自己不幸的遭遇或事故，而不要去责怪家人。特别是这样的话题，在家庭会谈里提出来的话，要赶紧帮助去收拾这样的责怪他人（配偶）的现象，免得把家庭人际关系搞得更糟糕，而没有好处。

从太太在背后讲这句话，跟她在家庭会谈里，却没提而只讲客套话的情形说来，可以帮助我们了解一个人的心理是很复杂，有不同的层次，而且在公众场所说的，与在私人场所所说的，有很大的差距，甚至是相反。因此治疗者不但要了解这样表内的差异，还要考虑有家人在场的家庭会谈里要他们谈论到哪个层次的问题。我们早就说明过，这次的家庭会谈不是在想治疗他们的情结性问题，只是帮助他们在病人临终将到达之前如何赶紧有机会彼此沟通表达一下，可以说是心理上的"仪式"，而不是探讨深处情结的分析与治疗。

住院医师：我很明白了。谢谢你的教导。

六、日后追记

经由这次家庭会谈后，病人跟女儿再来与治疗师会谈一次，让治疗者有机会跟病人讨论并解释病人把癌症的发生归罪到丈夫脾气不好的事情。在会谈当中病人屡次表现肚子痛，看来病人的癌症给病人带来许多痛苦。治疗者吩咐病人要按主治医师的医嘱服用止痛药，在此病情阶段不用再去担心止痛药是否会成瘾的问题，尽量服用，需要避免不必要的痛苦。治疗者从病人得知她后天就将住进安乐院，准备过人生的最后阶段。（曾，2008）。

参考文献

1. 曾文星．心理治疗：督导与运用．第十三章；个案一：患终期癌症而将死亡的妇女及难于沟通话别的家人（323 - 331）．北京：北京大学医学出版社，2008.
2. 曾文星，徐静，吕秋云．心理治疗：婚姻与辅导．第二十四章 年老夫妻的婚姻问题。二、老先生开始痴呆，因无法服侍而烦恼的妻子．北京：北京大学医学出版社，2011 - a.
3. 曾文星，徐静，吕秋云．心理治疗：婚姻与辅导．第十九章 配偶的个人疾患问题：一、妻子患了癌症，却要求跟丈夫离婚。北京：北京大学医学出版社．2011 - b.
4. Coppersmith, E. I.：Families with handicapped members. Rockville, An Aspen Publication, 1984.

第二十三章　集体病态的家庭问题

第一节　家庭集体病态的定义与说明

虽然家家都有常见的家庭心理困难，也可以偶有短暂性的感情冲突，但都是通常性的家庭问题，也是家庭辅导比较可以发挥功效的情况。但有些家庭，难免产生较异常且严重的家庭心理问题，发生集体性的病态行为。

从精神医学的立场说来，精神上的病理状况，如精神恍惚、解离、焦虑、恐慌、癔症（歇斯底里）、抑郁症、妄想症、自杀等，会经过心理感染的方式，影响且感染到亲近的他人，同时产生类似的精神病理状态，在精神医学上称此为"感染性精神疾患"（contagious mental disorders）、感应性精神障碍（induced psychosis），是偶尔可见的临床现象。这种传染性（感应性）精神疾患，容易在家庭里发生，即家庭成员，如家里的姐妹或母女等很亲近的两个家人受相互感染，形成"感应性双人精神疾患"，法文称是 folie a due（即双人精神疾病）。有时，甚至牵涉到一家人，包括成人与孩子们都各个经过心理传染与影响，而患上有关联的精神疾患。这时，在精神医学上称之为"家族感染性精神疾患"（family mental disorders），法文称是 folie a famile（即家族精神疾病）。

假如所患的是比较轻度的精神疾患，如精神解离、焦虑与恐慌、癔症（歇斯底里）等，而且跟心理因素比较有关，是跟家庭的人际关系有密切关联时，可以尝试家庭的辅导。但是，假如所患的是比较严重的精神疾患，如妄想病，就得主要依靠精神医疗，其次是补佐性的心理辅导。

这种稀有的家庭病态情况，虽然不容易经过普通的辅导而治疗，倒是可供我们去了解，一家的心理结构、关系与影响会跟精神病理有何关系。因此，让我们在此章，根据文献的报告资料而提出几种可能发现的集体性家庭病态行为，并且列出一些例子来简单说明。

第二节　家庭成员集体患癔症

我们都知道：从精神医学上说来，癔症（hysteria）可分为转换症（conversion）及解离症（dissociation）；而解离症又可以神灵附体（possession）的形式而呈现（文与林，1997）。这些病状，可以发生在单人身上，但有时却也可以集体地发生。假如众多人一起发生，就形成集体性或流行性癔症（collective, epidemic hysteria）。有时病情的发生，包括一家的成员，被称是家庭集体癔症，特别以解离症或神灵附体的病情出现。这种情况，比较多见于相信神鬼的社会，包括知识水平比较低的民众。在中国东北等地区，常有集体或家庭成员共同患解离症或神灵附体的病情（张湖，1992），而且在其病情发作时，会发生杀人等犯罪行为，引起司法单位的关心（李，2000；李等，1992）。

一、东北全家犯谋杀的例子

让我们举出一个发生在辽宁的例子（张向峰，1992）。王某是47岁的母亲，只受过4年教育的工人，过去常有癔病的发作，呈现神灵附体的病情，并说是被死去的婆婆的灵魂附体。她的丈夫，王夫，50岁，初中文化，干部，患矽肺，身体欠佳。他们夫妻有两个儿子。长子24岁，初中文化，也是工人；次子18岁，还在初中就读。

问题的开始前，长子与某女同居（在当时是非法的行为）。由于他表现话少、怕人、闭门索居的异常行为，其母亲，即王某，就请巫医来给长子驱鬼治疗,但没有效果;而且病情更加严重,说他自己是"无头鬼",能听到房顶作响,并扬言要杀死全家人。随后,王某跟她的丈夫与次子,也都说房顶作响。在这样的情况下,全家人惊恐不安。

在案情发生那天,王某呈现神灵附体的状态,自称是被大仙附身;并且可以给长子驱鬼。在她的唆使下,她的丈夫与次子(在精神恍惚状态中)把长子抓起来,并在长子身上钉了40几根2至5寸长的铁钉,并在腹部扎了一刀,长子当即惨死。

这事件发生后,王某被关在监狱里,精神保持恍惚状态,声称自己杀了无头鬼。可是过了10天左右,等到精神恢复,听说被杀的是自己的长子,就失声痛哭。司法精神医学家,诊断王某患了癔病附体状态,丈夫与次子当时患了意识性恍惚状态,而长子是患精神分裂病。

根据这些资料,我们只能推测这个家庭惨事发生的可能因素。即,由于长子居然跟女友同居,不但是犯法,可能也招来母亲(王某)的嫉妒,而又无法管制其行为。等到长子开口要杀全家人,让全家成员心理恐慌,便想办法去应对,而其应对的方式就是采取全家人在精神恍惚状态中去谋杀自认为是无头鬼的长子。可以说是采用病态的行为来处理家庭中的矛盾。

二、马来西亚华裔家庭的例子

根据文献,家庭集体患精神解离症也曾发生在马来西亚的华裔家庭(Woon, 1976; Tseng, 2001.275 - 278)。即有一华裔家庭,居住在当地乡下,以农为业,除了父母以外,还有两个男孩及一个女孩,都已经成人,只是还没结婚成家。父亲除了务农以外,还兼任另外一个特殊的职业,即当"乩童"(shaman; 过去被北方人称是"跳大神")。这种乩童在被人要求下会产生精神恍惚的状态,然后表现好似被神灵附身,而说是可由附身的神灵来替人解除问题。这是迷信的事情,但是在没有现代化的当地还是被人相信,而且这种"神职"很受当地村民的尊敬。

可是这个年老父亲有一天得了中风,无法再实行其神职,便想找接班的人。按照习惯,首先要从家里的子女们去寻找选择。一听到这个消息,做女儿的,忽然发生精神恍惚的状态,昏倒在地上(表现她有容易进入精神恍惚状态的"能力")。看到这个情况,大儿子,也接着昏倒,表现精神恍惚,乱讲话,好似被人附身似的。不久,二儿子也昏倒,表现同样的精神状态。如此,一家三个人连续地进入精神恍惚而乱语的状态,持续了数天。结果还招来村民的好奇,在他们家附近围观。最后警察被叫来,精神科医师也被请来,经过诊察判断是癔症性的精神恍惚状态,都被送到医院里去住院治疗。

很清楚,基于成人子女们心里想争取被选上父亲"神职"的继承者,在竞争与嫉妒心的混合动机里,演出这个一家三人连续患上此感染性的癔症的特殊现象。

第三节　家庭集体患感染性妄想病

所谓"妄想"(delusion),指的是病态性地相信没有现实根据的事实,而且偏执性地保持其相信,不受他人的解释、劝解或影响;并且由于其病态性地、强迫性地相信而影响其行为与感情,发生非适应性的行为结果。这种妄想,假如是很荒唐的内容,别人不容易受影响而被感染,但有时是可理解的看法或内容,有可能被亲近的人共同相信,形成感染性的妄想状态。从文献里,我们可以发现集体或流行性妄想(collective, epidemic delusion)发生的现象,如相信有人拿刮胡子刀在街上乱伤人,或者认为有外星人侵入地球而恐慌(Tseng, 2001. 265-287)。假如这样妄想经过感染而发生在一个家庭,牵涉到全家人,就被称是家庭妄想。

台湾妄想家庭的例子

在20世纪50年代,在台湾有一家人集体患了迫害妄想的疾病。问题的开始是父亲首先患了妄想病,妄想同事与邻居都想陷害他,心理变得很恐慌,并处处提防,小心被别人陷害。妻子本来觉得其丈夫行为有异,如每天都要细心检验喝的水是否有毒或有问题。但其丈夫解释,最近因在公开场所批评了政府,政府可能暗地派人来谋害家人,便开始半信半疑。后来,有一天,全家人无缘无故地都生病,拉肚子,其妻子便开始相信丈夫所说的话,也开始注意邻居的行为。忽然有一天,妻子发现隔壁新搬来的邻居在他们家墙上装天线,并常向他们家屋内偷看,便很警惕的告诉丈夫。丈夫听到了此事,就不顾一切,马上跑到隔壁去理论;结果,邻居只好叫警察来。警察还警告他们不要无故与邻居吵闹,不然会受处罚。到此,他们夫妻乃"领悟"到邻居是地下工作人员,被政府派来偷偷监视他们言行的,于是更小心。不久,他们的大孩子在学校里跟同学打架,并且被同学打伤了头,而且老二的书包也被人偷了,他们夫妻更体会到对方已经也要迫害他们的子女,于是叫他们的孩子不要上学,留在家,天天跟大人一起,讨论如何对付将会迫害他们的可恶敌人。如此,形成了"妄想家庭"。(Tseng,1969)。

由此例我们可知,一家人经过他们的密切关系,可以相互影响他们的思维与想法,建立他们一家人共同相信的(妄想性)见解与说法,团结应付一家的共同敌人。不用说,这是受病态的迫害妄想而形成的妄想家庭。

第四节 家族集体自杀

这是很特异的家庭病态行为,乃指一家人,包括父母及子女一起自杀的特殊现象。这种家庭自杀,可以说是少见,但偶尔也可以发生的家庭悲剧。在有些社会，如日本，还常常发生，被日本人用日语称为"一家心中"。严格说来，一家心中也好，家庭自杀也好，实际上是父母成人决定双双自杀，同时也强迫他们的年幼子女一起参加自杀，或者父母杀害年幼子女后，父母再双双自杀。是他杀子女与父母自杀的合并行为。不用说，一家人要采取亲子的集体自杀，与其家庭的心理有密切关系（曾，2006）。

根据日本报纸的报道，让我们看看所谓的"一家心中"是怎样情况发生的。一般说来，父亲或母亲遭遇到人生中很痛苦难解的困难。如负债很多，还不了，觉得没脸生存下去；或者挪用公款私用，被人发现了；或者，患了不治的绝症，没有继续活下去的机会。在此情况，向自己的配偶说出自杀的意念或决心。因其与配偶相爱很深，或觉得自己活下去没意思，便答应双双自杀。可是他们认为把自己年幼的子女留下于世，变成无父母的孤儿，受别人的欺负或受苦，不如干脆一起死亡为妙。于是决定全家死亡。

为了执行家庭自杀，有些父母把年幼的孩子捆起来，一起跳河溺死，或者服毒药一起自杀，或杀死孩子们后，父母再双双自杀，很是可怜。虽然社会认为此乃不适当的行为，法律上也禁止采取这种一家人一起自杀的行为，可是在日本还时而可闻。仔细研究此特异的行为，不难发觉，此行动与文化上的家庭观念有关。即认为"血浓于水"，自己的子女只能靠亲生父母来照顾，不能依赖无血亲关系的人来养育，否则一定会受苦。所以，还不如跟自己亲生父母一起死。

有时，一家人死亡，并非是由于这种心理的原因而发生的，而是与家庭人际间的仇恨有关。即不满意家里的某个人，对自己的家灰心绝望，便杀害家人解恨，同时自己也自杀。这种他杀后自杀的家庭悲剧，是在哪个社会都偶尔可听到的残酷家庭问题。

第五节 临床医疗与辅导要领

以上所列举讨论的,是偶尔可遇到的集体病态家庭问题。从这些例子里,我们马上可领略到这些异常的家庭心理与行为,要从几个不同的方向来预防及处理。首先,在医学上要能做正确地诊察及判断,好决定如何处理。譬如,病人所患的是否是轻度的癔症或者是严重的着魔妄想病,而才能知道医疗的方向,也可以判断他们犯法行为的司法上的决定(于等,1992)。

从精神医疗的角度说来,最好能把主要的病人跟别的家属成员分离,并且分别进行治疗与辅导。比如,患了家族妄想病的情况就宜如此处理与医疗。从心理辅导的立场说来,我们只能去了解家庭里发生的矛盾与冲突的来源,就其问题而进行解决的可能性。

假如是牵涉到癔症的解离症或神灵附体状态的问题,最好能进行教育性地辅导,并且从社会的层次去进行公众的心理卫生教育,去除迷信的观念。

参考文献

1. 于浚,梁贵臣,李杰,刘广志.癔症附体状态与着魔妄想的鉴别.中国心理卫生杂志,1992,6(4),173-174.
2. 文容光,林淑铃.第十二章:灵魂附身现象与心理治疗(232-262).曾文星(主编):华人的心理与治疗.北京:北京医科大学、中国协和医科大学联合出版社,1997.
3. 李从培.司法精神病学鉴定的实践与理论.北京:北京医科大学出版社,2000.
4. 李从培,孙玉国,方明昭.神灵附体状态的相关问题.中国心理卫生杂志,1992,6(4),167-170.
5. 张向峰.六组32例癔症性附体案例分析.中国心理卫生杂志,1992,6(4),175-176.

6. 张湖. 与巫书术迷信相关的群体性精神障碍. 中国心理卫生杂志, 1992, 6 (4), 171-172.
7. 曾文星. 文化精神医学: 学理与运用. 台北: 水牛出版社, 2006.
8. Tseng WS. A paranoid family in Taiwan: A dynamic study of "folie a famille." *Archives of General Psychiatry*, 1969, 21: 55-63.
9. Tseng WS. Handbook of cultural psychiatry. San Diego: Academic Press. 2001.
10. Woon TH. Epidemic hysteria in a Malaysian Chinese extended family. Medical Journal of Malaysia, 1976, 31: 108-112.

第二十四章 面对文化适应问题的家庭

第一节 问题的探讨与分析

我们在开头（第一章）里就说明过，随着文化因素，家庭有各种不同的家庭制度与生活方式。同时，我们也可以说，受文化因素的影响，家庭可能面对许多适应上的困难。因此，让我们简单说明，文化的因素在何种情况会左右家庭的生活，并且可能带来心理上的问题及与家人相处上的困难。

一、社会与文化急速变迁的问题与适应

当一个社会本身经历很快的变化时，包括经过现代化或受外来文化的影响，往往会面对文化系统与价值观念的巨大变化。对家庭的影响是不能忽略的。特别是父母与年轻子女间的世代差距会很明显，很需要费心地去适应。通常说来，父母比较保守，而年轻子女比较开放，容易跟随社会的新变化。作为父母，不但不容易跟上变化，还会失掉如何管教子女的方向，让子女自己摸索。有些青年子女，就发生行为上的问题，严重时，沉迷于药物的滥用，从事犯法的行为，或者是自毁的行动。可以说这是世界到处都可观察到的共同现象与问题。（曾，2002-a）。

二、家人长年在异地分居的问题

假如由于某种原因，如面对战争，或灾难，一家人被分散，失掉联络，结果长年在异地生活，经历不同的生活遭遇。即使后来能重聚，可是由于经历不同的人生与环境，这些被拆散的家人团

聚以后，不容易相处，需要很长的期间去相互适应。譬如，由于内战的关系，年轻的军人或普通人，从大陆逃难到台湾，经历 40 年的分离，跟自己家人没有联络。而等到快到中老人以后，世局改善，可以回到大陆去跟自己的配偶、父母或同胞相聚时，会面对许多心理上的困难（Tseng et al, 1993）。

三、全家移居到不同文化的异地社会去适应的问题

如果是全家移居到不同的社会，在异文化的环境里居住，肯定也要面对与经历许多个人及家庭的适应。这不仅是现实的问题，包括言语、经济、职业、求学等，还得适应当地社会的习惯、规矩与价值观念，并不是很容易。这不仅是个人的适应问题，还带来一家人如何去共同适应的困难。通常说来，一家里的人，很难以同样的步伐去适应新异的社会；年轻人比较快，而父母比较迟慢，形成世代颠倒的情况（曾，2002 - b）。

四、跟民族或文化背景不同通婚后的家庭适应

假如是不同民族与文化背景的男女通婚，也会面对许多文化层次的适应问题。这包括夫妻间的关系，跟养育与管教的问题，还包括与两方的原本家庭相处的问题，我们在另外书中有详细地说明与讨论（曾等，2011）。

第二节　辅导原则与目标

由于因文化因素而引来家庭问题的情况有各种各样，无法一一去详细说明其辅导的要领。我们只能提出若干基本的要领。首先要认清的是，所面对的家庭问题是个人的问题、夫妻的问题、家庭本身的困难，或者是跟文化有关。也就是说，不能把所有原因都归就到文化因素。假如是夫妻两个人的相处问题，跟他们的性

格有关，就要把着眼点放在婚姻的辅导。假如是家庭本身的结构或沟通的问题，就要去改善其困难。假如问题的来源的确跟文化因素有关时，才就文化的层次而提供辅导。

针对文化层次而提供辅导时，辅导者不但要注意，家人各个的文化观念与信仰，还得注意辅导者本身的文化价值观，要小心不要过分因为自己的价值观念而影响辅导的方向与目标（曾，2002-a）。

第三节　案例说明

个案一　日本战争孤儿及其中国家属移居日本回归后的适应困难

一、突来的日本孤儿身份消息

林先生（假名）是住在东北某小镇的职员，快50岁了，还在一家公营机构做事。他结婚比较晚些，妻子40多岁，也是在一家公司做职员。他们有个男孩子，16岁，刚进入初中。家里还有个老母亲，70多岁，因为得过中风，行走有点不方便，吞食也有点不顺利，三餐饭要别人替她喂食。他们一家五口，过得还可以，是个小康家庭。

有一天镇上的街道委员带来一些外人来，说是要查林先生的身份。原来，根据户口记录，林先生是被抱养的。经过这些委员带来的人们跟年老的母亲对谈以后，林先生才头次知道，原来他是"日本孤儿"。当太平洋战争快结束时，许多被派来东北地区"垦荒开拓"的日本人，因战败而逃难的时候死亡，遗留下一些年幼的孩子，被当地的中国老百姓收养起来。听说这样的日本孤儿数目很多，超过三千以上。由于许多养父母不愿意人家知道抱养的是"小日本鬼"就尽量地隐瞒这样的事实，不仅邻居不知道，连小孩本身也不知晓，被当做是中国孩子养大。事实上，他们就跟一般人一样地学讲中国话，上中国的学校，成人以后，就与中国人结婚。因为在那个时代，中国跟日本没有建交，不算是友好的关系，大家也就尽量不愿意透露原是日本人的背景。林先生就是这样的日本孤儿之一。完全靠他的养父母养大的。因为养父母他们自己没有生孩子，也就把林先生当成是自己的骨肉似的照顾，也很疼爱他。不幸，养父在10年前就去世，林先生就一直照顾这个"妈妈"，一直到现在。林先生是很老实又很忠厚的人，妻子的性格也很好，"母亲"中风后，他们两个仍继续很孝顺关照身体不方便的老人家。

可是现在忽然发觉自己是日本人的孤儿，在林先生的心灵里发生了许多复杂的思潮及回忆。他开始了解，他在小学时，为什么被同学们常欺负，说他不是中国人；而养父母就屡次搬家，免得邻居欺负年幼的他。他也开始想，他在公司里做事数十年，虽然表现一直很不错，可是没有被提拔等，是不是别人知道他的背景而发生的结果。他开始思索，他的亲生父母或同胞在日本是否还活着。这些思潮在他的内心里激动了许多不知所然的情绪。

由于将近断交40年的敌对情况突然改变，中日开始复交，彼此可以相互来往以后，当时逃回去的有些日本老百姓对那批遗留于中国的孤儿开始想念，感到内疚，觉得非做些补偿性的事情不可，也就督促日本政府想办法寻找并接回那些遗失外国的日本人。基于此，日本政府就开始按可能有的资料，请中国政府去寻找这些失掉联系快40年，已经成长为中年的"孤儿"，让他们有机会回到日本去寻探他们的亲人，并且提供一些基金，让愿意"回归"的孤儿跟他们的家属可以迁移到日本去居住。

二、怀着复杂的心情踏入日本探亲

自从听到孤儿可以被日本政府分批接回日本去寻找亲人的消息以后，林先生就开始天天做噩梦，梦见他幼小时在逃跑的情况，也在喊叫或哭泣的情形,半夜里做梦惊醒,好似把他 40 年前幼小时的创伤重新引起似的。他的老母亲听了这个情况,就开始给他讲他小时是如何被养父发觉的。老母亲认为,既然她已经是一半快离开这个世间的人了,应该给她的养子说明实际的情形。她说,是在很冷的冬天,养父在一个森林里听到小孩哭泣的声音,而找到他。他身上穿的是日本小孩的衣服,不会讲中国话,所以知道他就是日本人的小孩,也就带他回来。老母亲说,虽然他被抱养后也跟别的小孩一样,开始会讲中国话,但仍显得有点不一样,即对父母很听话,喜欢吃很甜的东西,也喜欢常洗澡,而且鞠躬时常把头鞠得很低,留些日本人的习惯。老母亲说,除了当时他穿的衣服以外,也就没有别的东西,可以知道他本来的身世,只是在他戴的帽子里绣有"正雄"两个字,大概是他的名字。老母亲还主动地向他讲,假如有机会可以到日本探亲的话,还是去看看比较好。

经过老母亲这样地说,林先生就跟自己的妻子商量,而妻子也同意该去报名,要求争取机会去日本一趟。果然登记没等 3 个月,就轮到他可以跟其他一批孤儿们一起到日本去探亲旅行。林先生先向自己的养母致谢,谢谢她对他一辈子的养育,也谢他的妻子的鼓励,于是就怀着很复杂的心情踏上路途了。

三、惊讶、兴奋、难过与伤心

刚从飞机下来,进入日本以后,林先生心里首先是一阵子地高兴,被许多接待的日本人欢迎,被安排住在很好的旅馆,头一次使用抽水马桶,泡在日本式的浴缸洗澡,吃日本的炸虾,看高楼大厦,满街拥挤的汽车,使他兴奋的晚上都不能入睡。想到自己原来是属于这样经济发达的国家,心里就很惊讶,也很高兴。可是日子一久,一天过一天,被招回来探亲的孤儿们在提出他们所有的亲人资料,想办法找他们的骨肉家人时,发现毕竟能找到亲人的很少。特别是林先生只有被养父找到的地点,及帽子上绣有日人常见的男孩名字："正雄"两个字的资料，是不足够发生作用的。

虽然政府利用媒介，安排给他们在电视上播放，可是没多久，林先生就逐渐感到希望变得很少。因为实际上许多孤儿的父母当年在逃难的时候就死亡在东北的战场。就算是侥幸活着回到日本，经过40年的光阴，大部分的父母都已经是70多岁以上的老人，有许多父母都可能已经去世，只好要靠中老年的兄弟姐妹来认。可是这些兄弟姐妹当时是年纪小的孩子，记忆也不多。况且也不一定愿意出面来认他们的同胞，惟恐带来许多预料不到的后果，如抚养的问题、将来财产分配的问题等。

就这样没有得到所期望的结果，就将到期回来。到了将回中国的最后一天，利用被政府分发的一些钱款，林先生在街上买了一点小礼物，准备带回给老母亲跟妻子，也买了个电动的小玩具给儿子。就这样，满怀心酸难过的心情，流着眼泪，跟同道来的孤儿们乘机离开日本回到东北自己的家。

四、想迁移的念头逐渐的萌芽

回来以后，林先生就把这件事情往脑后一放，准备把它遗忘，恢复他平常的老生活。可是有一天，他的妻子很兴奋地带回来一个消息，说不管是找到亲人与否，日本政府准备给基金，帮助愿意回日本居住的日本孤儿和跟他们的中国家属。所提供的条件是，给孤儿本身、（中国）配偶及他们未婚子女的机票，以及发配公寓居住，并且提供两年期间的生活费。妻子听到这个消息，就劝林先生考虑是否要带家人"回归"日本。在她想来，日本经济那么发达，教育又好，可以让他们的儿子接受好的教育，对他们的将来很好。何况看了林先生带回来的照片，显示大都市的高楼大厦，满街的汽车，真是经济发达且进步的社会，值得去尝试新的生活。

林先生起初对这个想法有点犹豫。虽然住在经济发达的社会很好也说不定，但是还要学习日文，对他们说来是个很大的困难。

况且,政府负担的生活费只有两年,以后怎么办?万一找不到工作,如何生活;特别是自己年老的母亲怎么办等。对这些问题,妻子劝他说,反正他们喜欢认真工作,只要他们肯干,一定有工作可以找。她说,反正她自己没有亲戚,也早就没有父母,没有什么顾虑,至于丈夫,只要把老母亲带着一起去,也就没牵挂。关于母亲的机票费用,可以把他们历年来的储蓄领出来用,再跟朋友东借西借,一定可以筹得出来的。

林先生看到妻子对这样的计划很热心,他的心也就逐渐地动摇。他看到儿子那么喜欢给他买回来的电动玩具,想想给孩子有机会接受先进教育也许是对小孩子好。他内心里想,假如长期住在日本,或许会增加他找到亲骨肉的机会也说不定。经过这样的思考,他终于决定全家迁移到日本去了。妻子跟孩子听了就高兴起来,开始兴奋。至于老母亲,也没有什么选择,只要能跟自己的儿子在一起,她也就无所谓了。

五、难过的开头经验与训练

按照日本政府的规定与安排,所有迁移"回国"的日本孤儿与中国家属都要住在特别设立的训练机构4个月。一方面接受日语的训练,一方面学习日本的生活方式,然后等待日本政府的安排,被分发住到各地的公共公寓里去。林先生跟他的家属,就这样跟他们一起归国的数十人,被安排住在这样的"回国居住训练所"4个月。

学习日本的语言是应该的,是料想到的事。林先生心里本来期待经过这样的训练,起码可以说些日语会话,好准备马上可以找工作做。可是对于这样完全不同系统的语言,林先生感到很困难,过了这几个月,顶多能说个你好吗?可以不可以等简单的日常会话,不用说,如何开口问路,是没有办法的事。他的妻子也差不多,只是女人比较敢开口讲,而不像林先生那样比较谨慎不敢乱讲。只有儿子还不在乎,很高兴地在学,看来比较快些。

对林先生的老母亲比较吃力的是吃日本的饭菜。住在训练所，大家只好都吃训练所的大锅饭。虽然米饭是跟中国的一样，可是菜肉的烧法却不一样。老母亲就很吃不惯，托人买些中国菜的罐头，也买些肉松等，只好应付。

　　可是使林先生跟太太觉得难过的是，训练所里的辅导员所教的课。是关于如何在日本生活的知识与习惯。他们辅导员认为中国人比日本人不讲究卫生，特别要讲解在家里如何使用几种不同的抹布，一条是擦桌子用的，一条是洗碗用的，一条是擦地板用的，还有一条是洗厕所用的，丝毫不能混乱而用。辅导员也特别指出，中国人买菜时，喜欢东挑西挑，看哪个菜比较好，可是辅导员却郑重吩咐，在日本买菜，不能自己动手去挑，只能请店员给你拿。因为日本的青菜与水果都很贵，不喜欢顾客去动手挑，把青菜或水果挑来挑去而弄坏了。辅导员还叮嘱，吃饭时，千万不要用筷子给别人夹菜，会被日本人看得很不习惯、恶心，认为是不卫生的举动。总之，林先生跟太太开始体会到，在日本人眼光中的中国人是如何，心里觉得很难过，而且发觉有许多事情是他们从来没想到的事，也不知道什么样的困难将面临，为此而感到心里惶惶。

六、一时的兴奋与随来的失望

　　在训练所将结束前，所里给他们安排的作业是给大家换名字，要他们改为日本名字，以便将来申请进入日本国籍。林先生毫无思考的，就决定把自己的名字改为林正雄。虽然日本人的姓都是两个字以上的，如田中、吉松、松本等，但是反正也有人姓林，只是发音不一样，叫"可巴亚西"而已，而字体毫不用更改。而且正雄是他被发觉时所戴的帽子上所绣着的名字，不管是不是他本来的日本人名字，总表示有个纪念的意思。

　　可是问题却发生在林太太身上。她拒绝改她自己的名字。她说，她的本来名字就那样，不愿更改；何况是改为日本人的名字。

林先生给她解释，假如她不改为日本名字，在日本的社会里日本人不会把她认为是日本人，而总是会对待她是外国人，是中国人，而且照规定，将来不能入日本国籍，也不能享受日本公民的权利与保护。可是不管先生怎样地解释，太太还是坚持不要改名字，也坚持不改国籍，说她就是中国人，不认是日本人。对这样事先没预想到，也没商量的问题，他们夫妇开始有点矛盾。林先生指责妻子是按她的主意来日本的；而她却说，她是提议来日本，但并没有答应要变成日本人。就这样，来日本还没几个月，他们就为了这个迁移的事情闹不愉快。

可是使他们更不欢乐的，便是他们搬到他们被分发的公共高楼公寓。原来他们搬进被分发的公寓以后，发现公寓地坪很小，而且只有两个小卧室。一个卧室给他们夫妻用，另外一个就给儿子用，而老母亲就只好在客厅里一角加放个单人床，在那里整天卧躺与睡觉。虽然他们在东北住的老家条件并不好，但起码是个很宽畅的房子，有三个卧室，另外也有个大的客厅。他们发现日本地方小，地价很贵，房子或公寓都盖得很小，连厨房或厕所都是挤挤的。这样的公寓跟林先生头次被邀请来探亲而所住的旅馆条件完全不一样。林先生心里发觉很失望，觉得跟自己心里所期待的有太大的差距，这里连本来的老家都不如。可是事情已经到这个地步，也无法回头，也就不敢感叹，也不敢诉苦，只好开始考虑，如何乘还有生活抚养金的时候，赶快去找工作。

七、层层而来的问题与困难

虽然他们早就预料到要在异国找事情是不容易的，快50岁，语言又不太通，一定不容易找到理想的工作。他们心里早就有准备，只要靠他们的两只手能做的工作，他们都愿意干。可是事实却比他们想象的还更糟糕。他们看报纸到处去应征工作，但所有的顾主只要听到他们是刚从中国来的，不太会讲日本话，就马上摇头，不肯考虑。结果试了几十家，都是同样的结果，令人很伤心、颓丧与着急。伤心的是头次感到自己是被排斥的"外国人"，颓丧的是令人感到自尊心的打击，过去在公司里做职员的数十年经验都变成泡沫；而着急的是，将来政府发给的生活抚养金到期以后，如何在生活费昂贵的日本生活。他们夫妻就为了这样的情况只好以难过的表情相互看着，也没有话可以相互安慰。

还好，他们搬来新环境半年以后，林太太总算找到一份工作，是在一家缝纫工厂做缝纫。她从前就喜欢缝纫，被训练如何使用新的缝纫机器以后，总算能用到她的技术。虽然因为是没有经验的新人而被顾主付的工资比别人低，但她心里想，只要有份工作，有点收入就好，还嫌什么工资低不低。至于林先生到处去打听，去找工作，甚至愿意替别人打扫或洗盘子，可是始终找不到一份工作。林先生发觉男人到了这个年龄，要找工作，比女人还困难，何况大家都不喜欢语言不通，又没有特别技术的外国人来做事。林先生只好吞声忍耐，留在家天天替太太买菜烧饭，好让妻子能早出晚归，去工厂做事，自己只好扮演"家庭主夫"的角色，顺便照顾行动不方便的老母亲。可是有时想到当时想搬移回归的动机，想找亲生父母的可能性，都完全没有实现的可能，只能担心如何一天过一天的日子，而总难免偶尔叹叹气。

八、被困在公寓而没办法的处境

可能是受到这样沉闷的家庭气氛影响，老母亲的胃口也变得不好，嘴里还开始说她想念她的老家，也想念她的邻居朋友。原来，过去住在小镇的他们，房子四周有院子。平常天气好的时候，老太太就被扶出来，坐在院子外面的椅子上，可以看看马路上行走的人，也可以偶尔跟邻居聊聊天，夜晚回到屋里，高兴时，还可以跟孙子一起看些电视节目，总算有点生活的兴趣。可是现在住在十几层高的公寓，打开窗子，只能看到隔壁的另外一栋公寓，要想下去，还得做电梯，才能踩到地。老太太说，两脚踩不到地，受不到"地气"，很不舒服，看不到邻居的人，很寂寞，听不懂日本的电视节目，很没有意思，开始觉得犹如被困在窄小的公寓里的终生犯，觉得苦闷，但又不敢向愁眉苦脸的儿子或媳妇诉苦。

十几岁的儿子，开始到附近的学校去上课。开始时有点困难，可是还好他的头脑不错，不到几个月，至少可以听得懂普通的会话，何况他的数学很好，在学校还被老师欣赏，也开始交几个日本的同学。而且每天回家，从电视里可以看日本的卡通片，觉得还蛮有趣的，可说是家里惟一还可以过得去的一个。久而久之，他变成是家里惟一比较懂日文的人，还替父母讲解外面的日本人生活的习惯是什么，有什么规矩；而且父母想到外面坐地下铁道，还得靠这个年轻的儿子来向人问路，找地方。

九、鼓起勇气而想办法适应

就在这个时候，却有位心理辅导者来拜访他们。原来日本政府所属的社会福利部，为了了解这些回归而被安置下来的孤儿跟他们家属在日本社会里适应的情况，特别进行调查工作，并且安排懂华语的心理辅导者到家里去访问；除了调查情况以外，顺便提供所需的辅导。根据这位辅导的专员的调查，发现林先生的家自从搬来公寓住以后，在一年多的时间里从没有全家一起到外面去游乐的情形，更没有跟邻居来往的机会，只是一家住在他们窄小的公寓里过他们的家庭生活。林先生也完全放弃找工作的兴趣，只是一天一天待着。针对这样的情况，这位辅导员跟他们夫妇谈话，帮助他们如何去适应并改善他们的家庭生活。

辅导员首先说明，要在语言不同的社会里要适应，首先要学会当地的语言。辅导员指出，在训练所学习的几个月的日语课是不足够的，建议找人来教他们日语。辅导员说，有些大学生愿意免费给外国人教日语，同时向你学习中国话，作为交换。鼓励整天待在家里的林先生继续学习日语，说不定对将来找工作有帮助。辅导员也建议他儿子可以有时请一些认识的日本朋友来家里玩，可以增加社会化的经验，同时也给祖母增加跟外人接触的机会。

第二十四章　面对文化适应问题的家庭

针对老太太，辅导员提议可以去租中国的录像带电影来看，可以让老人家看点娱乐的节目，同时也可以给年轻的儿子继续学习中国的事情，也可以保持说中国话的能力，以免将来日语进步了，而把中国话忘记了。辅导员也更进一步地建议，林先生夫妇，有时该利用周末或假日夫妻一起出去上街，看看日本的一般生活，多接触日本的社会环境，并且有他们夫妇两个人在一起的时间，这样对夫妻两个人比较好。他们本来担心老太太怎么办，舍不得，也不放心让她留在家里。对于此，辅导员提醒孙子已经长大了，可以偶尔让他陪祖母，照顾她，不用他们夫妇自己照料老人家。总结说来，辅导员提醒他们已经选择继续住在这个新异的环境，就得有计划地逐步去适应，免得一直停滞于无路可走的情况。他们一家人听了，觉得很有道理，也就鼓起他们的勇气与希望，开始想振作起来。

经过几年以后，这位辅导员又有机会去追踪访问他们这一家。结果发现，林先生的日语进步了很多，而且在附近一家印刷厂找到一份工作，有兴趣地从事他的新的职业。林太太在她的缝纫工厂里表现也不错，被老板欣赏，也提高了她的工资，所以当政府发给他们的生活抚养金到期而且停止以后，也就不用操心。至于儿子，已经快念完高中，准备考科技大学，心里蛮有信心的。老太太的身体虽然变得比较虚弱了些，但是看到一家人的心情都好，她也就满足，而且很感谢她的养子没有把她抛弃，能一直抚养照顾她。她唯一的心愿与要求是，将来她去世以后，请把她的骨灰带回东北，在老家跟她丈夫的骨灰埋在一起。

十、个案总结

虽然这个家庭个案是不寻常的，不是来精神科门诊要求辅导的个案，是被辅导人员在做研究时所接触而了解的家庭，并且顺便提供辅导的例子，可是给我们辅导人们提供了很宝贵的资料，可以让我们去探讨一个家庭里，个人的内心精神是如何，亲子、夫妻间的人际关系是如何，全家群体的感情、关系与生活是如何在不同的层次在相互发生作用。况且透过全家（跨文化与国际）的迁移，如何影响家人与全家的心理情况，面对何种心理困难，而如何去处理的动态情况。虽然所面对的问题并不是很严重的心理病态，却是不很理想的情况；而如何采用家庭心理卫生的原则来辅导他们，改善他们一家人所遭遇的困难，是值得做参考的。

特别从文化的层次，我们可以了解一个家庭在跨文化迁居以后，除了语言、职业、工作等具体而客观的条件需要去克服与适应以外，也有许多心理、情绪、观念、习惯、价值观等文化上的适应的课题。全家的人如何在保持家庭系统的状态之下，做何种跨文化的适应，也是很值得参考与学习的课题。虽然中国与日本同属亚洲的东方人，有基本的文化根底，但也有显然不同的社会结构与家庭系统，也有不完全相同的语言、习惯与文化系统。从这些有差距的文化的跨越与接触而所发生的适应，可帮助我们反过来了解在同一个社会里，只有比较小的差距，只需面对次文化差距的情况。如从都市搬到乡下，或者小镇到大都市，面对环境上的变更，或者从南方搬到北方，从一省到另外一省时，对家庭可能发生的冲击与适应的问题。（曾/田端，2002-c）。

个案二 不知怎样"轻步走路"的白人妻子与不会引导与保护的夏威夷丈夫

一、个案简介

安娜是40多岁的美国白人女性，因服药企图自杀，而被送来急诊处，经过急救后住院疗养与观察。由于是自杀企图，按医院规矩，请精神科医师照会。精神科医师诊断安娜并没有患严重的抑郁症，只是一时的情绪激动而吞服过量的安眠药，而所闹的情绪跟家里的问题有关，因此，建议出院前，请丈夫一起来会谈，好探讨所遭遇的家庭问题及其解决的办法。安娜的丈夫，叫雷蒙，快 50 岁，是当地的夏威夷人。就医护人员的报告，安娜住院期间，雷蒙从没来探望住院的妻子。于是，通过医院社会工作者的联系，把雷蒙请来医院，由精神科医师针对他们夫妻而给予会谈。

二、会谈所得初步资料

精神科医师进入医院的会谈室里，马上见到安娜与雷蒙。医师一看，头一个印象是，一个白人妻子跟夏威夷丈夫，他们有显著不同的皮肤颜色，即一个白，而另外一个是棕色。等医师说明会谈的理由与目的，雷蒙就马上开口。他说，他曾经当过兵，被派往许多国家，几乎十年多不在夏威夷。他现在已经退伍，靠军方给的补助费而过活，生活情况还可以。他头次见到他的妻子，是两年前。当他到美国西海岸的加州去访问他过去在军中认识的军友，夹克。夹克的妻子就是安娜；他们夫妻结婚已经有十多年，有两个女儿，都是白种人。

当雷蒙访问夹克而在他家短住几天的期间里，他发现夹克与安娜他们夫妻总是吵架，并且闹离婚。有一次，在吵架当中，夹克把餐桌上的食物摔到地上。雷蒙看了，对夹克的行为看得很不惯。他说，他自己从小在家就被父母管训要如何重视食物，不能浪费；因此，觉得夹克浪费食物的行为不像话。他就向安娜说，假如她跟夹克离婚了，他愿意娶她，叫她跟女儿们搬来夏威夷一起住。果然，没过一个月，安娜就跟她自己的两个女儿，搬到夏威夷来，并且跟雷蒙结婚。

安娜接着开口说，当她决定来夏威夷跟雷蒙结婚时，她的兄妹都反对，不赞成他们异族通婚。可是，安娜就举出她白白的手，对她的兄妹说，只要到了夏威夷，天天晒太阳，她的皮肤就会变成棕色，跟雷蒙一样而不会有何差别。至于雷蒙他自己说，他过去在军中时，曾到过不同民族与文化的地方，对不同种族的人，很习惯。他说，夏威夷是多民族的社会，而且夏威夷很看得起白人，他家人会很高兴他将娶个白人妻子，会很欢迎。

三、家庭问题的来临

可是经过医师的探问，到底他们结婚后，遭遇什么困难。他们夫妻相互看一看，并犹豫了一下，雷蒙就让安娜先说。安娜说，他们家里最大的问题是关于孩子的管教问题。她说，她在过去的婚姻里，生了两个女儿，而她们正处于青春期，很喜欢讲话，特别是在家吃饭，坐在餐桌就总是滔滔不绝地聊天，很惹继父雷蒙生气。雷蒙说，他小时在家吃饭时，按夏威夷的规矩，都不敢开口，只听大人讲话。夏威夷人认为，在大人面前，小孩不准讲话，要听大人讲什么话而学习；假如不遵守此习惯与规矩，会被认为不礼貌，会受父母的制裁的。

至于安娜认为，按美国（白人）的习惯，家里吃饭时，父母都欢迎自己的孩子参加谈话，这样才像是个家庭。通常孩子到了青少年的阶段，都不太喜欢跟父母讲话，因此，晚上家人一起吃晚饭时，父母都鼓励青春期的孩子开口讲话。跟夏威夷的习惯完全相反。

安娜说，问题不仅在小孩是否可以开口说话，而在于如何处罚孩子的事情。她说，她小时，她犯了错，顶多被罚站或短时被取消孩子看电视或出去玩的权利，但很少被体罚。可是，雷蒙看不惯她的两个女儿的行为，就用大手掌打她们，打得女儿大声哭泣，而做母亲的，也很伤心，气自己的丈夫欺负自己带来的女儿。

四、与原本家庭的矛盾

经过医师的引导，安娜还说出她跟雷蒙的本家发生的矛盾的事情。她解释，由于雷蒙将近 10 年期间在军中，很少在夏威夷，他认为应该现在跟自己的家人多团聚，好弥补过去；因此，每到周末，他就到他自己的老家去，跟自己的父母、同胞及亲戚在一起过周末。安娜跟其两个女儿也就跟着而去。起初，雷蒙曾向安娜提示，到了他的老家，人很多，要很小心，要"轻步走路"，可是安娜不太了解"轻步走路"是怎么一回事。她认为只要对公公婆婆礼貌并表示亲善就好。到了公公婆婆家，她发现夏威夷人很讲究家人的团聚，每到周末，就在海滩立起帐蓬，过夜，并且烧火、烤肉，一起吃饭、玩乐、游水与聊天。

有一天，当大家在聊天时，安娜觉得自己有好的意见，就开口表示她的想法。可是，当时雷蒙就拉下脸，很不高兴。经过雷蒙的弟弟的解释，根据夏威夷人的习惯，当男人们在谈论时，女人不能插嘴，否则会批评是："雌鸡公啼"，是不像话的行为。安娜听了，就很气自己的丈夫事先都没跟她说明，只教她要"轻步走路"，结果，害得她在众人面前丢了脸。她一生气，就没跟公公婆婆打招呼，自己带着两个女儿回到她们自己住的公寓。

从这件事情发生后，到了周末，雷蒙就不带安娜一起回老家。他的理由是，按夏威夷的规矩，任何人若没有向主人辞行而自行离去，就不再受欢迎。也就是说，上次安娜访问老家时，没向公公婆婆辞行而擅自离开，也就不准再去访问公公婆婆的老家了。这也就是说，每到周末，雷蒙一个人回他的老家，而安娜跟她的两个女儿只能待在她们住的公寓，过没有丈夫的寂寞周末。安娜对此很生气，在情绪激动下，就吞服家里存的一瓶安眠药，企图自杀。

五、评论与结语

这是很清楚的，因为文化背景不同的夫妻，通婚后所遭遇的婚姻及家庭问题。此个案显示，不但有文化上显著的差异，也有习惯与观念上的不同，但是他们夫妻却很天真，认为没有什么文化上的隔阂，不会发生问题而草率地决定结婚的结果。不但有养育子女、管教子女的问题，还有如何跟本家人相处的礼貌与规矩上的问题，酿成为跟原本家庭无法相处的结果。

当然，他们夫妻当初决定结婚的动机，以及再婚的问题，都是令人操心的因素。但最严重的问题是，丈夫对此婚姻感到没有希望，妻子企图自杀，也不想来医院看病，更不想接受婚姻的辅导，只想结束他们的婚姻。至于病人出院后，其结果如何，就不得而知。

参考文献

1. 曾文星. 文化与心理治疗. 北京：北京医科大学出版社，2002 - a.
2. 曾文星. 家庭的关系与家庭治疗. 第十六章：迁居移民而引起文化适应问题的家庭：个案十二、移居美国而发生适应困难的华人家庭. 北京：北京医科大学出版社，2002 - b.
3. 曾文星. 家庭的关系与家庭治疗. 第十六章：个案十一：日本孤儿移居回归日本后的适应困难（田端敬介）（211 - 222）. 北京：北京医科大学出版社，2002 - c.
4. 曾文星，徐静，吕秋云. 心理治疗：婚姻与辅导. 第二十三章 异民族或不同文化背景通婚的问题. 北京：北京大学医学出版社，2011.
5. Falicov CJ. Cultural perspectives in family therapy. Rockville, An Aspen Publication，1984.
6. Tseng WS, Chen TA, Chen YS, Hwang PL and Hsu J. Psychiatric complications of family reunion: After four decades of separation. *American Journal of Psychiatry*，1993，150：614 - 619.

第五部
家庭与文化、适应及卫生

我们分部讨论了家庭的基本性质及可能面对的各种问题，阐述了辅导的各种原则与方法，并且也就各种家庭问题讨论如何实际给予辅导工作。但是，在给予辅导时，总要探讨的基本问题是，家庭生活及其心理问题跟文化因素有何关系，如何接受现代化的影响。同时也需要特别了解我们华人的家庭，受文化上的影响而哪些问题比较常见，而其辅导的策略是什么。最后要考虑的是，怎样的家庭才是健康的，如何维持家庭应有的心理卫生。因此，第五部是在这个层次上讨论家庭的适应与心理卫生，是本书的总结。

第二十五章 文化、现代化与家庭

第一节 不同文化与家庭系统

我们在头一章里就说明过,从人类学家的立场说来,不同的文化系统里存在着各种不同的家庭制度与形式。包括:家系的传递方式(即父系传递的家庭或母系传递的家庭)、婚后的居住地选择(即父居、母居、双居或新居等选择)、婚姻对象的多少(即一夫一妻的单婚制度,或者是一夫多妻及一妻多夫的多婚制度)、家庭结构的大小(即核心家庭、主干家庭、结合家庭、大家庭)等,而就这些因素可以形成不相同的家庭形式,而间接地也就树立不同的家庭人际关系。各种家庭制度有其特别的意义与功能,但也可能隐含某种问题,需要去面对与处理(McGoldrick et al., 1982; Tseng & Hsu, 1991)。

一个社会里的家庭制度(family system),并不是很固定一直都不变的;实际上随着时代与社会的变迁而可能缓慢或急速地改变,是个动态的情况。譬如,我们一直认为我们汉族是经营父系传递的家庭,由父亲把家户传给儿子,再传给孙子,只有男孩才能继承父亲的姓,而女孩就随丈夫的姓。因此,就养成重男轻女的习惯与观念。可是,假如看到在西安附近挖掘的史前遗迹,看到男女的陪葬方式里,女尸体的陪葬物比男尸体的陪葬物又多又好,会令人推想我们史前的汉族是否实行重女轻男的母系传递的家庭制度。

就算是在近代史里,在清朝末年,我们还流行有钱有势力的男人纳妾的习惯,实行一夫多妻的习俗,是我们中老年以上的人,还记得的半世纪前的风气。而最近，由于到外地经商的关系，还有"二奶"现象的发生，随着商业的经营，在外地偷养着第二个女人，要通过社会力量限制这种恶习。

我们常描述中国过去传统的社会里，大家都过着大家庭的生活。但根据社会学家的研究，实际上只有少数富农或富裕的人才能维持大家庭的结构；已经结了婚的兄弟们还能三代同堂住在一起的，实际上是少数的例外情况。一般人实际上经营的是：核心家庭或主干家庭。结了婚的年轻人，大多数都离开原本家庭，自行成立新家庭。只是跟自己的原本家庭保持频繁的来往，维持大家庭一样的"关系"罢了。

过去在农村，我们汉族实行父居的婚后居住地选择，男孩婚后继续住在父亲的村庄里，只有女儿会嫁出去，跟丈夫住在丈夫的村庄里。也就因此，形成同姓的人住在同一个村庄，而形成李家村、张家村等。可是，现在随着工业化、都市化，婚后的夫妻都住在他们工作的地区，不跟哪方的父母同住，实行所谓的新居制度。

世界各地里，最大的家庭变化莫过于家庭结构大小的变化。过去的家庭注重生育子女，有些家庭有许多孩子，平均也有四五个，多时还有十个左右。可是在比较现代化的社会里，大家都逐渐感到养育子女的负担，同时有避孕的方法，许多年轻夫妻都选择只生育一两个孩子，而逐渐改变了家庭的结构。在中国，为了防止人口过多，政府实行独生子女的政策，只允许一对夫妻生育一个孩子，具体地改变了家庭结构与亲子的关系。如何不去重男轻女，而要两性同等对待，并且不去过分保护及宠爱独生子，是父母在观念上及行为上要更改的要点。

过去的夫妇都保持一个观念与习惯，即结了婚就是一辈子的终生合同，哪里有离婚的想法。特别是经过父母安排而结婚的夫妻，都没有什么选择，只有奉父母之命而决定终生的配偶。可是自从自由恋爱的习惯开始以后，开始注重夫妇间的感情，只要夫妻感情不好，就要考虑离婚。中国过去的离婚率向来很低，几乎很少，但是最近却显然在增加。虽然还没有到达欧美社会那么严重，但是值得提醒注意。特别是最近婚外情的情况在都市里比较多起来，表现对婚姻制度的不重视，是值得警惕的。婚姻不稳定，家庭就受影响；家庭不稳定，家人就都会受影响。如何保护自己的婚姻及家庭，是现代人需特别去注意的心理卫生的课题。

第二节 文化与家庭问题

世界各地的社会不但有不同的文化背景，不同的家庭系统与关系，还会因不同的社会与文化而产生不同的家庭心理问题。最常见的例子是社会与文化受外来民族或文化的侵略而社会制度与传统结构崩溃时，容易引起文化认同的困难，间接地容易发生年轻人的行为问题，常表现在喝酒、药物滥用、年幼女孩未婚怀孕、自杀等问题。文化上的观念与态度，也会左右一个社会里的家庭处理他们面对的心理问题的方式。最显著的例子是日本常见的"家庭自杀"。即家里的大人遭遇欠债等重大问题而决定夫妇一起自杀时，也要求他们年幼的子女一起自杀，以免变成孤儿而被人歧视。

随着社会习俗与文化上价值观念的不同，以及家庭关系的不同，家庭里比较常见的家庭问题也会随社会而有所差异。譬如，比较讲究个人中心的西方社会里，注重夫妻的感情，而相对地不顾虑对家庭或子女的责任，因此当夫妻情感有问题时，就容易采取离婚的方式来处理问题。结果，离婚家庭的比例可高到过半，而单亲养育子女的家庭也是很多。在这样情况下，就容易间接地产生子女养育的忽略甚至是虐待的问题。这些幼小时曾被忽略养育或被虐待的孩子长大时，就容易形成性格不成熟，缺少信心，情感不稳定的心理问题，极端时就表现类似边缘型性格问题。可是在这样的社会里，受着个人独立自主的精神，老人们倒是学习自己照顾自己的习惯，而比较少想依赖他们的成人子女，减少自己的心理与生活上的困难。

在与此相对的东方的社会里，常容许亲子间很密切的关系，特别是丈夫注重工作而对家庭比较不关心时，做妻子的就把全部精力投注在子女身上，特别会无形中把儿子当成是丈夫的替代性对象，促成过分而且长久亲近的母子关系。这种母亲过分关切与亲近儿子的情形常拖延到孩子青春期以后，让儿子在心理上无法获得独立自主的机会，影响个性的成长，也左右日后跟异性的关系，甚至对婚后的家庭关系有所影响。这种母子情结，是在比较注重"家庭关系"的社会与文化背景里容易发生的家庭问题，跟比较强调"个人关系"的社会形成对立的比较，是令人值得注意的家庭心理卫生问题（徐静，1997）。

跟这样注重家庭的观念而有连带性的现象是：一般人到了年老时，心理上还很趋向依赖成人子女的想法，而容易发生因无法依赖而失望，并且难以适应老人生活的情况。总之，随着文化而会带来不同的心理成长、家庭人际关系、家庭适应，以及不同的人生过程。因此，谈家庭的心理卫生时，不能脱离大体的社会与文化系统方面的考虑。

第三节　现代化与家庭适应

世界上，不管是东西南北哪个社会，都以不同的速度与步伐，逐渐朝向现代化的方向变化。这种现代化，常包含因工业化与都市化而带来的生活方式的变更，更加上文化上的变化，产生一些观念与习惯上的更改。这种社会的现代化，文化的变迁，直接地影响家庭的制度、组织、生活、关系与功能，接着而影响我们的日常行为与生活。这是现代人应认识且应准备去面对与接受的趋向。现在且让我们说明一下，家庭如何随现代时潮而变化的共同趋向（Tseng & Hsu，1991）。

一、家庭结构的变迁

随着社会逐渐工业化、都市化,一般家庭制度与结构渐而变化。过去,在农业社会,在传统的生活方式里,大家都注重家族制度,家庭也保持大家庭似的亲近关系。可是在社会工业化、都市化之下,逐渐难于保住家族制度,代而依靠社会公制;即,不靠自己的家族的保护,而依赖公家的福利制度。至于三代同堂共住在一起的大家庭,本来也不多,只有富农、名门、富商才有,一般的普通人还是经营小家庭,与三代亲戚不住在一起,但可能住在邻近,必要时便依靠大家庭的关系,相互协助,共同办理喜丧事,处理困难事。可是在大都市生活的人,因其工作关系,常常迁移,很难跟三代亲戚住得邻近。渐而开始过真正是独立不相干的核心家庭生活方式。许多生活的困难,只能依靠小家庭单位来自行解决,或者求助于公家的福利设施。可以说是家庭结构的本质变化。

二、家庭功能的变迁

不但家庭结构发生了变化,家庭的功能也逐渐变迁。过去,在游牧或农业社会里,家庭不仅是供吃住的生活单位,同时也是全家一起游牧、耕农的生产单位。往往一家人依男女性别及老幼体力,而分工合作,共同从事相类似的生产工作。因此白天也好,夜晚也好,一家人老老少少都生活在一起,生产在一起。父母不但养育子女,管训子女,也督导子女学习生产。所以,亲子关系较密切,且常在一起。

可是在工业发达的社会里,在大都市生活的人,家庭变成主要是共同生活的单位,并非是共同生产的场所。往往父亲、母亲、子女各自在自己的生产、工作、学习场所去从事各自的生产、工作、学习,与别人相处,而不与自己家人一起工作。只有夜晚或休假时,才回到自己的家。所以,家的功能乃在于提供生活、娱乐、休闲的地方，也是获得情感支持，维持情绪生活的基地及场所。

过去，在农业社会里，实行家族制度时，传宗接代很重要。家庭的功能之一，乃在于生育子女，并养育子女。通常说来，在农业社会里，靠劳力生产，依双手做工，因此多子多孙更好。因多个人，多两双手，多个生产人力。可是，在工业发达的现代社会里，生养一个孩子，就有一个孩子的养育负担，会影响成人的工作、生产与所需的生活娱乐。再加上医学的进步，卫生的改善，婴儿死亡率的锐减，成人寿命的延长，结果人口增值。一个社会常患人口过多的现象，适当的家庭计划是需要的。由于这些因素，在工业发达的现代社会里，一般人士都趋向少子少孙的倾向，对于下一代重质不重量。这也是前人未曾预料到的现代家庭趋向。

三、家庭关系的变迁

由于工业社会里，其生产工作，男女都可参与，对男女角色的区别逐渐减少。再加上大家对个人的基本权力与资格的意识提高；结果，对家庭里的人际关系也间接有所影响。即随社会上男女角色的分化减少，在家庭环境里，夫妻的关系趋向平等，不像已往似的，强调夫唱妇随的伦理观念，而代之夫妻相助相补的想法。即，承认在基本精神上男女应有相同的权力与资格，但也承认男女在生理上、心理上、性格上、能力上可能有差异，而夫妻应以夫妻为一单位，各用其能，各显所长，发挥彼此的特点，相互补助，发挥夫妻的作用。逐渐抛弃以男为主，女为副；或以夫为上，妻为下的阶级性差异观念。

与此相同的，便是亲子关系的平近化。再也不像过去一样，只一味儿地强调父教子顺；而且强调亲子之间要有个距离，子女要恭敬父母。现在家庭里，大家改而注重亲子彼此尊重彼此的存在，重视亲子能相互沟通，能亲近为贵。特别是子女们长大之后，父母的责任在于鼓励子女能及早独立，能从家分离，自成一家，并不考虑要求世代同居了。

在一个社会及文化变迁的时候，父母与子女的想法与价值观念，往往因所处的社会文化环境的不同，而常有所不同，称之"世代差距"（generational gap），是常见的事。可是，假如社会与文化的变迁很急速，在不到十年里，许多过去被认为是好的事，可能变成是不好的事；而从前是很对的事，或许现在不但不通用，反而是错的事；这样父母与子女的观念、知识、态度上的差距常会变得很大。而且，最糟糕的是，父母的意见与看法并不一定可靠，子女也就不见得愿意听从。在此情况，不但做父母的感到文化价值观念上的混乱不清楚，不知如何去教导自己的子女；也将会体会到自己做父母的，在家里的权威减弱，很难维持家的秩序。可以说是目前许多社会里，因随文化的急速变化而可常看到的家庭心理问题。

四、家庭发展的变迁

现代家庭，与过去的家庭比较起来，在其家庭发展过程当中，也有显著的差异。如目前的青少年们，喜欢自己找自己的对象，经过恋爱进入婚姻，与过去由父母安排成婚的情况大有所不同。虽然青少年们还是争取父母的同意，但关键乃在于选自己喜欢的对象作为婚姻的配偶。

至于结婚的年龄，也逐渐往后推移。因青少年们需求学、就职，经济上能独立以后，且心理上觉得到时候才想结婚，所以一般说来大家会慢慢实行晚婚。不会像过去，年龄一过二十，就觉得该婚嫁了。而且婚后，因年轻的夫妻还得双双忙于工作，追求生涯的成就，也想有时间享受人生，不会急于生育孩子。而且事实上会少注重生育，也不太认为无后便是不孝了。

现代家庭里的另一特点，乃是青少年自早就讲究个人的独立。因此，子女们会尽早想与父母离开，自行生活。因此子女离巢自立的年龄会提早。做父母的，要有心理准备，准备子女一长大，家里就将只留老夫老妻两个人，渡过空巢期。

由于三代同堂的理想，事实上已不可能，顶多是自己长大的成人子女住在邻近。但这种可能也有时少有。所以现代的人要养成远亲还不如近邻的想法，与自己的邻居或朋友建立相互照顾的习惯。否则没有这种依靠社会关系的习惯，又不容易依赖亲戚或家人的协助，则很容易孤单且脆弱。

随着卫生的进步，寿命的延长，一个人一半以上年岁将是在渡过家庭的年老阶段。即从四十多岁或五十岁起，当二十几岁的子女已离家自立，家里只剩下一对老夫妻经营空巢的阶段，到夫妻变成七十多岁（或甚至八十多岁）的老人为止。此二三十年左右的夫妻与家庭生活，假如能有准备，且能好好渡过，则可能变成是最能享受的人生的黄金阶段。因在此时期，中年人的事业及经济大致已有成就，而且已无养育子女的负担，有余力去享乐生活。如果能善用时光，可以说是人生的大好时期。但假如没好好准备自己去渡过此人生的阶段，心理上还存着养子防老的旧观念，还想依赖子女来享福，被子女服侍养育，而在现代环境里长大的子女，却没有这种想法，那么两代之间，在观念及期待上就有所不同。如何在家庭空巢阶段，由壮年夫妻两个人，自行过自己二人的夫妻生活，是现代人应学习、准备的心理课题。有准备，就能好好享受；否则，将受苦。

根据人口学家的统计，工业发达的现代社会里，在人口上都会迟早趋向于一个情况。即，人口老龄化！也就是说，在卫生、工业、经济发达的社会里，年龄在65岁以上的"老人"将会占有百分之二十以上。换句话说，整个社会里，5个人当中，便有一个是65岁以上的"老人"。假如我们用过去三代同堂的旧观念来想象的话，典型的家庭里，比例上将会有两个年幼孩子，两个十多岁左右的年轻人，两个快三十岁的成人，两个近四十岁左右的壮年成人，两个六十多岁的老人。在这"现代式的三代同堂"的大家庭（或社会）里，很显然的，五六十年岁者，既得独立照顾自己，还得帮忙照顾年幼的孩童,以及七八十岁的年迈者,以便让(只有人口五分之三不到的)三四十岁的壮年们去从事重要生产。从这样的分析,我们便能体会到,在不久的将来,五六十岁的人,在心理上不能自居为"老"了,想要别人来照顾。事实上,还得庆幸自己还年轻,不但照顾自己,还得帮助八九十岁的老年人呢!

所以,从家庭的立场及家庭发展的阶段的眼光来看,如何继续活跃的生活,并渡过家庭及婚姻的年老阶段,是很重要的生活课题,是现代人应及早准备,且训练的家庭年老阶段。现代社会里,随着人的寿命的延长,八九十岁的年迈老人将逐渐增多。一个人超过了六十岁以后,迟早就容易患躯体方面的疾患及残废。就算不是严重的残废,只是心身衰退,也无法自行照顾自己的老人,这常常是很费精神的事情。特别是对三四十岁的人说来,他们夫妻双双正忙于他们的生产工作;同时,又是养育他们的年幼子女的时期;难于供给长期的对老人的照顾。所以,社会上需尽早设立养老院,如同育幼院似的,替现代家庭抚养家庭的另一端,即难于自我照顾的年老家庭成员。而作为现代人,在心理上要有所准备,即老人要尽可能自行照顾,或相互照顾;最好能继续在自己的家庭生活,但不得已,还是要考虑到社会所供给的养老机构或单位,靠别人来照顾。

从家庭的心理立场说来,年老衰退或残废的家庭成员,到底要留在自己家庭环境里照顾护理到什么程度,多长时间,是一件很微妙的心理问题,也是实际的生活上的课题。理论上说来,这个决定需综合考虑诸因素。即包括医学上的知识与预后的推测,家里人的心理与感情需要,以及实际生活上的体力及精神上的分担与分配问题。当然,老人家能在自己熟悉的家庭环境里继续生活,是最理想的事。可是事情还得考虑,家庭里所有成员们的心理及生活上的因素及需要。不能只顾此而失彼,要适当地平衡。所以,必要时,还是要做该做的决定,迁移到社会上的养老或疗养机构去。

五、家庭观念的变迁

在现代社会里,大家对家庭的本质上的观念也渐有所变迁。过去,大家认为,家庭是人生当中必有的生活机构与单位。年轻人结婚成家,便是一辈子维持此家庭,毫无问题,也无所考虑。有问题,顶多是吵吵闹闹,没什么分居或离婚等这类事情。所以,每个人一结婚,就都可以依赖家庭一辈子。

可是,在现代社会里,人们对生活的要求逐渐提高,对心理及感情上的要求也较浓厚。所以对家庭或婚姻的要求也渐有所不同。家庭不但是提供生活的地方,保障吃与住的场所,而且是情绪生活的满足基地,也是心理生活的基本场所。换句话说,只能吃、能住、能满足生理欲望是不够的;还得能满足心理及感情上的需要。借于此,有些人在婚姻上感到心理及感情上的失望,就采取离婚、再婚的措施来应付。假如一个家庭不能有好好的心理及感情生活,如发生夫妻间的虐待,或子女的虐待,在社会的法律上说来,可以要求并执行分散夫妻或亲子的权力,以便保护被虐待的家庭成员。换句话来说,家庭不只是住、吃的地方,家庭要能供给适当的心理与感情的生活;也得能提供需要的保护。否则,可能不合则离,而并非是终身的契约性约束而建立的生活单位。究竟离婚、再婚,或者以法律强迫家庭成员的分散是否理想,是另外一件事。但要提醒的是,大家对家庭的观念与要求已渐有所变迁。在现代的社会里,只把薪水交给妻子,或替丈夫烧饭,供子女吃饭、上学,是不够为家庭的。现代家庭还得能满足各个成员彼此所需的心理及感情生活。

基于此,注意且讲究家庭心理卫生,是很重要的事情,是现代人必须人人都重视的生活课题。特别是在工业化、都市化的现代社会里,一切都"机器化"、"非人化",社会生活都"非人情化"的时候,相对地,家庭生活变得更重要。家庭变成是提供人的生活的基本场所,也是经验情感生活的摇篮。我们应多注重且维护重要的家庭感情生活。

六、家人对文化适应的步骤

当一个家庭面对文化变迁的情况时,每个家庭成员常以不同的步伐去适应社会习俗、观念、价值系统的变化。有的容易接受新的想法,能比较快地适应变化中的文化,而有些家人则比较迟慢,甚至拒绝变更,不肯随潮流而更改。通常是年纪大的一代比较固执而不容易变化,而年轻的一代又快又喜欢跟随新潮流。就是年龄相同的夫妻,随着他们的性格及男女性别的差异而可能会对事情变化的看法与态度有所差别。由于这样的关系,面对社会与文化急速变化中的家庭,就容易附带地遭遇全家人对文化适应步骤不整齐的问题,间接地也就容易引来一些家庭心理上的困难。特别是跨文化移居到新异的社会时,这种家庭对文化适应困难的现象就变得比较显著。在这样的情形里,家庭的人员要特别注意,增多彼此的沟通、相互商量、共同讨论面对困难的对策,共同去适应才可以。就算是没移居到新异的社会,住在同一个社会,而社会本身却时时刻刻在发生急速的文化变迁时,也是要以同样的道理去适应。这可说是现代家庭都要去面对的共同心理卫生课题。

参考文献

1. 徐静. 第二十二章:中国人的家庭与家族治疗策略(413-441). 曾文星主编. 华人的心理与治疗. 北京:北京医科大学、中国协和医科大学联合出版社,1997.
2. McGoldrick M, Pearce J K, Giordano J. *Ethnicity and family therapy*. New York: The Guilford Press. 1982.
3. Tseng W S & Hsu J. *Culture and family: Problems and therapy*. New York: The Haworth Press. 1991.

第二十六章 中国人家庭的特点、常见问题与辅导策略

第一节 华人家庭的特点

要讨论华人家庭的特点,最好能就中西家庭的不同点而论述(徐静,1997)。我们已经说明过(第一章),根据研究家庭的立场说来,家庭可按家庭结构、家庭关系、家庭沟通、家庭成员、角色扮演及家庭发展等不同途径或层次来研究与讨论。这些层次可用来比较不同文化里的家庭,包括东方与西方社会里家庭的差异(Hsu et al., 1985; Tseng & Hsu, 1991)。所谓"西方"广泛指欧美,是与东方相对而说。但是欧美各国亦有许多不同之处,不便一概而说。在此,将采用现代美国社会里的家庭一般情况。同样,"东方"各国也有显著差异,就连中国社会里的家庭情况也随地域不同而各有不同,因此,在此将只就一般性的特点而讲(Hsu, 1983)。依家庭不同层次来分析中国家庭与西方家庭的相异,可以归纳以下几点。

一、家庭结构上的特点

所谓家庭结构(family structure)是指一个家庭由哪些成员组成,如何行使权力的分配而建立家庭的人际组织与结构。一个小团体里权力的存在往往是传统的习惯所赋予,或经过累积的经验而获取的;而家庭的权利对事情的选定抉择有直接或间接地影响。现代欧美的家庭追随西方社会对组织的观念与价值观,较寻求民主平等的权利分配模式;在家里鼓励各个成员,包括儿童,自由表达自己的意见,注重全家共同达成协议,一起商讨决定有关家庭的事项。不用说,夫妻之间也讲究平等,共掌大权。

与此比较，中国家庭则多半由父母当权，重大事项多由父母做主决定，极少征求年轻子女的意见；对子女的学业、社交、穿着及行为常加以控制。父母之间表面上父亲是一家之主，对外要特别尊敬父亲的地位；可是在家内，特别是对待子女的事，母亲也有相当的权力去影响与左右。母亲常是家庭情感的重心所在。

家庭结构的另外一个意义就是在家庭小团体里，成员之间彼此保持何种距离，维持何种界限，谁与谁较有联盟的关系，致使整个家庭团体形成何种组织上的结构。就这一点说来，西方的家庭里比较注重个人的存在，并保护个人成员间的界限；而且允许各个成员向外发展各自的社会关系，不过分强调全家的群体行为与认同感。

至于华人家庭里个人间的界限倒不重要，但要求全家的认同感，以家为出发点。通常要求亲子间有较明显的隔代界限，组成有上下阶级性的组织。

二、家庭关系上的特色

中国家庭重视行为，要求家庭成员要相互和睦、顺从长辈、家人要合群；认为意见不合而争吵是丢脸的事；至于个人间的情感比较不被重视。也就是说，夫妻、父子、母女之间究竟有无情感，并不是大问题，只要每个人安分守己，尽其责任，扮演应扮演的角色即可。是以"相敬、和谐"为至上的家庭。

相对说来，西方家庭则强调"相爱、表达"的理想家庭。注重家庭成员之间的情感，鼓励彼此公开表露个人感觉、心情与意见；即使彼此意见不同，或有生气的感觉也无不可。

三、家庭沟通的模式

美国人很注重人与人之间要能公开、直接、且明确地沟通，在家庭里更是如此。有什么高兴的事就要说，并相互分享，有什么不悦或苦闷的事也要让人知道；对方好，要随时夸奖及称赞，不好也要说出不满的地方。夫妻间要如此，亲子间也是一样，否则会被认为不够亲近，待家人如外人，被解释为没感情。

中国家庭则认为会引起家人感情不好的话不宜说，要掩饰，要保密，也不宜公开表达，对外人更不可宣扬，所谓家丑不可外扬。有时家庭成员间还保持一些家中秘密，不敢告诉彼此。

四、角色扮演的原则

大致上说来，中国家庭关系以"身份角色"为主，强调要遵守"父父、子子、君君、臣臣"由传统上所描述与规划的角色而扮演。夫妻之间要考虑"夫唱妇随"的社会原则，亲子之间要符合下顺上的纵关系，同胞也要依循上下长幼的阶级关系等。换句话说，在家庭注重已定的阶段关系及被安排的社会角色，角色的扮演是比较固定不变的。

与此相比而说，西方家庭里，注重扮演个人的各个角色，要能独立自主，少依规范的各个角色。夫妻是相并相辅的角色，同胞之间也是尽量平等待遇。因此，家庭成员间的角色扮演要看情况而调整，有变动性，很少有被固定安排的趋向。

五、家庭发展上的特性

家庭发展指的是一个家庭从夫妻结婚、生育及养育子女、子女长大而离家以至父母年老去世的整体变化过程，常按阶段而进行，而且各个阶段有其特殊的心理课题去面对与处理。从家庭发展的过程看来，华人的家庭里不强调亲子间的分离；就算是子女长大成家了，情感上与父母要继续保持亲近，不急于独立与分离。父母衰老后，希望长大成人的子女能照顾他们，达到所谓养子防老的功效。

西方家庭，特别是美国家庭，则鼓励子女早点成人离家，一过青春期的孩子，就想办法脱离父母，靠自己生活，不再依赖父母；父母年老了，也求自己照顾自己，没有依赖子女的念头。

总之，由于社会文化对人、对家的价值观的不同，中西方的家庭有基本上的不同结构、人际关系、角色扮演与沟通形式，也有不同的发展上的过程；实行家族治疗时，要能认识清楚。这种家庭功能研讨的观念与分析，不但可用来区别东西方不同文化背景的家庭，亦可随时用来比较同一个社会里存在的次文化家庭的差异，是家庭治疗者对家庭认识的基本途径之一。

第二节　华人家庭里常见的家庭病理

所谓"家庭病理"（family pathology）是从专业的立场来描述一个家庭所见的功能障碍情况，可能引起家庭方面的心理问题。"家庭病理"乃指家庭在组织结构、机能表现、人际关系及心理与情绪等方面有显著的障碍，影响家庭的功能。在精神医学的领域里，个人的精神病理的定义可从几个不同的层次来进行，即：以专业眼光下定义、以统计的方式来衡量、以功能的情况判断、由社会与文化的立场来评定。有关家庭的病理，大致也如此，但更需要以家庭本身的功能的表现及社会的评价作为依据。因此"病理"是与"正常"相对而言，在各个社会里，可有正常与病理的不同界线，是相对性的，随文化背景的不同而可规划"病理"的情形。把这一点说清楚之后，从专业的立场及家庭心理卫生的角度，我们在此略举华人社会里较常有的家庭病理（Hsu，1985；1995；徐静，1997）。

一、人际间的界线不很分明

研究家庭组织及心理病理的学者认为，家庭里个人与个人之间，譬如夫妻之间、父母与子女之间、同胞之间，或者小家庭与外界之间都应有适当而明确的心理界线。成员与成员之间虽然可以相互亲密沟通往来与相处，但要有个适当的心理上的认识与界线上的划分。这样在家庭的群体生活里才能保护个人的适当存在，包括所需的个人隐私，维持夫妻间、亲子间有关辈分的区别，而家庭与外界也应有区分，不应被外人，包括亲戚或朋友过分干预或侵犯。

在华人家庭结构中，这种界线往往不够分明，或根本不存在，造成各种混乱与纠纷。举例来说，父母可任意进入青少年子女的房间，不经同意翻阅子女的信件等，而不觉得有何不对；连祖父也可随意干涉父母对他们子女的养育方式。

二、成员间的沟通不良

中国家庭比较注重成员对整体家庭的现实性贡献，而不崇尚彼此言语上的沟通交谈。家人在一起的时间多半在做一些家事，或一些需要或值得去做的事，比较少互相交换彼此的经验、意见及感觉等。即使交谈，也只谈些较现实的事项，如到哪里买什么、吃什么菜等。最成问题的，便是家庭分子之间常保持若干秘密，从大事到小事都彼此不告诉。不是不好意思讲、怕被人骂，就是认为是讲不得的禁忌，以怕说了，会发生什么糟糕的事似的。有时还靠说谎来保护家庭秘密。譬如，孩子是抱来的，但怕水不比血浓，就不说是抱来的；怕人家知道家里有人患某种疾患，唯恐被人说是祖先没积德，就想办法否认；或者家人得了绝症，都不要医师告诉本人，唯恐病人会寻短见。可是事实上家里的事往往大家都心照不宣，只是不能公开谈论，以便采取共同一致步伐去应付，反而在半猜疑半知晓之状态下去分别摸索，造成问题。

三、对于感情的表露不注重

与沟通不良有关的一点就是有关于感情的事不善于表达，因此有时妨碍家人彼此间浓厚情感的发展。譬如夫妻关系里注重和睦、相互尊重，但不强调热情与亲密等；父母与子女之间强调孝顺、教导，较少关心亲子间的情感表达。假如有感情、爱心，是靠对彼此的照顾来表达，譬如用食物及做些其他日常琐事来使对方高兴。关于基本上的问题就是认为"自己人"之间还得用言语来表达彼此的情感，是有点太客套，有如对待"外人"；自己人该能体会，不用讲出来。这种态度常驱使家人无法具体地体会对方的情感，不是误会就是感到空虚，影响家人之间情感的培养与滋长。譬如，有些孩子说，他一辈子都不知道他的父亲对他的感情是如何，有些妻子常要去猜自己的丈夫对自己是否还有感情等。

第三节　华人家庭里常见的家庭心理问题

从临床经验里，治疗各种民族或文化背景的家庭，面对各种各样的家庭问题以后，可以发觉一些问题是华人家庭里较常见的。这些问题可能与中国的文化背景有关，也跟上述的华人家庭特色及常见的病理有直接的关系。在此略举几种并稍加说明（Hsu，1985；徐静，1997）。

一、父母上一代对子女下一代的过分影响及干扰

治疗华人家庭最常见的问题就是由父母对子女的干扰所引起的家庭纠纷。作为父母的常以长辈的身份来影响他们的子女；就算是子女已长大了，甚至结婚成家，作为父母的仍继续以有形无形的方式想左右子女的生活。具体的例子就是父母对子女的娶嫁选择对象有很大的意见，甚至直接干涉；对养育孙子方法上的意见；对夫妻两个人关系的批判等。父母长辈干涉子女的严重程度，有时令人无法理解及想象。从家族治疗的经验看来，使父母有如此重大权力的特别理由，除了是长辈之身份之外，还包括家庭有势、有权、有钱，或者报恩（如寡母养育之恩）等因素，让子女辈的无法不受影响。

二、母子之间过分亲近依靠的问题

治疗华人家庭问题时最引人注意的问题是母亲过分溺爱儿子，而儿子过分依赖母亲的亲子关系问题。在讲究孝的华人社会里，儿子与母亲亲近且顺从，常是被看成是"孝顺"的行为，无形中容许过分的亲子亲近依靠的问题。这种问题当孩子年幼时通常不被发觉，要儿子年龄增长，到了青春期以后，才会暴露出来。假如在个人的心理发展上没有更正，到了儿子成人，甚至结婚成家后，继续存在，

影响下一代的家庭形成，是连代影响的家庭问题。促成这种情况的，除了社会对母子关系的看法与容许的态度之外，还牵涉到个别的因素，如孩子幼小时曾有身体的疾患；父亲常不在，或父母感情不美满，母亲把感情转而投注于儿子身上；或者母亲对自己的一生不满足，把一切希望放在儿子身上；结果无法建立清楚的亲子界线，无法鼓励子女的个人独立与自主。虽然这种母子过于亲近子女而界线不分的家庭问题在别的社会也可能看到，但是问题是社会与文化上对这种亲子关系所持的态度与看法。在强调"孝"的社会里，就比较容易被掩饰其病态性。

三、有关教养孩子的问题

比较常见的模式与问题是所谓的"父严母慈"，即母亲对子女太溺爱、放纵，而相对地，父亲太严太苛。这种情形不但造成夫妻间的争执与不合，同时也造成孩子性格及行为问题。孩子在情绪方面不成熟，行为幼稚，在外很胆小，但在家又极其霸道。从外国人眼光看来，中国人的小孩显得性格上的幼稚性，特别在社会场合里缺少独立自主的行为表现，可以说与家庭里父母对子女的养育态度及方式有关。

对于子女的养育问题，目前中国父母很重视学业，有时因过分偏重学业，对孩子在社会性的生活与心理方面的需要被疏忽，以致子女只会念书而不懂其他做人的道理，缺乏所需的社会经验。同时面对父母望子成龙的心理，年轻的孩子常感到心理上的压力与负担。

四、丈夫或妻子的行为问题

因为婚姻的重心较偏重对自己的父母、对子女及家庭的义务，夫妻彼此的情感相对地被忽略而比较不亲热。因男人工作及社交的机会，常发生与别的异性产生情感的情形，或留恋在娱乐场所，乐而忘返，造成婚姻危机。譬如近年来台湾社会里常听到"午妻"的事，意指白天上班的先生利用中午的时间与女友会和的习惯，无形中威胁夫妻之间的情感。有不少年轻的妻子为了丈夫的行为而向咨询者诉苦。

相对地，随着妇女外出工作及社交的增加，妻子发生别恋的情形也相对增加，但一般都自行解决处理；来求辅导的家庭还是以丈夫情感出轨的情形为多。可以说是面对社会的现代化，及妇女的职业化而带来的社会问题；也是平时不注重夫妻间的感情而容易发生的家庭困扰。

五、兄弟相争不合的问题

虽然华人家庭表面上很和谐，而且在传统性的观念里极力主张兄弟姐妹之间要和好相助，但是在实际的生活里，并不见得都是这样理想。作为父母，对自己的小孩常有宠爱偏袒的倾向，孩子们之间常有你争我吵的经验。可是到了子女长大之后，特别是父母渐近迈老以后，成人的子女已不受父母权力的管制，兄弟姐妹常各自奔走，不见得能继续保持良好的同胞关系。在家庭治疗的临床经验里，有不少情形是成人兄弟姐妹为了分父母的财产而发生严重的情感争执。厉害时还开口吵骂，甚至找律师要在法院争论。其中的理由并不在金钱本身，而是因分配父母的东西而重引子女们在小时所经历的不同待遇的心理回忆，再次陷入过去的情感冲突，演出在目前的成人舞台上。

在华人的家庭里，不仅父母有偏袒子女的趋向，还因家庭成员间的沟通不佳，又藏有秘密，父母常随情感而私自更改自己的意见（包括遗嘱），很少公开表白后事的安排与分配，因此更容易引起这种迟来的兄弟姐妹间的争吵问题。

第四节　辅导华人家庭在技巧上的考虑

要有效地帮助中国家庭建立良好的关系及适应，不能把西方的家庭治疗方法原封不动地搬来运用。要考虑中国的文化、中国家庭的特色以及中国人家庭观念而做适当地更改与调整（Hsu，1983；徐静，1997）。心理治疗的调整可从技巧、策略或理论等各种不同层次来讨论（曾与徐，1991）。在此先以治疗技巧的层次来谈论对中国家庭实行家族治疗时应该注意的几项要点。

一、要注意去尊重父母的权威

实行家族治疗的一般首要原则就是要遵守家庭既存的（权威）结构。一个家庭因发生问题而求治疗，一则是因家庭失掉了已建立或从未建立有效的（权威）结构；或是因现行（权威）结构过于严酷，失掉了适应性。但在任何情况下，都无理由不去尊重家庭的（权威）结构，只是需要帮他们去建立、重建或增加弹性而已。特别在治疗刚开始的初期，要尽量去遵守既有的权威结构，不宜过早去摇动或变化它，招来阻碍，影响治疗工作的进行。

中国的文化向来注重家庭里父母的地位及权威。治疗者应该尊重父母在家庭的权威，避免过早或过分批评父母的作为，甚至向父母挑战；特别是在子女面前不要让父母丢脸。若需要纠正或教导父母如何管教子女时，应该另别安排只包括父母的会谈，再以"协商"的方式去开导他们，千万不能批评他们，甚至教训他们。

家庭会谈包括父母及子女，其目的及功能在于给治疗者一个机会，可观察全家如何交谈、表达情感，他们的困难在哪里，以及如何解决问题；同时也给接受治疗的家中成员有机会观察治疗者的态度及行为，从治疗者本身去模仿与学习如何健康地交谈、表达情感及解决问题的方法。因此，治疗者在会谈中不需开口（直接）批评父母，只需以身作则即可。父母会无形中地向治疗者认同且学习。

二、避免两代间的正面冲突

中国文化崇尚和睦妥协，治疗者不能仿效西方的家族治疗原则，鼓励家人相互沟通与挑战，坦率地告诉对方自己的思想与感觉（包括内心的不满或怨言）等，而招来家庭的暴乱。特别在有青少年成员的家庭，因为青少年得到治疗者的鼓励，可能会直言不讳地告诉他们对父母的不满，而导致争吵或令父母觉得丢脸。父母也可能借此机会，利用治疗者的在场，来"训诫"子女，而使子女不愿继续来接受治疗。治疗者应适时地阻止这种家庭成员间的负性冲突，不鼓励家人只翻出过去的不满旧账，而没把重心放在如何面对及改善目前的情况。注重"现在"且强调实际"行为"的更改，是家族治疗的基本要点，对华人家庭更需运用。

三、利用父母的责任心去推动改变

既然治疗的目的常是要改变父母的态度及行为，如何能达到目的而不批评父母，或向父母挑战？一个让父母可以不觉得丢脸的方式来接受意见及改变行为，是强调他们的爱心及责任感，称赞并启发他们想要帮助子女的动机，然后淡淡地提出，他们的动机虽好，不过在实际实行方面，也许需要一些"专家"的意见及指导。而治疗者可以专家的身份，帮助父母以比较"合适"、"有效"与"健康"的方式来教导及抚养他们的子女。

这种利用"专家"的权威来帮助家庭解决问题，不只限于如何对待与管教子女的问题，也可用于其他家庭问题。在婚姻问题的情况下，治疗者可以以"长辈"的身份，开导双方，以"和事佬"的角色去帮助他们达到一个双方都很满意的解决方式。在治疗中国人家庭时，治疗者可以扮演他们"祖父母"似的角色与地位而辅导他们；只是要比祖父母较客观、较有解决纠纷的训练、经验与能力，而且不以私人感情与利害关系去影响或干涉他们而已。

四、尽量提供简单且明确的指导

一般的个人心理治疗，特别是分析性的心理治疗，常偏重在帮助受治疗者了解有关自己的心理情结，以来龙去脉的方式领悟自己的行为意义及动机等，希望这种了解能导致行为及态度的转变。可是家族治疗则偏重以实际的行动来更改目前非适应性的家庭关系及情况。这种比较注重实际而有用的治疗方式，倒是适合中国人求实效的习惯。

治疗者可以运用"专家"的身份给家里成员提供简单、具体且明确地教导，或给家庭课业，同时督导他们如何去实行。一般中国家庭习惯听命于有权威性的父母、师长，因而极少抗争而多乐意照建议实行。这种文化上对权威的信任感可以善用。

五、对一些特殊治疗技巧的使用

西方的家族治疗经过其长年的临床经验，创立了一些治疗上的特殊技巧，如反常僻法、家庭形象雕塑、角色扮演、改观重解等，用在家庭治疗或婚姻治疗上。假如要对中国家庭使用这些技巧时，要特别慎重，并向家人或夫妻做事前的准备或事后的说明。

（一）**反常僻法** 又称"反击法"（英文原称 paradox approach），指的是在夫妻治疗时，治疗者不但不按正统的方式去劝导有婚姻问题的夫妻要好，还故意反常，向受治疗的夫妻指出他们夫妻间问题太多，不懂得合作，反击他们不值得或无法要好起来。治疗者之所以采取这种反常而怪僻的做法，主要想刺激夫妻，让他们联盟起来对抗治疗者，向治疗者证明他们夫妻各个好处，夫妻间还有点感情，愿意好起来。结果，经过这种反击性地挑逗，夫妻反而要好起来。譬如，治疗者故意批评先生怎样怎样不好，妻子反而挺身夸奖自己的先生好在哪里，无形中让先生听到妻子对他的赞词，对妻子的感情也好起来；或者同样批评妻子，让先生说出妻子多好的话，让妻子心里满足。这种治疗的特殊技巧是在不得已的时候，当夫妻处处都不肯合作时，偶尔可冒险性地去尝试，有时会得到意想不到的结果。

可是这种治疗上的特别技巧要用在中国人家庭时，需非常小心。假如治疗者想使用这种反心理的技巧，说一句："你们夫妻关系那么糟糕，我不知你们为什么还在一起，不考虑分居或离婚？"这类话时，不被中国夫妻骂治疗者是破坏家庭的罪人，便是鼓励夫妻离婚的文化坏人！最主要的，依文化上习惯，治疗者不能轻易提不好的事，就算是其原意是想帮助夫妻把看法反过来，不再吵闹而想办法和好。跨文化地运用常有其限制于适合性的问题。有时翻译不妥，笑话变成不是笑话，寓言再也不是寓言，反而有弄巧成拙的可能，要小心。万一要使用这种反常的治疗方法，事后还得向家人说明治疗的原意，以免误会。

（二）家庭形象雕塑　家庭治疗者为了帮助家人了解他们的家庭关系与结构上的毛病，时而采用"家庭集体形象雕塑"（family sculpturing）这种方法，在家庭会谈的场合里，让家人观察他们自己选择的座位分配趋向，利用座位的近远及相关的关系来讨论所反射出来的家庭关系。这种技巧一方面可用来做家庭结构的诊断，也可以用来具体地帮家人意识并且调换家人间的相互角色与人际关系。有时不把焦点放在座位上，而让各个家人在纸上画出他们心目中所知的家庭关系，及向往更改的家庭关系。借此可让全家人相互讨论，甚为有用。

假如想把这种治疗技巧运用在中国家庭时，要事先做说明，让家人了解其目的与用意，如为什么要他们去更换座位，并去谈这些事情。否则有些人会觉得很莫名其妙。对治疗的程序没有经验的，要特别用心去解释，不然不容易得到大家的合作。一般说来，中国人对家庭里的结构、阶级、相互关系是熟悉且关心的，适合看情形而尝试这种技巧，特别是有年龄小的孩童家庭，家庭关系上有明显畸形障碍的，可考虑使用。

（三）角色扮演的练习　家族治疗也好，婚姻治疗也好，治疗者常用的另外一种治疗技巧是角色扮演（role play）。治疗者让家人或夫妻在会诊当中，去扮演某角色，当场与另外的人扮演互动的反应与言行。其目的在于帮家人能经过实际的行为扮演，而看出自己的行为问题、角色扮演问题或者与人相处的模式，经过这种作业操作提高其认识，并且同时谋求更改，建立健康的行为反应。譬如，让儿子演父亲，女儿演母亲，可帮助父母去了解他们在家里的行为模式,至少在小孩心目中是如何。假如做丈夫的,常不懂如何跟妻子沟通,谈论夫妻间的事,治疗者可扮演"妻子",让妻子去反演"丈夫",让先生看看(治疗者)如何与丈夫讲话,同时也可以利用机会让妻子表达她希望自己的"丈夫"如何与她沟通交流。这种治疗技术,其要点是放在婚姻治疗或家族治疗的基本原则,即要以实际言行的更改调整为目的,现场看,当时改,而不去追究过去或去推敲其来龙去脉。

假如对中国家庭想实行这种角色扮演的特别治疗技术,最要紧的,便是要事先说明,争取大家的了解与同意,否则变成被勉强加给的课题,有人不愿意合作。特别要小心避免家人感到尴尬,特别是被人演出自己的缺点或毛病。有些父亲或丈夫特别不喜欢这样的做法,更要小心。还有,有些人素来会表演,有些人则否。一般说来,中国人不习惯当众表演,要考虑其适合性。

(四) **改观重解** 这是婚姻治疗或家族治疗时治疗者常特意使用的技巧。即把一件事情以另外(比较好或正性)的观点来重新做解释,称是改观重解(reframing)。家族治疗的一个原则就是不鼓励家人成员相互指责,而能以善意去了解对方的心意。因为一家人就是自己人,相互攻击或恶意批评只会伤害彼此的感情,留下心情上的伤痕,会把关系更弄坏。因此,治疗者要时时想办法帮助家人以不同的角度去了解情况,体会对方的意思,这样对改善家人情感有帮助。譬如妻子嫌先生天天工作太晚才回家,抱怨丈夫不关心家事,治疗者可以把情况改观重解地解释是先生责任心强,为了维持家计,多么辛苦,工作那么晚。孩子气父母亲管教太严,治疗者可帮助子女以另外不同的观点来看父母的行为,即该高兴父母并没有天天在外欢乐,或不管家里小孩子好坏;而是那么关心,爱护子女;以"玉不琢,不成器"的态度管教孩子;只是父母管教子女的方式要稍微调节罢了。

这种改观重解的目的不只是说好话保持好感情而已,而也在于帮助每个人要能养成对别人心意的了解,增加同理心(empathy), promote性格的成熟。这种技术用在中国人的家庭甚有用,也很合适,特别有许多民俗成语,可以一针见血地帮你以不同的观点来了解事情。

六、善用有关家庭与婚姻的民俗成语

心理治疗要能有效地实行,有关因素很多,其中之一就是能与求助者保持可了解的沟通,使用可体会且共鸣的观点交流。家庭治疗也不例外,而且更重要。家族治疗者除了要考虑家人各个成员的教育水准之外,还要体察每个家人所思所想的特色,就他们的认知模式与水准来谈话与交流,并且以老少都可懂的观念来做解释与建议。用专业的话来说,就是治疗者要能与家人融合,要配合家人的文化背景来沟通。在治疗中国家庭时,为了达到这种有效沟通的目的,可以考虑使用一般中国人都熟悉的成语,特别是与家庭或婚姻有关的。

譬如:"一个巴掌拍不响",可用来说明人的关系是双方互动的结果,可用来解释夫妻或兄弟姐妹间的相互关系。要说明婚姻要注重男女当事人的意向,可用:"强摘的瓜不甜,强撮的姻缘不贤"这种成语。假如想强调夫妻关系好就是好的交谈生活的基础,可用:"夫妻相和合,琴琶与笙簧",或者"男勤耕,女勤织,足衣又足食"。想主张夫妻的关系是现实生活里最可靠的关系,即可用:"结发夫妻丑也好,粗布缝衣衣也牢"。

假如想鼓励夫妻要有孩子,可说:"地要勤耕,子要亲生",想强调有子女的重要,即可运用:"有儿贫不久,无子富不长"这种话。但假如要同情养孩子是多么负担的事,即可用:"有儿有女是冤家,无儿无女坐莲花"。一般习惯是重男轻女,认为养女孩子没用,可以说:"嫁出的女儿泼出去的水"、"沙子打不了墙,女儿养不了娘",但也提醒"生女勿悲伤,生男勿喜欢",有了男孩并不见得保证一切就好。提醒孩子大了,就得让他们独立自主,即:"儿大不由爹,女大不由娘"。

关于同胞关系也有些成语，如："小时是兄弟，长大各乡里"，说明兄弟姐妹长大了，就会分离的。"苦瓜虽苦共一藤，兄弟虽呆共一心"，可用来说明兄弟姐妹不管平时感情好坏，必要时，自己的同胞毕竟还是同胞，该相互帮忙的。

总之，这些成语不仅是大家都懂，而且是反映长年累积下来的人生经验，有其明智的道理。特别是中国人的成语，特别表现在中国的社会里可使用。而中国人对这种民俗成语又特别多，经过适当地选择，可多多善用这种文化遗产，包括在家族治疗的场合。

第五节　华人家庭治疗的运用与考虑

以上所谈的，主要是操作上的问题，是治疗技巧上的考虑。心理治疗用于不同的民族或文化背景的对象时，还有一个层次需去追究，即治疗模式的运用问题。家庭治疗开展至今仍没有数十年，对于家庭治疗的理论还没有结实的、系统性的学理。可是在欧美许多社会里家庭治疗已经很盛行。最后让我们谈谈在华人社会里要运用家庭治疗有哪几点基本的问题值得去研讨。

一、中国家庭对家族治疗的适应性

有些人认为中国人很注重家庭，是否也就比较适合实行家庭治疗，至少应多运用家庭治疗。关于这一点，其回答是：是否参半。的确中国人传统上注重家庭的观念，家庭治疗里所依赖的"系统观念"中国人也很熟悉。系统学的理论观念（theory of system）指一个团体之内其关系是相互的，是存在于一个整体系统里。其中有任何成员在言行方面有所变动，都会影响到整体的相互关系，并不会单独地发生变化。而且产生系统里的任何变化时，整体往往会企图保持原来的稳定性，因而发生变化的阻力，被称是"稳态惯性"（homostatisis）。这种理论上的观念，用在家庭里的情况，一般中国人都会容易懂，因为中国人文化上就习惯于过"环境取向"的生活，也知道："出头丁会挨打"、"单掌不响，双掌才打得响"这类经由通常俗语所表达的观念。换句话说，家庭治疗的这些理论观念，包括改观重解的技巧大家都很熟悉，容易被常人接受。照理容易推广家庭治疗。

可是困难的，倒是"家丑不可外扬"的心理，有不少人不习于惯向"外人"（治疗者）申诉家庭难念的经，惟恐是什么不可告人的羞耻事。而且成员间缺少能好好相互提出并讨论问题的习惯；不是不会好好地谈，就是突然爆发似的掘出对方的毛病，增加家庭成员间的矛盾。这些是最大的阻力与困难。不善于向人谈吐自己的心事或感情，也是文化上的习惯，对鼓励成员间沟通与谈吐彼此的心事的家庭治疗不太习惯，需要经过辅导者的诱导，并经历时间慢慢培养。

最后一个观念上的问题就是，容易接受某个成员有毛病、困难或有疾病，是被指定的"病人"，而不愿意去改变想法，看成是"整家"的家庭功能与系统有障碍。虽然，要去治疗整个"家庭"系统是家庭治疗者的基本观念，但是要向中国人实行家庭治疗时，最好不要过早强调"家庭"有问题，甚至不要这么提；而应说是全家人需要合作去帮助家里（被指定的）病人。当然策略上不要坚持传统的家庭治疗模式，要求每次会诊时全家成员都非来不可。我们要记得，现代的家庭治疗其方式已经有所改变。即家庭治疗的要点，只是要以"家庭"的眼光去了解家人间所发生的行为现象或个人的心理；至于技巧上并非要同时看全家人。换句话说，可以通过个人会诊的方式而去进行家庭系统的改善。这种新的家族治疗的观念与方法，就较适合中国人，也较容易被接受。

二、华人家庭与治疗模式的合适性

从理论的观点说来，家庭治疗的模式被专家区分为几种，即结构家族治疗、分析性家庭治疗、行为家庭治疗或策略性家庭治疗等。有些人认为中国人心理上习于考虑家里人际间的阶级与角色，认为

"结构性家庭治疗"(structural family therapy)此治疗模式较适合中国人。有些人甚至认为中国人不容易内省自己的心理,难于探讨自己的心境,因此,不容易接受分析性地心理治疗,只易于接受教导式的、定期性地传授与讨论。可是主张这样的人却忘掉所谓心理治疗的进行与操作是靠治疗者与被治疗的人的相互合作,在治疗者带领之下,被指导且引诱去进行适合且需要的治疗程序。有不少中国人,不管老少年轻,不管教育水准的高低,只要治疗者适当引导,都可能练习去检验自己的思想,检讨自己与人发生的关系,可进行分析性地心理治疗工作(曾与徐,1991)。换句话说,这种分析性地治疗情形也可运用在家庭的治疗。总之,不宜过分地偏向于某种治疗模式,不要单因文化背景的因素就一律性地推展某种治疗方式。到底采用结构性、行为性或分析性中的哪一种家庭治疗的模式,要看治疗者自己的专业训练、经验及求助家人的适应性来做明智的选择。

三、家庭治疗与文化适应

从文化的观点来说,心理治疗的本质有几种意义,即协助病人去适应所面对的文化系统;帮助病人去减轻文化上的心理负担;以及帮助病人在变化中的文化环境里去寻找依循的方向等(Tseng and Hsu,1979)。目前的中国人正在面对变迁中的文化,而家庭系统正遭遇如何适应文化上变化的课题。与过去的传统家庭比较起来,现代华人家庭要面对诸多课题,如父母权威者地位的调整、家人互动关系的平等化、家庭子女数目的减少、夫妻男女职责与角色的变更、家庭人口的老化等一连串的变化。这些家庭里所发生的文化上的变化,都是现代的新异变化,是祖父母辈过去没遭遇的经验,是现代的父母与子女们在无经验之下得去适应的问题。因此家族治疗者要对这些新的课题有所认识与了解,才能帮助混乱不知所措的父母与孩子们。这虽然是世界共同的现象,但对素来有长年传统的中国家庭说来,其冲突与打击将更大,更需要有文化上的家庭指导者来帮助困难的中国人。

四、家庭治疗的目标上考虑

谈到文化,最后一件事情需提出来的是心理治疗的目标(曾与徐,1994)。什么是心理健康的个人或功能完善的家庭,这需要从文化的观点来判断与评估。什么是健康的中国家庭,除了一些基本的考虑因素之外,不能脱离社会与文化的背景而谈。亲子关系如何才算是恰当,夫妻的关系如何才算美满合适,子女什么年龄就宜独立自主,男女之间如何相处、如何相辅,才算是合理又健康等,这些都是一系列的判断课题,会左右治疗的最终目标。千万不能拿别的社会的准绳作为华人家庭的准绳。还是需要家人与治疗者相互沟通而拟定出治疗目标。单就这一点,就可以了解我们需要推展的、适合我们自己中国人的家庭治疗了。

参考文献

1. 徐静. 第二十二章:中国人的家庭与家族治疗策略(413-441). 曾文星主编. 华人的心理与治疗. 北京:北京医科大学、中国协和医科大学联合出版社,1997.
2. 曾文星,徐静. 心理治疗:理论与分析. 台北:水牛出版社,1991.
3. 曾文星,徐静. 婚姻与家庭的辅导. 文静心理卫生丛书,第十本,台北:水牛出版社,1994.
4. Hsu J. Family therapy: General principles and strategies. Journal of the Hong Kong Psychiatric Association, 1983, 3: 31-34.
5. Hsu J. The Chinese family: Relations, problems, and therapy. In: Tseng WS. Wu DYH. Eds. Chinese culture and mental health. New York: Academic Press, 1985.
6. Hsu J. Family therapy for the Chinese: Problems and strategies. In: Lin T Y, Tseng W S, Yeh E K Eds. Chinese societies and

mental health. Hong Kong: Oxford University Press, 1995.
7. Hsu J, Tseng WS, Ashton J, McDermott J F Jr, Char W. Family interaction patterns among Japanese American and Caucasian Families in Hawaii. American Journal of Psychiatry, 1985, 142: 577-581.
8. Tseng WS., Hsu J. Culture and family: Problems and therapy. New York: Haworth. 1991.
9. Tseng W S., Hsu J. Culture and psychotherapy. In: Marsella A J, Thap R G, Ciborowski T J. Eds. Perspectives on cross-cultural psychology. New York: Academic Press. 1997.

第二十七章　家庭的心理卫生

第一节　心理健康的家庭

心理治疗的最终目标就是要帮助被辅导的人能心理健康。可是，什么是健康的心理，要有个明确的定义，才能被用来作为目标而进行辅导的工作。家庭的辅导工作也是如此，要以心理健康的目标来进行辅导。因此，也要澄清到底心理健康的家庭是什么。就算是没有接受专业辅导的一般家庭，最好也明确什么是健康的家庭，而时时地朝健康与成熟的家庭去发展。

虽然天下每个人几乎都有一个自己的家，而且大致所有的家都很顺利地生活、发展，并世代相传，延续"家"的命脉，很少需去担心有没有问题。可是每家的家庭心理环境与心理健康的程度却有所不同，不尽相似；有的必须去特别关注并改善家庭的心理健康情况。况且，健康的定义会受文化观念上的影响而会有所差异的。因此，让我们谈谈，从专业的立场来说，怎样才算是心理健康的家庭（曾文星，2001）。根据研究，通常的家庭是否健康，并不单靠某种因素，而是以多种因素而综合发生的结果（Lewis et al，1976）。

一、全家人能团结认同，以"家"为主，把家作为基本生活的单位

一个心理健康的家庭，其全家人，不论老少，都会有个心理共识，认为自己的家是"自己的家"。会感到一家人，包括父母、子女与兄弟姐妹等为同一家的人。在认知上会有一家的认同感，认为我们是张家的人，或是李家班，在感情上相依相属。在心理上，情愿彼此同甘共苦，共同生活。假如有内在的困难，就想合力去解决；

若有外来的麻烦,就会全家团结一致,共同应付外来的任何压力或侵犯。

不仅一家老少应有团结心与认同感,而且能随时以一家为主的态度,珍惜自己的家。万一碰到有各种不同情况,个人的利益与家庭的利益显著冲突时,宁可放弃个人的利益或机会而维护全家幸福。譬如,能保护工作上的利益,但可能伤害家庭的幸福;或可争取到个人上进的机会,但会因而忽略对家人的照顾等。此时能把全家的利益与幸福考虑为先的态度很重要。这样看重自己的家,能珍惜家为生活的重要基地,是建立心理健康家庭的首要条件。

二、全家能团结亲近,但也容许成员存有若干的个人天地,也能鼓励子女长大分离

虽然一家人基本上需要团结,但也能容许每个家庭成员有多少自我独立生活的余地,能尊重个人的私人天地,也是心理健康家庭的另一特点。作为先生的,有时能与自己要好的男性朋友出去,维持与个人亲近朋友接触的机会;作为妻子的,也能时而到外面与自己的要好女性老朋友相处,保持自己的友谊,或发展自己个人的职业或娱乐的机会;作为子女的,也能有自己不受他人侵进的房间或场所,或偶尔到朋友家或别的地方去,过过与自己家无关的独自生活。这样大体上是"合",但适当时候也能"离",才能符合一家的要求,也能配合各个成员的心理发展,并能发挥个人的潜在资源与本性。特别是,父母能鼓励长大的子女适当地与父母逐渐脱离独立,形成自己的新家,这也是心理健康家庭的课题之一。

三、家里成员间能轻易沟通交流,并能共苦共乐,且相互支持

为了保持自己的家是**心理与感情的基地或摇篮**,健康的家庭要能使家庭环境成为易于沟通、谈吐且交流的场所。一家人能随时且随需要地谈谈彼此的心思感触,也能获得家人的安慰与支持,从而获得应付困难的勇气;也能随便开玩笑,一起欢乐,获得生活的乐

趣。最重要的是，还能得到平常朋友不会告诉你的逆耳（但是忠心且诚恳）的"忠言"，以便能改良自己的行为，或调整自己生活的方向。由于一个人在情感上不易于单人生活，若能有"有苦共受，有乐共享"的家庭，则较能适应我们所面对的变化多端的人生。这也是健康家庭的要素。

四、家庭的生活规律有伸缩性，能容纳各成员的需要

健康家庭的另一要点，在于能针对家里老老少少的不同需要与能力而做伸缩性地调整，使年老者、中年者、年轻人、孩童、婴孩都能同生共存。虽然平时家里要有家规，有家人共同遵循的习惯与要求，但也能按老人家的特殊需要，生了病的成员的特别要求，或年幼小孩的临时所需，一家人能有伸缩性地调整家规、习惯或要求。这样有活性的家庭，也是健康家庭应有的特性之一。过于呆板、强迫遵循命令的家庭，就缺乏活气，也不容易促成团结，并非健康的情况。

五、能随个人与家庭发展的过程作适当的调整与适应

一个家庭的本质并非是静态不变，而是随成员的年龄增长，及家庭发展阶段的过程而时时在演变。如夫妻刚结婚时、生下第一个孩子时、孩子长大将离家就职时、夫妻年老退休要开始过老夫老妻生活时，各个阶段都有不同的生活课题，也有不同的情绪问题。健康的家庭要能随这些发展阶段的变化，而能跟着去发展且适应。每个家庭成员都随他们个人的年岁与发展而逐渐演变，而个人的发展与家庭整体的发展要能适当地协调，而且必要时，能克服自己的性格或心理上的问题，能有伸缩且灵活地渡过每个不同的家庭生活阶段。

六、家人遇到困难，能随机应变，采纳各成员的提议，灵活性地适应困难

我们的生活是变化多端，时时有不测风云，一家人能合心去面对处理很重要。特别难能可贵的是，一家人能听取成员们的各个不同意见，采纳彼此的见解，随情况而做灵活性地适应。这样不但能找到好的方式，也能综合大家的提议；因是大家的参与，更能促进大家团结，大大小小都合作，也就容易处理问题，事情已是事半功倍了。

第二节　宜认识的家庭基本性质

无论是何等健康的家庭有时也会遭遇某种困难或问题，需要去补救。当我们要去补救家庭问题时，首先要认清楚家庭的若干基本本质，并了解补救家庭问题的主要原则。

一、认识"家"的本质是"相互的人际关系"

与补救婚姻问题一样，要补救家庭问题，首先要在观念上认识体会家庭是基于人与人的相互关系。要改善家庭，不能单靠个人的努力，而得依靠两人、三人或四人，甚至所有家庭成员的相互改善。比如，想改善一家人的沟通，不能靠父亲一人讲话，或母亲一人演单人戏。所谓沟通交流，是指两个人之间相互交谈，交换彼此信息，沟通你我意见，分享喜乐感情。要增进亲子的沟通，则要双亲跟子女交谈；要夫妻多交流分享感情，夫妻俩得双双参与。

从另一角度说来，家庭的心理问题，都是经过你说我骂，你怎样，我怎样，才引起促成的。所谓孤掌难鸣，不会只是一人促成，是一人的过错。譬如，妻子不满丈夫下班回家，只会看报纸，不跟家人聊天，其原因并不是单在于丈夫身上；要检讨看看，妻子和子女有没有造成一种气氛，让丈夫想跟妻子或子女聊天；或者丈夫讲

话时，妻子与子女有没有洗耳恭听，让丈夫觉得家人喜欢听他聊天，不用躲到自己的房间去看报纸。反过来说，先生嫌妻子在家话讲得太多时，不要太早归罪妻子喜于开口杂谈；我们应仔细分析，当妻子杂谈时，先生如何反应。是否拼命去顶她，让她觉得需要去谈得更多，辩护自己的见解；或者，因先生没兴趣去听她的话，妻子感到因心里无聊，只好随便东聊西扯，来弥补自己内心的空虚。

由于这个缘故，要改善家庭的问题，不能一味儿地向别人推卸责任，或推说是要他人去改善的事。事实上，有不少人这么去做。认为毛病乃在于先生，因先生一天到晚只顾上班工作，一下班，就想找朋友出去玩，心不在家里，也不管家事；或者，需要改良的是妻子，只要她不往外面跑，并不把家里钱乱花，多在家好好管家事就好了。其实，先生往外面跑也好，妻子一心在外也好，总得去考虑其配偶或子女应如何在家表现其行为，才能使丈夫或妻子想留在家里，享受家里的生活，而不用到外求开心。

总之，一家的生活与行为，很少只是个人的单独心理与行为组成的，经常是人与人的"相互反应"关系的结果。按此观点才能真正了解家的本质，也才能懂得体会家的心理问题的性质，才能针对问题的本质去从事补救工作。

二、了解"家"乃是由有"特殊感情与连带关系"的成员而构成的群体

社会上许多群体，常可以合而则聚，不合则散，依其形成的效果如何而聚散。换句话说，能相处，就相处，不能相处，就各自走各的，不必勉强。可是，一个家庭虽然也是个小群体，但却是不同性质的群体。不管合不合得来，总还得长期相处在一起。除了相处在一起，还得相依为命，而且日夜生活在一起。其相互间形成的感情很特别。即可以一时很要好；过一会儿，可又很气；但转个头，又要好起来。如此爱怒交集，喜气转变是家常事。最重要是要懂得，一家人不管高兴也好，不高兴也好，总得仍生活在一起，一起过生活就有其特殊的关系。在此情况下，其补救的原则不能以解除群体

为其首要考虑。除非各种方式都先尝试，而且都无效，否则不要轻易考虑解散家庭的群体，分开夫妻或亲子。除非很特殊情况，如父母虐待幼小孩子，必须保护被虐待子女，或丈夫虐待妻子，需一时分居，但千万不能过早考虑不合则散的可能性。也不能因目前相互很仇恨，就觉得一直会如此；要考虑，事情一化解，可能就如冰释前嫌，一下子就会友善。

从另一角度来说，一个家庭可能吵得很厉害，彼此很久不讲话，看来问题很严重，但有时却一转眼，家人又要好起来，感情很好，难分难离。所以要认清一家的情感与情绪的特点。不要低估其潜在性质，也不得看轻其背后的力量。事实上，只要能很好地运用家庭的原有资源与力量，很多问题可以化解且改善。

第三节　健康家庭的养护

一、要有养护家庭健康的观念

大家都很熟悉身体健康的观念，也懂得生理卫生的道理，但很少知道心理健康的含义，更少谈论心理卫生的话题。但作为现代人，应开始熟悉心理健康的观念，也应逐渐关心心理卫生的实行。心理卫生不仅关心"个人"的，也应注意"夫妻"的，更宜关注"家庭"的。现代人不能像过去一样，认为一个家庭的形成是很自然的事，家庭的兴衰是随其自然发展，我们何必去操心。处于现代的人，应懂得一个家庭的心理生活，是否去关照养护，可以有很大的差异。假如能时时存有家庭心理健康的观念，并且能时时加以养护自己的家庭心理生活环境，就可以创造并维持一个较快乐且幸福的家庭生活，让我们好好享受，渡过有意义的人生。

二、要有维护家庭健康的习惯

购买了一部自行车，或一部汽车，不但要骑，要开，还得有习惯去按时保养，否则再好的脚踏车也好，汽车也好，都不会持久耐用的。同样，一个人的个人心理生活也好，家庭心理生活也好，也得养成时时去养护保养的习惯；一旦发现有什么小问题，就得及时去处理解决，不要等到问题扩大了。没有维护保养心理健康的习惯，我们的个人心理生活，或我们的家庭心理生活就会在不知不觉之中，逐渐衰退或恶化。

三、家庭生活的周期检讨

从心理卫生的立场来说，一个家庭不用等到显著或严重问题发生了以后，才去发觉认识问题的存在，而应经常且周期性地检查自己的家庭心理问题如何。此乃犹如躯体的生理卫生，需定期做身体检查；对心理情况也应周期性地做心理卫生检验。不仅检验个人的心理情况，也得检讨一家的心理卫生情况，以便做事前的预防及适当的保健。

一个家庭的心理卫生情况，怎样做周期检讨呢？其方法很简单。即每隔一段时间就找出一个时间，自己反省检讨看看自己的家庭一切是否顺利，考虑在目前家庭发展阶段中，遭遇何种课题及可能的困难，然后再想想自己的家庭是否符合家庭发展的要求。而且，最好的方式就是趁过年过节或其他机会，全家人聚在一起，大家检讨自己的家庭人际情况如何。问问全家人，看看在他们眼光里，父母相处的关系如何；父母与子女的感情好不好，有哪些方面需要改善，或有何要求；兄弟姐妹的来往关系有什么不满，彼此有何要求或建议等。经这样的家庭会议，周期性地检讨，把大家的感触及提议沟通，也就能提早发现有何困难，并早做适当地处理。

四、家庭群体反应的时时检验

不仅要询问家里人的意见与感触，作为父母，也可以相互用心去观察自己的家庭的群体行为与反应如何。特别是当家人在一起时，自己观察一下自己的家人如何相处来往。可以用家庭群体反应及关系的观念，分析家人的活动情况。此乃包括，全家人是否团结，形成有凝结性的小团体，或是分散的一盘沙；家人彼此沟通交流充足与否，大家是不是相互知道对方的心情与意愿；一家人碰到困难，是否能尝试使用各种方式，肯以变通有伸缩的方法去试图解除困难；全家人对自己的家是否感到满意与幸福等。这些问题，都可以作为检验的准绳，帮助我们逐项去检察核对。若有不是，便可以让我们知道家里的群体关系与行为有毛病，必须去改善与解决。

五、要有重视家庭健康的态度

最后一件很重要的，也是很简单的事，便是要重视自己的家庭的心理健康。这种重视，在脑子里容易有，但往往在行动上难于实行。譬如，对公事很认真，对晋级上升很关心的先生，很苦干，很勤奋，常常加班，不轻易休息，结果影响夫妻及家庭心理生活。虽然妻子一再劝告他家庭很重要，要多花点时间与精力在家庭里，先生只是嘴里讲好，说是知道了，但一天又一天，一年又一年，还是专心注意自己的工作，很少能关注如何满足妻子及子女的心理需要。结果等到问题发生了，也就太迟了。

相反，有些丈夫喜爱在外到处拈花惹草，不注重自己家里的重要，虽然妻子几次提醒警告，嘴里说好，但到时还是去外面乱来，不关心对妻子或子女的心理影响。等到妻子也厌恶其行为而跑了，或年轻子女也发生类似行为问题了，那也就太迟了。所以，关键还在于一家人能否从内心里喜爱自己的家庭，并且能否时时重视自己的家庭，以自己的家庭为上。

总结说来，随着每个家庭的经济环境、社会条件、家庭结构或家庭发展阶段的不同，每个家庭都有不同的家庭生活方式。但如何建立并且维护各个不同家庭的心理健康，其基本原理则相同。大家要想建立幸福、美满、健康的家庭，就应遵循这些家庭心理健康的原则。

参考文献

1. 曾文星. 家庭的关系与家庭治疗. 北京：北京医科大学出版社，2001.
2. Lewis JM, Beavers WR, Gossett JT, Phillips VA. *No single thread：Psychological health in family systems*. New York：Bruner/Mazel，1976.

结　语

人人都知道，家庭是我们一个人成长的摇篮，是我们人生里最重要的生活单位，也是社会的基础。由于我们每个人都生活在家庭里，经历家庭的生活环境，我们都很熟悉家庭是什么。一般家庭都很健康，只是偶尔会遭遇小的波折，但有时会面对比较严重的困难。不管是小的波折或比较大的困难，我们家人通常都会合力去面对与处理，渡过难关，解除所遭遇的波折或困难。但是，有时却不然，需要专业人员的辅导，寻找比较适当的方式去解除困难，或至少减轻所面对的难题。

担任家庭的辅导者，不管是精神科医师也好，临床心理学家也好，或者其他职业背景的家庭辅导者也好，都会好好地利用所掌握的家庭的基本知识与辅导的临床经验而去帮助面对困难的家人。可是，单靠基本的常识与普通的临床经验是不够的，还得有专业性的知识、学理、技术与经验才可以。否则，就只是好似亲戚或朋友们可提供的通俗的支持与咨询而已，缺乏其专业性的水准。

接受过精神科专业训练的精神科医师，通常只有关于精神疾患医疗的知识与经验，但很少有心理辅导的充足训练。即使有，也多半是关于个人的心理治疗，而对婚姻或家庭辅导的知识与经验也比较缺乏，很需要补充。因为，有关婚姻或家庭的问题，与精神疾患有显然不同的性质，而且其辅导与治疗的理论、模式与技术，是完全不同的。要懂得属于通常性的夫妻关系或家人心理问题的情况，并且还得知道如何应对有特别情感与关系的夫妻或家人。

至于从事于临床心理学的学者，或者社会工作者，虽然比较熟悉日常生活里人人可以遭遇到的通常性心理与行为问题，可是往往缺少有系统地临床训练，包括长期性而又足够地督导，很需要加强临床上的知识与技术方面的训练与督导。

　　本书的着眼点与目的，就是提供有关家庭的基本知识、家庭辅导所需具备的专业学理与理论，以及辅导家庭问题的实际技术与要领。希望能弥补现在社会里对家庭辅导特别需要的专业读本。

　　我们知道，家庭是社会的基本单位，但很受社会与文化系统的影响。家庭里的制度、组织、功能、人际关系，特别是有关的价值观念，不能脱离文化系统的左右。我们现在正处于快速变化中的社会，不但经历经济的发展、社会的现代化、包括都市化、工业化，以及通讯的发达，跟外面文化系统的频繁接触。因此，如何配合这些社会与文化系统变迁中的家庭，如何提供适当地辅导是个重要的关键。在欧美的社会里，近半个世纪以来，对家庭辅导的工作很兴起，而且有关的著作很多。可是关于我们东方的家庭，不能很单纯地完全引用西方的理论、学说、技术。需要树立适合我们自己东方家庭的家庭辅导的理论与技术。因此，本书的著写，从头至尾，就特别注意这一点，即如何提供适合我们华人的家庭辅导。我们希望这本书，配合其姐妹书《心理治疗：婚姻与辅导》，能帮助从事于婚姻与家庭的辅导者们，能推展适合华人的辅导，促进我们华人的婚姻与家庭的心理卫生与健康。

中英对照词汇与索引

［注明：括弧里的数目表示词汇出现的章的号码］

［A］

Nathan Ackerman 纳杉·阿克曼（5，9）
adaptation 适应性（7）
adjustment 适应（2）
alliance 联盟（2）
    couple（parent）alliance 夫妻（父母）联盟（2，14）
    cross-gender alliance 跨性别联盟（2）
    gender alliance 性别联盟（2）
    parent-child（cross-generation）alliance 跨代联盟（2，4）
sibling alliance 同胞联盟（2）
alignment 结盟（5）
ambilocal system 双居家庭制度（1）
ambivalence 双重性矛盾（5，15）
anal stage 肛门期（4）
analytic family therapy 分析性家庭治疗（9，26）
attachment 黏密（16）
autonomy 自主独立性（7）

［B］

Bateson, Gregory 格雷戈里·贝特森（5，9）
Breavers-Timberlawn Family Evaluation Scale 家庭群体行为审核表（7）
behavioral redundancy 行为累积（5）
bond 结合或凝聚（7）
boundary 界限（5）
Bowen, Murray 默里·鲍恩（5）

［C］

causality 因果律（5）
    circular causality 环绕性因果律（5）
        lineal causality 直线因果律（5）
Charcot, Jean-Martin 靖-马丁·夏克特（5）
Children Apperception Test（CAT）儿童感知测验（7）
circular causality 环绕性原因律（5）
circular interview 循环性探问（16）
close system 关闭性系统（5）
coalitions 结盟（5）

cross-generational coalitions 跨世代结盟（5）
cognitive-behavior family therapy 认识-行为家庭治疗（9，26）
cohesion 凝聚（结合）（2，7）
communication 言语沟通（5）
complementarity 相补性律（5）
constuctionism 解释塑建学说（5）
 social constructionism 社会解释塑建学说（5）
content and process 内容与进行过程（5）
cross-generational coalitions 跨世代结盟（4，5，18）
cross-generation and gender alliance 跨代及性别交叉联盟（16）
cybernetics 生化循环（学说）（5）

[D]

defense mechanism 防御机制（7）
development（阶段性）发展（4）
 family development 家庭发展（4）
 marital development 婚姻发展（4）
 personal development 个人发展（4）
differentiation of self 个人的分化（5）
disengaged family 脱离分散家庭（5）
double bind 双重束缚（5）

[E]

ego boundary 自我心理界限（16）
ego differentiation 自我分化（18）
empathy 同理心（26）

empty nest 空巢（阶段）（4）
endogamy 内婚制度（18）
enmeshed family 黏密不分化家庭（5）
exogamy 外婚制度（18）
extended family 大家庭（1）

[F]

FACE（Family Adaptation Cohesion Examination）家庭适应与结合检验（7）
family 家庭（3）
 disengaged family 脱离分散家庭（5）
 enmeshed family 黏密不分化家庭（5）
 extended family 大家庭（1）
 joint family 结合家庭（1，14）
 nuclear family 核心家庭（1）
 stem family 主干家庭（1，14）
family affect 家庭情感（7）
family culture 家庭文化（5）
family development 家庭发展（2，4，5，15，17）
(Breavers-Timberlawn) Family Evaluation Scale 家庭群体行为审核表（7）
family function 家庭功能（5）
family group behavior 家庭群体行为（2，13）
family homeostasis 家庭稳定律（5）
family life cycle 家庭世代循环（5）
family pathology 家庭病理（5，26）
family sculpting 家庭塑像（家庭集体形象雕塑）（5，26）

family structure 家庭结构（1，5，7，13，26）
family system 家庭系统（1，25）
family therapy 家庭治疗（9，26）
    analytic 分析性家庭治疗（9，26）
    cognitive-behavior family therapy 认识-行为家庭治疗（9，26）
    structural family therapy 结构式家庭治疗（9，26）
    strategic family therapy 策略性家庭治疗（9，26）
    supportive family therapy 支持性家庭治疗（9，26）
    first rebellious stage 第一反抗期（4）
Freud, Sigmund 西谷蒙德·弗洛伊德（5）

[G]

general systems theory 总体系统学说（5）
    open system 开放性系统（5）
    close system 关闭性系统（5）
generational gap 世代差距（4，14）
ghost marriage 冥婚（1）
global health-pathology scale 健康-病态总评（7）
goal directed negotiation 目标性妥协（7）
group 群体（2）
group behavior 群体行为（2）

[H]

Haley, Jay 杰伊·黑理（5，9）
homeostasis 系统稳定现象（5，26）
homosexual stage 同性期（4）
hwabyung 火病（1）

[I]

identification 认同（2）
identification with the aggressor 对攻击者的认同与模仿（16）
individual member 各人成员（2）
interaction 相互反应（5）[与transaction 相比]
intra-psychic 内在精神（5）

[J]

Jackson, Don 唐·杰克逊（5，9）
joining 连接加入（5）
joint family 结合家庭（1）

[L]

Lidz, Theodore 西奥多·利兹（5）
lineal causality 直线因果律（5）

[M]

marital development 婚姻发展（4）
marital schism 分离性夫妻关系（5）
marital skew 歪斜性夫妻关系（5）
materlineal system 母系制度（1）
materlocal system 母居家庭制度（7）
Minuchin, Salvador 萨罢朵·弥努秦

(5，9)

monogamy 单偶婚姻制度 (1)

multigenerational transmission process 多世代传递程序 (18)

mythology 共同保守信念 (7)

[N]

neolocal system 新居家庭制度 (1)

nuclear family 核心家庭 (1)

neuroses 神经官能症 (5)

[O]

open system 开放性系统 (5)

oral stage 口欲期 (4)

[P]

paradox technique (approach) 矛盾特异操作 (5, 26)

parent-child triangular complex 亲子三角关系情结 (4)

paterlineal system 父系制度 (1)

paterlocal system 父居家庭制度 (1)

personal development 个人发展 (4)
    anal stage 肛门期 (4)
    first rebellious stage 第一反抗期 (4)
    homosexual stage 同性期 (4)
    oral stage 口欲期 (4)
    phallic stage 性蕾期 (4)
    puberty 青春期 (4)
    second rebellious stage 第二反抗期 (4)

perverse triangles 病态性的三角结盟 (18)

phallic stage 性蕾期 (4)

polygamy 多偶婚姻制度 (1)

power distribution 权力分配 (2)

psudohostility 假性仇敌性 (5)

psudomutuality 假性相互性 (5)

puberty 青春期 (4)

[Q]

Quid Pro Quos 补偿交换律 (5)

[R]

reaction formation 反向作用 (7)

reconstructed family 重建家庭 (1, 4, 19)

reframing 改观重解 (5, 26)

relationship 相关关系 (5)
    complimentary relationships 相补性关系 (5)
    symmetrical relationships 对称性关系 (5)

resistance 阻碍 (5)
    group resistance 群体阻抗 (5)

restructuring 再结构化 (重整结构) (5)

role 角色 (2)

role play (performance) 角色扮演 (5, 10, 26)

Rorschach test 罗夏氏测验 (5)

rubber fence 橡皮篱笆 (5)

[S]

second honeymoon 第二度蜜月 (4)

second rebellious stage 第二反抗期（4）

single-parent family 单亲家庭（1,4）

social constructionism 社会解释塑建学说（5）

Spiegel, John 约翰·施皮格尔（5）

stem family 主干家庭（1,14）

strategic family therapy 策略性家庭治疗（9,26）

structural family therapy 结构式家庭治疗（9,26）

subsystem 次系统（1,2）

supportive family therapy 支持性家庭治疗（9,26）

system 系统（2）

    general systems theory 总体系统学说（5）

    system theory 系统学说（5,26）

    system change 系统性变化（2）

    system resistance 系统性阻抗（2）

[T]

temperament 气质（5）

Builder 营造性（5）

Director 领导性（5）

Explorer 探险性（5）

Negotiator 协和性（5）

transference 转移关系（7）

triangle 三角关系（5）

    perverse triangles 病态性的三角结盟（5）

triangulation 三角化（5）

transaction 交易反应（5）[与 interaction 比较]

transactional analysis（人际间）交往反应的分析（2）

transference 转移关系（5）

[W]

Whitaker, Carl 卡尔·惠特克（5）

Wynne, Layman 莱曼·温（5）